齐鲁名医经验传承丛书

名老中医

宋爱莉

【学术经验辑要】

——乳腺疾病临床案验

主编　李静蔚　刘晓菲　孙子渊

U0201139

◇山东科学技术出版社

图书在版编目（CIP）数据

名老中医宋爱莉学术经验辑要:乳腺疾病临床案验/李静蔚,刘晓菲,孙子渊主编.—济南:山东科学技术出版社,2018.10(2021.1重印)

ISBN 978-7-5331-8920-4

Ⅰ.①名… Ⅱ.①李… ②刘… ③孙… Ⅲ.①乳房疾病—中医临床—经验—中国—现代 Ⅳ.①R271.44

中国版本图书馆 CIP 数据核字(2017)第 103037 号

名老中医宋爱莉学术经验辑要：乳腺疾病临床案验

MINGLAO ZHONGYI SONGAILI XUESHU JINGYAN
JIYAO：RUXIAN JIBING LINCHUANG ANYAN

责任编辑：崔丽君
装帧设计：孙非羽

主管单位：山东出版传媒股份有限公司
出 版 者：山东科学技术出版社
　　　　　地址：济南市市中区英雄山路 189 号
　　　　　邮编：250002　电话：（0531）82098088
　　　　　网址：www.lkj.com.cn
　　　　　电子邮件：sdkj@sdcbcm.com
发 行 者：山东科学技术出版社
　　　　　地址：济南市市中区英雄山路 189 号
　　　　　邮编：250002　电话：（0531）82098071
印 刷 者：北京时尚印佳彩色印刷有限公司
　　　　　地址：北京市丰台区杨树庄103号乙
　　　　　邮编：100070　电话：（010）68812775

规格：16 开（710mm×1000mm）
印张：17.75　彩插：16　字数：240 千
版次：2021 年 1 月第 1 版第 2 次印刷
定价：72.00 元

以奋进诠释完美人生

——宋爱莉教授成长之路

这是一位眼光精准、独到的女医者。20 世纪 90 年代初，独具慧眼的她敏锐地捕捉到医学发展的方向——精准医疗、专业细化，并及时把握发展的机遇，在山东省内率先创建了首个中西医结合乳腺、甲状腺特色专科，坚持中医及中西医结合双重发展，重视中医理论的传承与创新，积极拓展国际先进技术的引进与应用。她继承带领的学科，2000 年初成为国内为数不多的中医及中西医结合外科学博士学位授权点，奠定了该学科在国内外的学术地位，整体实力跻身全国领先行列。她成为山东省内乳腺甲状腺外科专业的首位博士生导师，不仅本人基础扎实、技术精湛、敬业爱岗，还为全国输送了大量素质高、技术硬的高层次专业人才。40 年来她为钟爱的医学教育事业贡献卓越，在山东省内外享有很高的声誉。

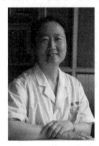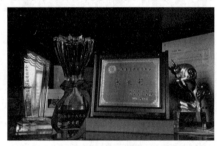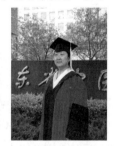

宋爱莉教授及部分奖杯

师从尚德俊大师

当命运之手向你伸出橄榄枝，当时的你可能参不透其中的玄机，但只要你有足够的耐心和毅力，牵住那只手，定会找到一生钟爱的事业。在宋爱莉的人生中，这只看似偶然的手，就来自如今的国医大师、当时的教授尚德俊。

1975 年，在淄博市第一医院外科从事护理工作的宋爱莉被推荐到山东中医学院（现山东中医药大学）中医系就读，成了一名中医学院大学生。当她在文化西路上的山东医科大学报完到、办完入学手续，就和其他的中医系学生被拉到原来的山东中医药大学——如今的山东中医药大学附属医院（山东省中医院）东院区，而这个地方，成了她求学和职业生涯的根据地和大本营。

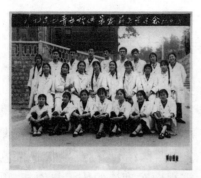
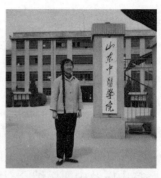

1975 年淄博市第一医院外科支部青年　　　1975 年宋爱莉就读山东中医学院留影
医护欢送宋爱莉考取大学留影

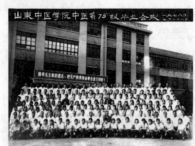

山东中医学院 75 级毕业合影

　　兢兢业业埋头苦读 3 年，宋爱莉在中医药学博大深厚的海洋里遨游，得授于张珍玉、李克绍、徐国仟、刘献琳、周凤梧及张志远、周次清、张灿玾等一代大师，以及刘成才、迟华基、刘持年、田代华等一代中医药名师。毕业实习有幸随从尚德俊教授，因缘际会，尚德俊教授发现宋爱莉有外科手术技术基础和潜质，异常爱才的他在一次跟台手术时问她："毕业后你想从事什么专业？想不想留校，想不想干外科？"虽然说了一句"想"，但当时的她更想去妇科，觉得干外科太累，女生难以担当。毕业留校后，学院让新老师选择专业，宋爱莉当即选择妇科，"别人都可以选，你不行，尚教授已经把你留下了"。她这才知道，毕业分配前夕，尚德俊教授已经亲自到学校点名要宋爱莉留到中医附院外科。

　　"一日为师，终身为父"，40 年来她对师从尚德俊教授充满感激和自豪之情，并以"做好自我，报答恩情"作为做人做事的准则。如今尚德俊教授被授予"国医大师"称号，80 余岁的他至今对弟子后学关爱扶持有加，几十年来坚持不懈地著书立说。2011 年，宋爱莉申报山东省十大名医时，尚教授写推荐评语道："医疗技术精湛，医德高尚，全心全意为患者服务,顾全大局,同意推荐,符合条件为山东省十大名医。"大师为人师表的风范、执着的工作热情、学无止境的精神,不断地影响和鼓舞着她,已成为她终生的楷模,是今生学之不完、用之不尽的精神食粮。

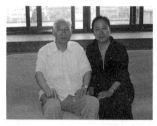

2008 年与尚德俊大师合影

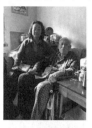

2017 年春节探望
尚德俊大师合影

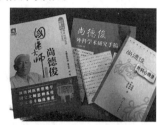

1989—2017 年尚德俊大师
馈赠的部分著作照片

"瞬间,我觉得肩上的担子重了不少,对一个刚走出大学校门的学生来说,能得到一位知名专家级老师的信任和认可很不容易,决不能辜负!"从那一刻起宋爱莉就下定决心,以尚德俊教授为榜样,学习老师勤奋钻研、精益求精、严谨治学的大医情怀,做一名优秀的执教老师、执着的医学拓荒者、能解除患痛的好医生。自 1978 年留校加入山东中医药大学附属医院普外科这个大家庭,在尚德俊、赵绚德、黄乃健、姜兆俊、赵纯修等前辈师长的言传身教下,尤其专科成立后跟随姜兆俊教授近二十年,这些经历使她为中医及中西医结合外科努力奋进的人生观和价值观变得更加坚定和自信。

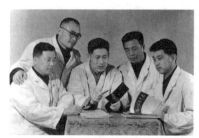

20 世纪 70 年代末尚德俊、赵绚德、赵纯修等中医外科专家合影

坚定未来坐标——一针一线创特色专科

在岁月的流转中,一个人学识的不辍储备、经验的不断积累,以及对未来方向和目标的精确把握,都来自于不改初衷的、从未有一丝一毫懈怠的勤奋和拼搏。1986 年,在大外科已经学习工作了 8 年的宋爱莉觉得是时候出去开拓一下眼界、充实一下自己了。于是,她提出到上海进修学习。也就是在这一年,未来的方向和目标就像一盏灯一样在她心中渐渐

明亮起来——创建山东省自己的乳腺和甲状腺外科！

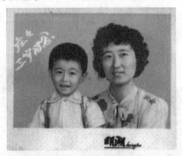 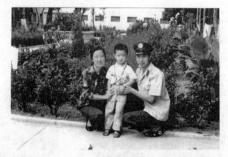

1986 年 1 月去上海进修前和孩子、丈夫的留影

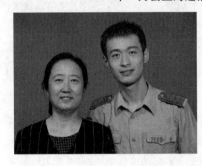 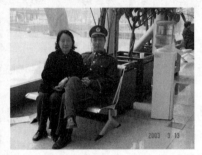

美满的家庭是宋爱莉教授工作发展的坚强后盾

在上海中医药大学附属龙华医院学习期间，宋爱莉跟随国内著名中医外科专家顾柏华先生查房门诊，承蒙其弟子陆德铭、唐汉钧、马绍尧、朱培庭等国内知名专家的指导，她在乳腺、甲状腺、疮疡及肝胆、泌尿、普外等专业的学术眼界大大开阔，中西医基础理论均有了长足进步，中医诊治经验有显著提升。在随后的几十年里，两院科室间结成亲密往来的学术同盟。这一次的学习成为她中医外科教育、科研、医疗事业腾飞发展里程中很重要的经历和机缘。

当时全国最早的乳腺病中心就在龙华医院，当她参加顾伯华先生指导的全国中医外科学第一个乳腺专业博士毕业答辩时，被"乳腺病中医周期治疗动物实验研究"设置的严谨性，以及对中医疗效评价的科学客观而震动。此外，她被清晰的乳腺钼靶片深深吸引和打动，亲自去考察机器的品质及功能，当时她想，要是我们也有这样的机器，对医生临床诊断和患者诊疗该是多么大的进步和福音。是女性的直觉，更是爱钻研、勤学习的性格让宋爱莉教授对主攻乳腺甲状腺专业产生了极大兴趣和追求。

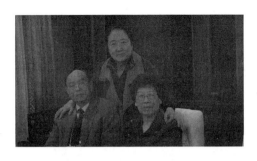
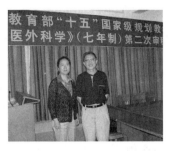

与上海龙华医院及广东省中医院知名专家陆德铭、林毅、唐汉钧教授合影

进修结束回到单位后,她便向尚德俊教授提出要将乳腺病作为自己的专业方向,开设专病门诊,尚教授说了一句"我支持你",让她信心倍增!万事开头难,科室刚成立时条件简陋,与男科交替使用一间诊室。虽然艰苦,她为患者精诚服务的热情意识不甘人后。在院科领导的大力支持下,经过几年的精心筹备,1989年,山东省首个独立的中西医结合乳腺甲状腺特色专科成立了,她成为科室的开拓者和第一任主任,并兼任普外科副主任,立志为医者营造最好的专业学术平台,为患者搭建最满意的诊疗健康服务环境。

乳腺甲状腺外科成立之初,她积极引进、抢先开展先进诊疗设备和新技术,乳腺远红外线扫描仪是科室购置的第一台设备;2000年前后得到专项拨款后购置了山东省内第一台美国数字化模拟乳腺钼靶摄影及立体定位穿刺活检系统,之后相继引进科室专用B超、微创介入穿刺切割活检系统、乳腺导管光导纤维内窥镜、空芯针穿刺枪、多功能红外线治疗仪等先进设备,并均集中安置在乳腺甲状腺专科门诊,实现不用走出科室就能完成疾病早诊断、早治疗的"一站式服务"。

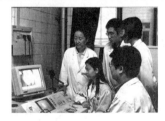
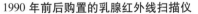
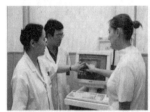
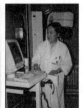

1990年前后购置的乳腺红外线扫描仪　　2000年科室引进首台数字化乳腺钼靶机

"赶时髦"是宋爱莉教授在同行和弟子们眼中的印象。勤奋好学敏锐、洞察新发展、接受新事物,是她成功的突出要素。她心系最高水准、周密快速推动科室发展,广泛联络省内外同仁学者,积极参加国内外学术论坛,紧跟国际先进步伐,人家有什么新技术,她总会在第一时间学习开展。如去新加坡学习乳腺微创技术,并在我省最早开展和推广应用;去台湾长庚医院观摩门诊"一站式服务"优化结构,即在我省乃至全国最早实现以中西医结合并重,从预防诊断到治疗保健、从影像检查到手术康复等多元化综合性同步发展的特色强势专科。建设一所面向全国乃至国际的以中医及中西医结合为特色的现代化乳腺甲状腺诊疗中心是她终生的奋斗目标和梦想。

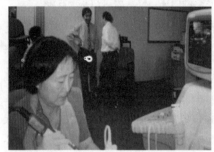

2000 年在新加坡参加乳腺微创活检培训

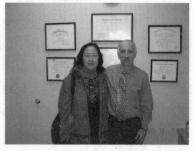

2005 年赴美国洛杉矶圣路易斯
诊断中心参观学习

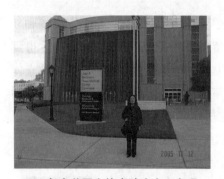

2005 年在美国安德森肿瘤中心参观

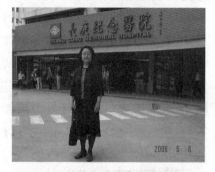

2006 年赴台湾长庚医院观摩

科室发展从起始 2~3 个人的专业组,到如今已经形成了一支技术力量雄厚、结构合理、学历层次高、技术过硬的由 15 个技术人员组成的学术队伍。其中包括教授、主任医师 3 人,副教授、副主任医师 5 人,讲师、主治医师 4 人,住院医师 2 人,医技 1 人;博士生导师 1 人,硕士生导师 6 人,山东省名中医药专家 1 人,全国名老中医药专家学术传承导师 2 人。科室在宋爱莉的精心规划和带领下,整体实力居全国前列,是山东省重点学科主要研究方向、国家"十一五""十二五"重点专科建设协作单位、山东省重点专科建设单位、中华中医药学会乳腺病分会副主委单位、中华中医药学会外科分会副主委单位、山东中医药学会外科专业委员会挂靠单位。从开始的 6 张床位到 12 张,随着 2009 年医院扩大东区启用,门诊用房增至 15 间,联合病房床位增至 20 张。至 2013 年科室病房完全独立,床位升至 40 张。目前为止每月住院人数高达 170～230 人,年手术约 1500 台次,门诊量达 2 万人次。近年来,科室又新增升级了全数字化高频钼靶摄影、三维定位及切割活检系统,增加多台高清专用固定及移动彩超等设施。每项新技术的引进都是宋教授自己先熟练掌握,再细心传授指导全科人员普及开展。

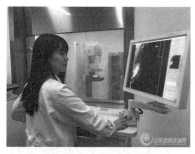
2013 年添置全数字化高频乳腺钼靶摄影及三维定位切割活检系统

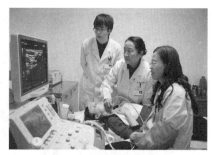
2011 年科室专用高频彩色多普勒超声设备

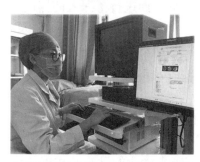
2003 引进省内首台乳腺导管内窥镜

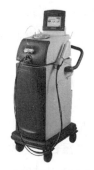
2002 年引进省内首台微创穿刺旋切活检系统

　　30 余年来,科室从无到有,从小到大,从老院区发展到新院区,宋爱莉不放过任何一个影响科室发展及患者诊疗的细节:从科室布局到护士站的设置、从硬件设施到技术软件、从人员配备到岗位定制。经过宋爱莉不懈的努力,山东中医药大学附属医院两腺外科在业界和社会上的认可度不断提升,科室规模和整体实力得到了腾飞式的发展。

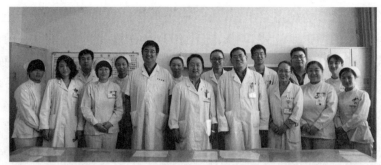

2015 年山东中医药大学附属医院乳腺甲状腺特色专科部分医护人员合影

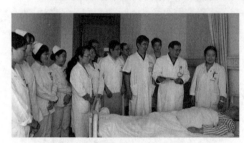

2015 年宋爱莉病房大查房

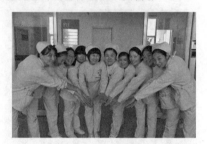

2015 年乳腺甲状腺外科护理队伍

在她的带动下,科室积极开展乳腺及甲状腺疾病普查工作,对早期肿瘤的发病规律、预防措施、诊断技术指标等方面进行了深入的探讨并积累了丰富的经验,大大提高早期癌变的检出率,为患者创造了早期、及时、正确诊疗的机会,减少了患者的痛苦及损失,赢得了省内外广大患者的信任和好评,多次被中央电视台、山东省电视台及电台等多家媒体报道。2013年组织申报山东省重点专科建设单位成功通过,2016 年顺利通过验收,学科地位不断提升,科室发展的点点滴滴都倾注了她极大的心血。

承担教学重任——做大做强品牌学科

在山东中医药大学附属医院,说起干事创业的劲头和拼搏执着的精神,宋爱莉教授绝对是数得着的人物。不管是临床医疗,还是教书育人,以及科研攻关,她都是行业内的佼佼者。这些离不开她多年如一日的努力拼搏,而这种付出,首先是宋爱莉面对巨大压力时所表现出的极度坚韧与极强的协调能力。"教好学是使命,带好教研队伍是责任,办好品牌学科是目标",她是这样认为的,也是这样努力的,她热爱教育事业、模范履行职责、师德高尚、为人师表、任劳任怨、无私奉献、勇于探索、开拓创新的品德在学科建设发展中具有不可取代的贡献。

宋爱莉 1985 年担任山东中医药大学及附院外科教研室首位教学秘

书，20 世纪 90 年代初接任教研室副主任及主任，在涵盖周围血管、肛肠、皮肤、中西医普外、泌尿男科、乳腺甲状腺、疮疡等多专科的大学科，担任学科负责人及学术带头人工作近 30 年。她几十年来恪守诺言，传承尚教授等前辈们创立的教研室科研氛围和认真严谨的治学态度，珍惜他们前期打下的良好学科基础，立志不负众望将学科继续做大做强。她认真负责地发挥学术带头作用，重视基本建设和学术发展，尊重师长、团结后辈，充分发挥教研团队的协作精神，在规范学科建设、教学方法改革、教学模式更新、课程内容设置、教材创新建设、教学方法研究等方面她同样做出重要贡献，获得丰硕的教研成果。

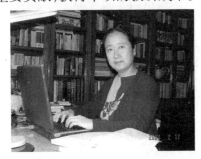
工作之余完成讲稿、教材、教研工作

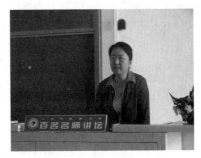
2008 年全国教学迎评百名名师讲坛留影

　　2000 年，她作为学科负责人承担主持完成了中医外科学博士授权点申报，承担主持了"九五""十五""十一五""十二五"等 4 个五年规划省重点学科申报与建设。2013 年率领团队成功通过中医外科学本科教学"国家精品课程"申报，之后又顺利通过山东省"优秀教学团队"等重大教学工程申报与建设。为创建优秀中医外科学品牌学科、营造山东省中医外科教学科研及学术交流优秀平台、扩展学科影响做出卓越贡献。

　　沙场点兵，这样的胜利对于她来说是一种志在必得的必然，更是一种对于多年积淀成果的检验，她率领的团队以优良的管理质量和良好的工作状态，以及忘我的工作精神迎接各种挑战，中医外科教研室多次受到大学及临床学院的表彰，被评为"先进教研室"。从校级精品课程到省级、国家级精品课程，她付出的不仅仅是智慧、胆魄，更是心血、汗水和对教育事业的热爱与执着。

　　1999 年国家实施执业医师资格认证考试，宋爱莉凭借教学业绩和知名度成为首批专家参加国家考试大纲制定和命题工作。连续承担全国高等院校教材及多个五年规划教材的编写工作。几十年里她在医学教育事业及中医药教学改革创新等方面贡献突出，成就优异。

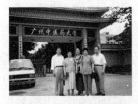
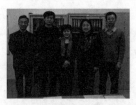
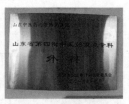

1996 年"九五"重点学科申报　　2013 年国家精品课程申报　　山东省第四批中医药
专科学术带头人考察学习　　　　学科学术带头人　　　　　　　重点专科

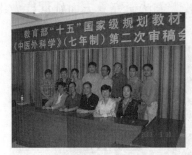
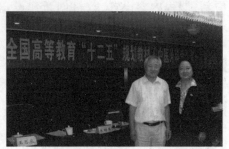

2003 年承担普通高等教育"十五"至"十二五"国家规划教材副主编任务，
与李曰庆及唐汉钧等专家合影

宋爱莉先后荣获首届"山东省名中医药专家""山东省优秀医务工作者""山东省十大名医""山东省知名技术专家""山东省教学名师""山东省首批优秀研究生导师""山东省十佳优秀教师提名"等多项荣誉。2013年及2018年分别任第五批及第六批全国名老中医药专家学术经验继承工作指导老师，同时获得"全国名老中医药专家宋爱莉传承工作室""山东省名老中医药专家宋爱莉传承工作室"专家荣誉及资助建设，这为她开辟了专心致志总结学术心得、全身心投入临床医疗和中医药经验传授等工作的施展空间。

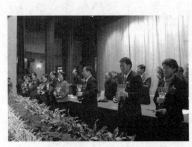
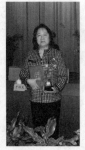
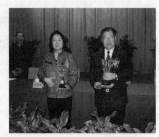

山东省十大名医颁奖照片　　山东省十大名医获奖照片　　与尹常健教授合影

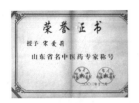 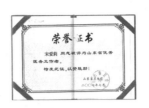 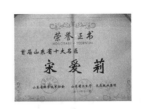

2003 年获第一批山东省
名中医药专家证书

2007 年获山东省优秀
医务工作者证书

2011 年获山东省
十大名医证书

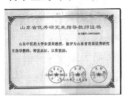 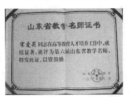 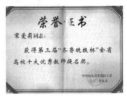

2006 年获山东省首届优
秀研究生导师证书

2011 年获第六届山东省
教学名师证书

2003 年获全省高校十大优
秀教师提名奖证书

以身示范传学生——教书育人,桃李满园

宋爱莉1994年任硕士研究生导师,2002年任博士研究生导师。1978年,学科第一任主任尚德俊教授率队获得全国第一批硕士授权点,20年后她接任的学科又成为当时全国少有的中医外科学博士授权点,她则幸运地成为山东省乳腺甲状腺专业首位博士生导师。截至目前,她培养了医学硕士研究生80余名,医学博士研究生19名,全国中医药专家经验继承徒弟4名。她培养的学生大多被全国各地高校及地市级单位录用,受到普遍好评。仅在山东中医药大学附属医院就有5位她的研究生任科室负责人,她的2位博士目前更已成为"博士生导师"和"山东省名中医药专家"。在宋爱莉教授担任国家自然基金委项目评审专家的基础上,她的3名博士也成为国家自然基金委项目评审专家。她从内心为学生们取得的进步感到无比欣慰和自豪,几十年来她为中医药经验传承、高层医教研人才培养、医学及教育事业竭尽全力的付出得到了回报。

宋爱莉作为学生们进入中医药殿堂的领路者,做到了集临床尽责医师和学校良师益友的典范于一身,她既帮助学生深入学习中医药理论,培养良好的诊疗技能和辨证思维方法,更传授大医精诚、救死扶伤的职业道德。对学生,她不讲大道理,更多的是通过严于律己、言传身教的方式影响教育学生。几十年如一日,学习一丝不苟、工作严格要求是她一直坚持的作风,哪怕再苦再累,自己从来没放下过读书传著的步伐,也没放下过任何学习、交流、提高的机会,更从没放松过临床实践教育的责任心。

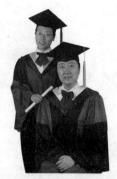
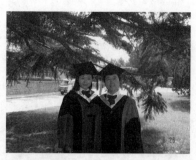

2005 年宋爱莉与她的首位医学博士李静蔚的毕业合影

2006 年宋爱莉与优秀研究生论文获得者刘晓菲的毕业合影

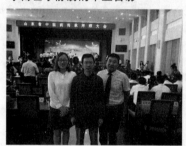
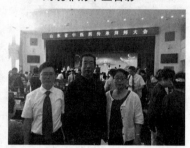

2017 年 6 月，周永坤、李湘奇所带徒弟在山东省传承拜师会上留影

　　她对下级医生和学生高标准、严要求是出了名的，她特别注重培养学生严谨踏实的学习态度和自强自立的工作精神，认真对待每次临床教学查房，充分利用学生结合实践领会理论和接受技能的时机，毫不保留地将点滴经验传授学子。在她看来，医生和医学生要担负治病救人的重任，严把教学各环节才是真正对学生和患者负责。

　　工作时她是学生的严师，生活中她是学生的良友，多少年来，她运用业余时间和学生一起设计课题，寻找思路，经常为反复修改标书、批阅论文等忘记下班及吃饭。2006 年，她的研究生刘晓菲的毕业论文获得山东省优秀研究生论文奖，她也获得"首届山东省优秀研究生导师"称号。她常言，"有付出，才有获得"，桃李满天下的她六十岁生日时收到来自全国各地学生的祝福，她表示，"有生以来最大的成就和满足就是培养了这么多优秀的学生，以及他们给予的关爱与呵护"。

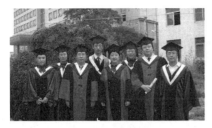
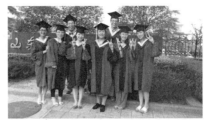

宋教授与部分研究生留影

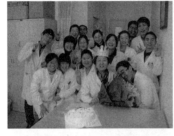
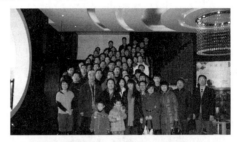

2010年宋教授的研究生为她庆生　　2012年来自全国的学生为宋教授庆祝六十岁生日

以服务患者为核心——创新探索，博仁精术

她不仅是一名优秀的教师，更是一名综合素质高、医德高尚、学识丰富、医术精湛的好医生。临床医学教师的工作都是双重性的，要付出双倍甚至几倍的努力！宋爱莉在承担大量教学工作的同时，也在附属医院从事外科临床医疗工作40余年。她坚持走中西医并重的道路，突出发挥中医药专长特色，刻苦追求西医精准技术，不断丰富自己的基础理论知识和临床诊治技能，广泛掌握本领域前沿学术发展动态和社会医疗需求，强调理论和临床结合的重要性，形成了独树一帜的学术思想。

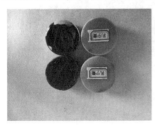
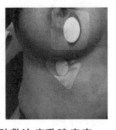
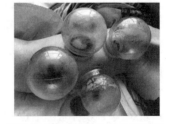

20世纪90年代研制乳宁膏贴敷治疗乳腺疾病　　刺络拔罐治疗乳腺癌并上肢水肿

宋爱莉长期以来在继承传统理论的基础上，建立一系列中医及中西医诊疗规范和特色治法，充分应用中医药治疗优势，结合现代医学科学手段，长期潜心对乳腺增生、乳腺纤维腺瘤、乳腺导管内乳头状瘤、乳腺癌、急性乳腺炎、甲状腺肿、甲状腺腺瘤、甲状腺癌、亚急性甲状腺炎、甲亢，以及难治性体表和全身性感染等常见病及疑难危重症的诊治进行深入研究和总结。尤其在乳腺癌癌前变、乳腺甲状腺良恶性肿瘤的早期诊断与防治,以及乳腺癌及甲状腺癌等围手术期及围放化疗期的增效减副、抗复发和抗转移等方面做了深入的临床研究,积累了丰富而独到的经验和诊治成果。

宋爱莉多年来虚心汲取尚老师和姜兆俊前辈的学术经验,探索研制出系列突出中医及中西医结合特色的新药物、新疗法、新理论。研发出乳宁合剂、乳宁霜、抗增汤、乳癌术后汤、乳癌放化疗解毒汤、阳和化岩方、乳癌康复方、消瘿汤、消痛汤、益气通乳方等院内有效制剂和协定处方。这些她研制的有效方法和药物被临床广泛应用并取得良好效果,深受广大患者的认可和信赖。

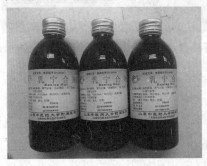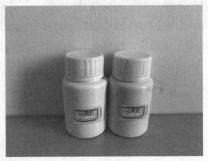

宋爱莉研制乳宁合剂院内制剂、马黄酊外用剂

坚持科研攻关——学术精深,成果丰硕

"科学研究开阔思维,丰富专业基础知识,推动医疗教学水平提高"是她多年来不断坚持科研攻关的深切体会。宋爱莉治学严谨,善于创新,无论工作多忙多累,几十年来坚持不断地学习掌握新理论、新知识,及时洞察国际学术科技领域发展新动态,在大量教学及医疗工作中发掘创新研究热点。

宋爱莉教授注重探索乳腺、甲状腺增殖性、慢性炎性和肿瘤性疾病的辨证规律,规范优化中医辨证治疗方案,在突出该类疾病病因病机特点的基础上,率先提出"痰瘀互结"是不同阶段和证候的共存病机,"肝郁气滞""脾虚湿胜""肝肾亏虚""冲任失调"等脏腑失调是病变基础的独到理论,创立了以"散瘀化痰"为核心,综合调理脏腑的辨证论治原则。深入开展对"乳宁霜""抗增汤""乳宁合剂""开郁散颗粒""阳和化岩汤"等有效方药的作用机制及疗效研究,既体现中医辨证论治的原则,又符合中医"治未病"的思想。

　　长期以来,她带领团队开展了一系列针对中医中药干预或阻断乳腺增生、乳腺癌癌前病变等机制的研究。同时,对乳腺癌围手术期的康复及并发症的预防机制,乳腺癌放化疗增效减毒、增加机体免疫力、减轻机体损害、提高生活质量、抗复发和转移等的作用效应,以及抑制甲状腺肿及腺瘤增长复发、控制缩短亚急性甲状腺炎症状病程等方面,进行了多角度、深层次的基础及临床科学研究,取得了卓越的研究成果。

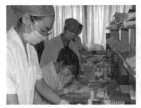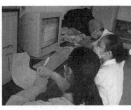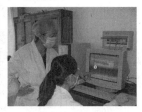

2003 年宋爱莉同研究生在实验中心进行实验

　　她主持和参与了国家级及厅局级等课题 20 余项,获多项省部级及厅级奖项。先后荣获山东省科学技术进步二等奖、山东省教育厅科技进步二等奖、山东省科学技术进步三等奖等奖项。自制"中药成型乳罩"获中国专利局实用新型专利。另外,她主持的多项国家科技部十一五支撑计划、国家自然基金项目及教育部博士基金等研究课题均顺利结题并通过科技成果鉴定,部分成果取得显著的社会及经济效益。

　　多年来,宋爱莉致力于探索验证中医中药在外科疾病防治中的优势,在中医辨证规律客观微观化的延伸研究,以及揭示中医药对肿瘤、慢性难愈性炎症等疾病的预防和治疗机制等方面取得了可喜成绩。她编著学术专著及医学科普书籍 30 余部,发表学术论文 140 余篇。为了争取更多的成果及立项资助,加班加点甚至连续昼夜不眠已是她的工作常态,硕果累累的背后饱含她不为人知的辛勤与汗水。

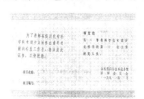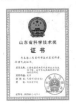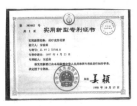

| 1998 年获山东省科学技术进步二等奖 | 2009 年获山东省科学技术奖二等奖 | 1998 年药疗成形乳罩获实用新型专利证书 |

不断开拓手术技术——精益求精,娴熟精准

宋爱莉教授在充分挖掘、继承中医药诊治优势的基础上,承担大量乳腺癌根治术、乳腺癌改良根治术、乳腺癌保留乳房肿瘤切除术、乳房及乳头矫形美容术,以及甲状腺腺瘤切除、甲状腺大部切除及甲状腺癌根治及颈清扫、甲状舌管囊肿及瘘切除等乳腺、甲状腺各类手术。长期以来她特别注重手术操作技巧、切口设置、减少术后并发症、外形及功能恢复等技术要求,深受广大患者信任和同仁认可。

长期大量的手术实践历练使她不仅手术操作精准熟练,而且外科医术全面扎实,曾无数次成功纠正了败血症、破伤风、休克等危重病情,并多次迅速果断地成功挽救了术后严重大出血等危重病患的生命。围绕减少术后并发症、促进围手术期康复愈合等方面,充分协同中医药独特功效,制订出一系列有效措施充实临床,效果优良。

在传统中医外治法理念驱动下,善于开动脑筋的她开创了乳腺、甲状腺脓肿穿刺抽脓加中药敷贴、脓肿小切口置管引流中药冲洗、浆细胞性乳腺炎瘘管切除乳头一期成形、肉芽肿性乳腺炎小灶脓肿介入穿刺搔刮引流等独特手术方法,取得显著的临床效果。近年来,肉芽肿性乳腺炎发病率逐年升高,原因不明,疗效不稳,极易复发,对乳腺损害性强,宋教授在全国最早进行保守治疗和手术治疗的探索,总结出一系列经验方法,多次在全国交流推广,受到同仁的普遍认可,每年有大量患者求医。

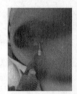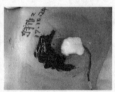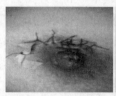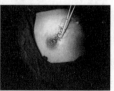

浆细胞性乳腺炎脓肿置管引流　　　　浆细胞性乳腺炎瘘管切除,乳头一期成形

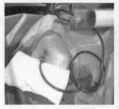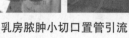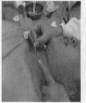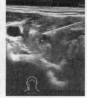

乳房脓肿小切口置管引流　　　　　　甲状腺脓肿穿刺抽脓

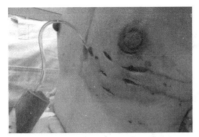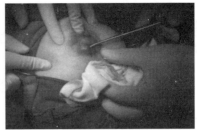

肉芽肿性乳腺炎脓肿微创介入穿刺搔刮引流

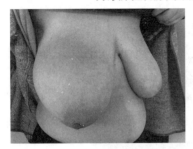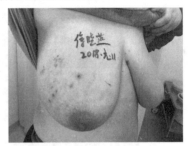

肉芽肿性乳腺炎患者微创介入治疗前后对比

"保住乳房,就保住女性之美",宋爱莉始终坚持这一追求,近十几年来,在乳腺、甲状腺各类常规手术的基础上,她不断追求开展乳腺癌保留乳房和乳房重建手术。2006年起,多次邀请山东省内知名整形外科专家周兴亮教授同台指导开展乳腺整形手术,次年即独立承担巨乳缩乳成形、假体植入乳腺成形、乳头矫正等高难度手术,在此基础上也尝试开展背阔肌翻转部分乳房缺损填充等矫形术。2016年她参加江苏省人民医院整形外科培训后,又邀请贵院知名矫形专家来院指导手术,成功开展了乳腺癌根治一期扩张器植入成形术,截至目前已成功独立完成30余例。为了减少乳腺癌手术不必要的损害,提高患者生活质量和自信,满足不同病患的需求,她积极探索承担"乳腺癌根治术一期自体组织重建术"等高难度手术,拓展了不同期限乳腺肿瘤患者的治疗范围。

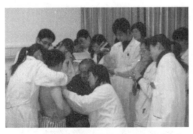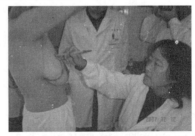

2004年宋爱莉邀请周兴亮教授
指导缩乳矫形设计

2007年宋爱莉独立承担
乳腺缩乳成形设计与手术

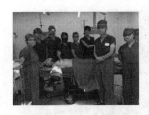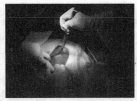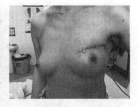

2017 年 11 月在江苏省人民医院协作下,开展首例乳癌改良根治一期扩张器植入乳房重建手术

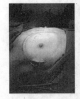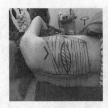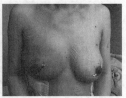

2017 年顺利开展多例假体隆乳术　　2018 年开展乳腺癌保乳根治一期背阔肌重建术

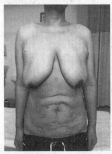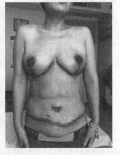

2018 年宋爱莉主刀巨乳缩乳成形加腹部成形术

紧跟社会需求——开展新技术,培养接班人

2014 年以来,宋教授和团队开展甲状腺介入穿刺活检及细胞学检查、术中喉返神经探测监护、术中甲状腺染色旁腺保护淋巴结追踪,以及甲状腺良性结节热消融微创治疗等新技术,拓宽了手术范围。

她积极组织联合病理等医技科室,多次带领团队外出学习培训,亲赴韩国观摩学习手术技巧,并邀请大连医科大学附属医院车颖教授来科室现场操作培训。最早在省内开展了甲状腺针吸细胞学检查技术,在省内首家开展和独立完成甲状腺良性结节热消融微创手术。她于 2014 年 12 月 13 日独立成功完成首例少女甲状腺腺瘤消融手术,目前该项新技术已实施了约 300 例,已成为成熟的诊疗手段。

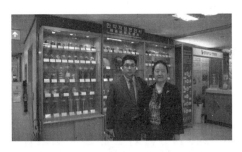

2014 年带领徒弟孙子渊赴韩国参加中韩
学术交流会并参观庆熙大学汉方医院

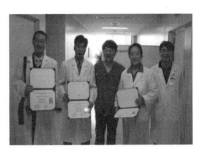

2015 年赴首尔峨山医院接受甲
状腺射频消融培训

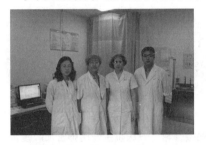

2014 年 10 月率科室人员赴大连医科大
学附院接受甲状腺射频消融技术培训

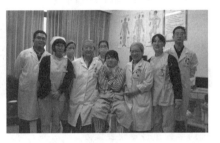

2014 年 12 月 13 日独立完成首例
少女甲状腺腺瘤消融术

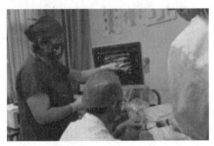

2014 年带年轻医生进行
甲状腺脓肿置留针穿刺

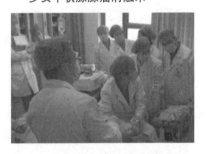

2014 年大连医科大学附院专家培训
甲状腺射频手术

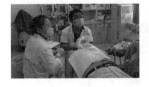

2014 年科室开展甲状腺结
节穿刺细胞检查

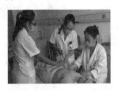

带年轻医生行乳腺脓肿
穿刺抽吸术

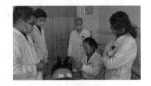

指导年轻医生在前哨
淋巴活检前行乳腺染色注射

一心一意惠群众——奉献学术，回馈社会

2005年8月，在山东省中医药学会中医外科分会委员会上，宋爱莉自尚德俊教授手中接过山东中医药学会外科专业委员会主任委员重任，并于同年11月担任中华中医药学会外科分会副主任委员，之后担任中华中医药学会乳腺病分会副主任委员、中国中西医结合学会疡科专业委员会副主任委员、山东医师学会乳腺甲状腺医师分会副主任委员、山东省医学会普外分会乳腺专业组顾问等。在从事学会工作期间，多次成功组织举办全国及省级学术研讨会及学习班。

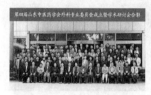 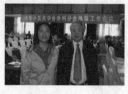 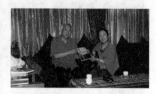

2010年承办第四届山东中　2008年与中医外科学学科　2015年与北京中医药大学东
医药学会外科专业委员会　带头人李曰庆教授合影　方医院主任医师王沛教授合影

近年来，随着乳腺、甲状腺疾病发病率不断增长，她积极扶持周边基层医院建设，推广两腺义诊普查，大大提高疾病诊出率，早发现、早治疗，抓住疾病的最佳治愈时间，避免延误病情。2008年至今，每年宋教授都坚持率领她的团队进行"三八""粉红十月"等义诊活动，免费为患者进行彩超检查，送医送药。为了让更多的群众了解并重视两腺疾病，她经常到基层医疗机构进行义诊，并于枣庄、滕州等中医院建立全国名老中医药专家宋爱莉传承工作室协作分站，采用收徒带教方式将自己的临床经验与手术技巧倾囊相授。

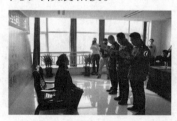 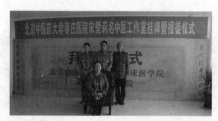

宋爱莉全国名医传承工作室协作站带徒拜师留影

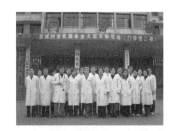
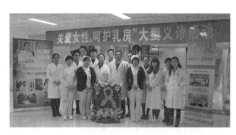

2008 年开展乳腺病普查义诊活动　　　　2014 年工作室举办大型义诊活动

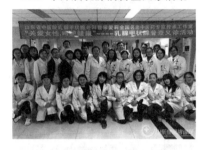
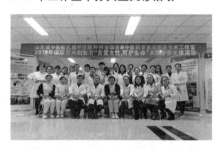

2017 年"三八"义诊科室成员留影　　　　　2018 年"三八"义诊留影

不负众望,师生共勉——薪火相传,创新发展

　　年过六十的她非常重视且珍惜国家授予"全国名老中医药专家宋爱莉传承工作室"建设的荣誉和机遇,2013 年底工作室成立以来,她精心选拔热心负责、技术过硬、爱岗勤学、医德高尚的工作室负责人及学术继承团队。工作室以"继承与弘扬"为宗旨,系统地将宋爱莉教授的学术思想和临证经验进行全面发掘、整理、总结、验证、推广,整理乳腺增生、乳腺癌、肉芽肿性乳腺炎、甲状腺癌等 9 大优势病种诊疗方案,以及宋教授经典案例 80 篇,建立宋爱莉名老中医工作室网站。工作室团队申请国家自然科学基金面上项目、国家自然科学基金青年科学基金项目等课题 7 项。2015 年举办"全国名老中医姜兆俊、宋爱莉教授学术经验传承研讨会暨中西医结合乳腺、甲状腺疾病临床应用研究新进展学习班",充分发挥了她的带动力和辐射作用,为造就和培养更多的中医药传承型优秀人才做出贡献。

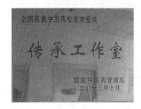
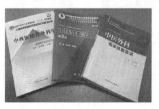
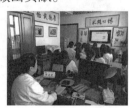

工作室挂牌　　　　工作室成立后编纂 3 部著作　　　传承工作室讲座

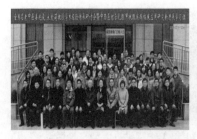
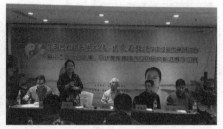

2015 年全国名老中医姜兆俊、宋爱莉教授学术经验传承学习班

2017 年 6 月 22 日,工作室在国家中医药管理局专家组评定下顺利完成验收工作,得到专家组一致肯定,认为工作室出色完成建设任务,管理规范,下一步将继续开展研究型继承工作,探索名老中医诊疗疾病经验和学术思想传承的模式,使薪火相传促科研,提升名老中医学术传承水平,培养出高层次的中医药专业型临床医疗学者。

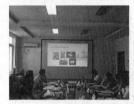
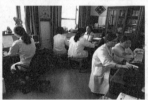
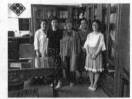

2017 年 6 月 22 日全国名老中医宋爱莉名医工作室验收汇报

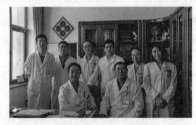
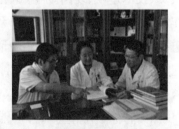

全国名老中医宋爱莉传承工作室成员　　　　**宋爱莉传教留影**

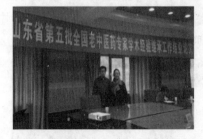
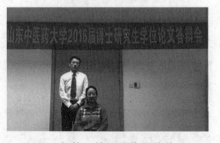

2015 年与第五批经验传承徒弟　　　　**2016 年第五批经验传承徒弟**

孙子渊顺利结业答辩合影　　　　**陈洪延博士答辩及毕业合影**

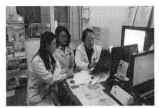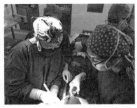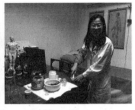

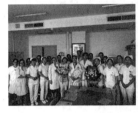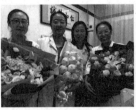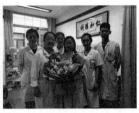

宋爱莉教授近 40 年来一直活跃于临床、科研、教学一线,在品牌学科建设、学术发展、人才培养、社会服务及经济发展等方面做出卓越贡献。所取得的成就无不包含其无数的艰辛与努力,牺牲自我,付出常人几倍的代价,她不愧为同行认可、患者喜爱的优秀人民教师与医生。

时光荏苒,当年那个立志为病患、为学子奉献终生的风华正茂的青年女医生,早已成长为一位声名扬齐鲁、知名传业界的专家。为了患者的健康,为培养更多中医传承事业接班人,为中医药事业的发展,她总以奋进者的姿态站立。

《歌宋》——敬宋爱莉教授
华山

(一)	(二)	(三)	(四)
谁家姝丽气非凡,	举止文落总宜人,	诲人不倦严表率,	医超精湛而不骄,
年过半百未停闲,	深沉儒雅又坚韧,	规行矩步持节操,	拯他痼疾以自豪,
披星戴月勤如牛,	品高洁如璞玉翠,	桃李成荫归地有,	秉仁道出来济世,
一腔热血去耕田。	学渊艺深经寒梅。	心血依旧灌壮苗。	诗比滴水报涌泉。

传承之路

宋爱莉教授兢兢业业从事中医及中西医结合外科医、教、研工作40余年,传承国医大师尚德俊勤奋钻研、精益求精、严谨治学的工作态度,以奋进诠释完美人生;将传承创新中医理论与现代医学技术有机结合,中医外科底蕴深厚,理法方药自成一派;手术技艺精湛,积极吸收现代医学的技法理念。天道酬勤,桃李满天下,20多年的硕士、博士导师生涯,山东省"名老中医药专家宋爱莉传承工作室"及全国第五、六批全国名老中医药专家学术经验继承带教高级专业人才培养中,共培养86位硕士、19位博士、10位师带徒,为国家输送大量优秀的中医外科学专业人才,其中很大一部分成为专业领军人物和佼佼者。

李静蔚简介

李静蔚,女,汉族,1975年出生于山东荣成。现为山东中医药大学附属医院乳腺甲状腺外科副主任医师、山东中医药大学中医外科学硕士研究生导师,兼任中华中医药学会外科分会委员、中华中医药学会乳腺病分会委员、中国民族医药学会肿瘤分会理事、山东中医药学会外科专业委员会委员、山东省抗癌协会乳腺肿瘤分会委员、山东预防医学会内分泌及代谢疾病分会委员、《中国医药导报》评审专家、国家自然科学基金专家库成员。

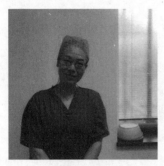

李静蔚工作照

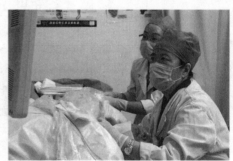

宋爱莉教授指导甲状腺结节射频消融

2005年毕业后于山东中医药大学附属医院工作至今,主要从事中医及中西医结合乳腺、甲状腺疾病的临床诊治、科研和教学工作。在导师宋爱莉教授的熏陶教诲下,工作上兢兢业业、一丝不苟,获得医患一致认可。除常规开展乳腺甲状腺良恶性疾病相关手术外,还重视高危人群的筛查,同时,积极开展乳管镜、乳腺麦默通微创活检、甲状腺结节射频消融等技术。科研方面主要致力于乳腺癌的中医药干预治疗、乳腺增生的规范化诊疗及乳腺疾病诊断和辨证客观化方面的研究。

刘晓菲简介

刘晓菲,女,汉族,1978年出生,2000—2006年师从宋爱莉教授获得硕士、博士学位。2011—2014年从事中西医结合博士后研究。现为山东中医药大学附属医院乳腺甲状腺外科副教授、副主任医师,山东中医药大学中医外科学硕士研究生导师,第六批全国名老中医药专家学术经验继承人,中西医结合基础博士后。兼任中华中医药学会乳腺病防治协作工作委员会委员、山东省医师协会乳腺甲状腺医师分会委员、山东省医学会普外分会甲状腺外科组委员、中华中医药学会中药调剂与合理用药委员会委员、《中国医药导报》评审专家、国家自然科学基金专家库成员。擅长中西医结合诊治乳腺增生、乳腺癌、浆细胞性乳腺炎、肉芽肿性乳腺炎,以及甲状腺良恶性肿瘤、结节性甲状腺肿的规范手术治疗,重视恶性肿瘤的个体化及多学科综合治疗;擅长甲状腺结节细针穿刺术、乳腺麦默通微创手术、乳腺炎脓肿微创穿刺抽吸引流,突出对乳腺甲状腺疾病微创诊疗及功能保护的外科理念。

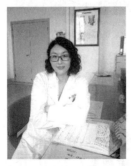
刘晓菲工作照

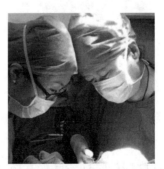
宋爱莉教授指导手术操作

2013 年成为宋爱莉名医工作室成员,在导师既往坚实的工作基础上,进行乳腺癌及癌前病变的预防研究,积极开展乳腺癌高危人群临床筛查及乳腺癌Ⅱ级预防工作。科研方面致力于乳腺癌及癌前病变的中医药干预治疗、乳腺疾病诊断和辨证客观化方面的研究。

孙子渊简介

孙子渊,男,汉族,山东牟平人,1976 年出生,无党派。临床医学硕士,副主任医师,副教授,中西医结合临床专业硕士研究生导师,第五批全国名老中医药专家学术经验继承人,山东中医药大学附属医院乳腺甲状腺外科副主任。兼任中华中医药学会外科分会委员、中华中医药学会乳腺病防治协作工作委员会委员、山东中医药学会外科专业委员会委员、山东省医师协会乳腺甲状腺医师分会委员、山东省医师协会外科青年医师分会委员、山东预防医学会甲状腺疾病防治分会委员、山东省健康管理协会乳腺健康管理分会委员、山东省医学伦理学学会科研伦理学分会理事、济南中西医结合学会副秘书长、《中国中西医结合影像学杂志》审稿专家。

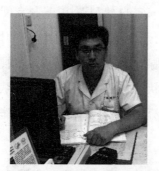

孙子渊工作照

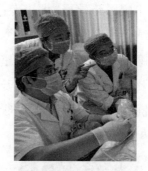

宋爱莉教授指导甲状腺结节射频消融术

2012—2015 年成为第五批全国名老中医药专家学术经验继承人,师从宋爱莉教授,并考核合格出师。2014 年被聘任为山东中医药大学副教授及中西医结合临床专业硕士研究生导师。擅长各种乳腺甲状腺疾病,尤其良恶性肿瘤的早期诊断及手术治疗,重视恶性肿瘤的个体化及多学科综合治疗;擅长甲状腺结节细针穿刺、射频消融、腔镜甲状腺手术及乳腺麦默通微创手术,突出微创美容及功能保护的外科理念。注重中西医理论在具体临床实践中的结合应用。科研方面以乳腺癌癌前病变的干预治疗机制研究及乳腺、甲状腺外科疾病的中西医结合治疗研究为主。

李湘奇简介

李湘奇,男,1965年出生,山东滕州市人,1999—2002年、2003—2006年攻读中医外科学硕士、博士学位,师从宋爱莉教授。从事中西医结合外科临床医疗、教学、科研工作20余年,主要研究方向为乳腺、甲状腺疾病,继承导师宋爱莉教授的学术思想,结合自身的优势,在学术理论和技术层面发展创新,形成了具有中西医结合特色的新药物、新疗法和新技术。

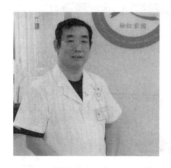 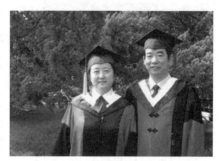

李湘奇工作照　　　　　　　宋爱莉教授与李湘奇教授合影

现任泰山医学院中医学教研室主任,泰山医学院附属医院乳腺外科主任兼中医科主任,主任医师、教授、博士研究生导师。兼任中华中医药学会外科分会常委、中华中医药学会乳腺病分会常委、中国中医药研究促进会乳腺病专业委员会常委、世界中医药联合会乳腺病专业委员会常务理事、山东中医药学会外科专业委员会副主任委员、山东省医师协会乳腺甲状腺医师分会常委、山东省抗癌协会乳腺肿瘤分会委员、山东省医师协会老年医学专业委员会副主任委员、泰安市医学会乳腺疾病专业委员会副主任委员、泰安市抗癌协会肿瘤外科专业委员会副主任委员、国家自然科学基金评审专家。同时,是山东名中医药专家、山东省第四批中医药重点专科中医科学科带头人、山东省“十三五”中医药重点专科建设单位乳腺外科学科带头人、山东省首批中医药文化科普巡讲专家、山东省五级中医药师承教育指导老师。

周永坤简介

周永坤，男，1965年出生，山东中医药大学附属医院外科主任，主任医师、教授、博士研究生导师。1985年毕业于山东中医药大学，2000—2003年于山东中医药大学攻读硕士学位，师从宋景贵教授，2004—2007年于山东中医药大学攻读博士学位，师从宋爱莉教授。现任中华中医药学会会员、国家中医药考试中心中医临床技能命审题专家、中华中医药学会外科分会常务委员、山东中医药学会外科专业委员会副主任委员、山东省医学会普外专业委员会委员、《临床实用外科杂志》编委、《腹腔镜外科杂志》编委。

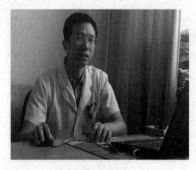
周永坤教授工作照

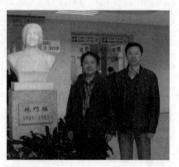
宋爱莉教授与周永坤教授合影

从事中西医结合腹部外科工作30年，先后在国内和德国弗莱堡大学医院进修学习腹部外科，2004年至今担任山东中医药大学附属医院外科主任，2007年被山东中医药大学聘为硕士研究生导师，2012年被聘为博士研究生导师，2017年被评为山东名中医药专家。

擅长胃肠、肝胆胰脾的中西医结合治疗，在非手术治疗急腹症方面，采用传统医学和现代医学的多种治疗方法，明显提高了非手术治愈率。主张采用通里攻下、清热解毒、活血化瘀等方法治疗腹膜炎所导致的全身炎症反应综合征。并自制清肠合剂，用以治疗粘连性肠梗阻及急性化脓性腹膜炎等腹部外科疾病，取得较好的疗效，并提高了非手术疗法的治愈率。

陈洪延简介

陈洪延,男,山东中医药大学附属医院泌尿外科副主任,副主任医师,博士,全国第五批名老中医学术经验继承人。1988—1993 年就读于山东中医学院中医系,1993 年进入山东中医药大学附属医院外科工作至今。2007 年晋升副主任医师。现任中华中医药学会男科分会委员、中华中医药学会外科分会青年委员、山东省中西医结合学会男科专业委员会副主任委员、山东省老年医学会泌尿外科专业委员会常务委员、山东省医学会男科学分会青年委员。2013 年通过国家中医药管理局和山东中医药大学的遴选,作为全国第五批名老中医学术经验继承人,师从全国名老中医宋爱莉教授,跟师期间通过跟诊学习、经典学习班等形式,系统学习中医经典理论、中医外科学理论,阅读了大量历代医家著作,使自己的中医基础理论水平和临诊水平得到提高。跟师期间总结导师学术经验并在核心期刊发表论著 2 篇,完成总结导师学术经验博士论文 1 篇并顺利通过答辩,获博士学位。

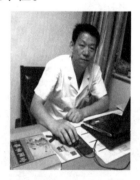

陈洪延工作照

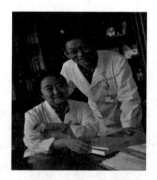

宋爱莉教授与学术
继承人陈洪延合影

从业以来一直从事中西医结合外科医、教、研工作 20 余年,擅长中西医结合诊治泌尿男科疾病,特别是对前列腺疾病、泌尿系统感染性疾病及泌尿系肿瘤及结石、男性性功能障碍、男性不育等有较深造诣。擅长经尿道前列腺增生症、膀胱肿瘤的微创手术治疗,肾脏、肾上腺疾病的腹腔镜微创手术治疗,泌尿系结石的内镜钬激光手术等。

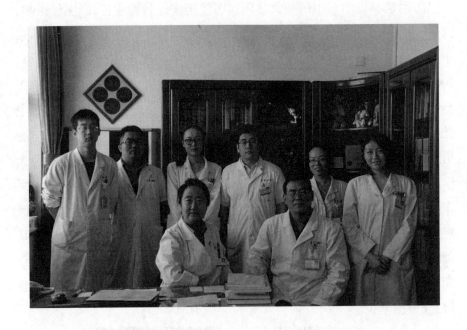

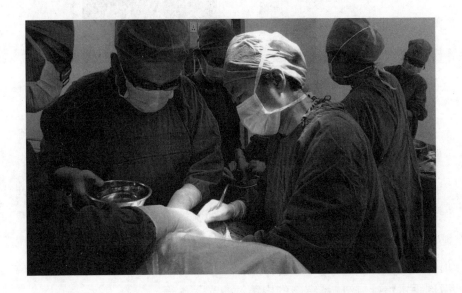

序

　　中医外科学是中华民族优秀文化之瑰宝,在长期的医疗实践中形成了独具特色的理论体系和临床经验。继承整理名老中医药专家的学术经验,是发展中医药事业、振兴中医学术的重要举措,是培养造就新一代名医、传承中医药学术的重要途径。

　　我以喜悦的心情,看到了宋爱莉教授的学生为她汇集总结的《名老中医宋爱莉学术经验辑要——乳腺疾病临床案验》一书。宋爱莉教授从事中医医疗、教学、科研工作40余年,为中医外科事业做了大量工作。宋教授继承发挥中医药优势,致力于乳腺增生癌变的早期诊断和中医中药干预或阻断治疗的研究,重视中医中药在乳腺癌围手术期、化疗、放疗及康复期增效减毒和增加机体抗病能力的综合治疗优势,不断完善治疗规范、丰富治疗手段。宋教授在规范临床诊疗方案及疗效评价体系的基础上,重点在脏腑失调、痰瘀互结所致乳腺甲状腺疾病病变环节上开展深入科学研究,汲取现代高科技研究手段,从临床与基础多方面开展了三类新药乳宁霜外用治疗乳腺增生的新药开发工作及活血化痰中药在逆转干预乳腺癌癌前病变、抗增生、抗肿瘤复发转移等方面的研究。该书汇编了体现她中医学术思想的论著和她指导的一批中医博士、硕士研究生及学术经验继承人的论文,概括了宋爱莉教授中医、中西医结合诊治乳腺增殖性、肿瘤性、炎症性疾病的学术思想和研究成果,题材新颖、内容翔实、特色鲜明,具有很高的学术价值。

　　该书的出版对于开展中医、中西医结合诊治乳腺疾病思路与方法的研究、进行学术探讨与交流、继承和发扬中医药学,起到积极的作用。乐之为序,并向读者推荐。

尚德俊

2018.6

前　言

宋爱莉,现任山东中医药大学附属医院乳腺甲状腺及疮疡外科教授、主任医师、博士研究生导师,是山东省名中医药专家、十大名医、教学名师、优秀研究生导师、千名知名技术专家、优秀医务工作者,全国第五批名老中医药专家学术经验继承工作指导老师、全国及山东省"名老中医药专家宋爱莉传承工作室"专家、国家级精品课程"中医外科学"负责人、山东省重点学科负责人、山东省优秀教学团队负责人、山东省重点专科学术带头人。

宋教授继承发挥中医药优势,致力于乳腺增生癌变的早期诊断和中医中药干预或阻断治疗的研究,重视中医中药在乳腺癌围手术期、化放疗期及康复期增效减毒和增加机体抗病能力的综合治疗优势。多年来获得多项国家科技部及省部级课题研究资助,国家十一五科技攻关计划"乳腺增生病中医规范化诊疗方案"通过结题鉴定并推广应用,在此基础上挖掘传统诊疗精华、规范诊疗标准,力求在技术攻关上获得突破性进展。

宋教授坚持中医及中西医结合特色,发挥中医药优势,对肉芽肿性乳腺炎、浆细胞性乳腺炎、乳腺增生、男性乳房发育等进行新药研发,研制的乳宁合剂、乳宁霜、散结片、乳块消汤等多种院内中药制剂获得显著的临床疗效及良好的社会经济效益。在经典手术方式的基础上积极开展微创诊治及乳腺癌保留乳房、乳房整形等手术,开展微创小切口置管引流治疗乳房脓肿,重视乳房外形美观及术后的功能恢复,充分发挥中医药在围手术期康复治疗的作用。

　　本书系统总结了宋教授治疗乳腺增殖性、肿瘤性、炎症性疾病的临证经验,提出痰瘀互结为中医外科乳腺疾病的基本病机演变这一核心理念,重视建立乳腺增生、乳腺癌及癌前病变阶段中医辨证标准及疗效评价的客观化、微观化指标。该文稿集中了宋爱莉教授的治学经验、学术特点、经典阐发、科研成果、临证经验、用药心得诸多内容,集理论、临床、方药、科研于一体。

　　作为宋教授的学术经验继承人,今不揣鄙陋,将宋教授治疗乳腺疾病的学术经验整理编写出来,以期为中医事业的发展添砖加瓦,若能对读者有所启发,则为我等的夙愿。由于跟随先生学习的时间有限,对先生的学术思想和临证经验领会还不够深刻,且资料搜集难以概全,所以疏漏在所难免。尽管如此,本书仍是对宋教授学术思想和学术经验的一次比较系统和全面的整理。本书的出版定会对中医学术的发展和培养中医人才大有裨益。

　　书中如有不妥之处,敬请同道斧正!

编　者

目　录

第一章　学术思想

第一节　痰瘀致病理论

宋教授在多年的临床经验中,总结痰瘀为外科疾病发病的本源。痰饮和瘀血常相兼致病、互为因果,因此有"痰瘀相关"的说法,即痰瘀同源、同病、同治理论。痰瘀相关理论起源于《黄帝内经》,历经两千多年,在病因、病理、诊断、治疗及立法遣药等各个方面都有阐发,是对中医学理论的一个重大突破。痰、瘀均是脏腑功能失调的病理产物,同一致病因素,既可生成痰饮,亦可导致瘀血,如阳虚不能布化津液,津液停聚则成痰饮,阳虚无力行血,血行迟滞则形成瘀;在一定的条件下,痰瘀又能作用于某些脏腑器官导致新的病理变化,产生继发病变;痰瘀二者之间又可相互影响,交互为患,如痰饮内停阻滞气机可致血行不畅而成瘀,而瘀血阻滞津液输布障碍亦能导致津液停聚而成痰饮。所以说,痰与瘀息息相关,共病共存。

一、外科痰瘀病变特点

外科之痰瘀,主要指凝聚于肌肤、经络、骨节、脏腑之间,有征可凭的有形之痰瘀,起病缓慢、病程较长、早期症状多不明显。不同发病原因和病理变化最终可归结为瘀血痰浊阻络,血脉闭阻,存在痰瘀共性——瘀血、缺血、瘀斑、血栓、肿块、结节等,甚至出现溃疡或坏疽。外科常见疾病如乳腺增生病、闭塞性动脉硬化症、痔疮、银屑病、前列腺增生等在疾病演变过程中,均可出现上述表现,"痰浊瘀血相关理论"可成功阐释其形成发展机制。

外科痰瘀证的中医药治疗也具有共性特点。活血化瘀、化痰散结法具有显著优势,已经得到业内认可,现代药理实验表明该类药物能消除多余脂肪、改善局部组织供血供氧,具有较强的镇痛作用,还具有抑制细胞增殖、抗肿瘤的作用。

二、建立外科痰瘀病变血流动力学和形态学检测目标

随着现代诊疗技术的发展,仅靠"四诊合参"诊断疾病已日益显露出主观性、经验性及可重复性差等弱点,成为影响中医治疗推广应用的重要因素。目前,中医辨证论治体系缺乏统一性,诊断与疗效评价标准相对滞后,缺少较为成熟的客观化量化技术指标,尤其缺乏大样本、多中心研究资料,难以建立客观的临床疗效评价方法。痰瘀证的辨证标准及疗效评价指标多局限于临床症状或体征的观察,往往不能客观反映证候本质及疾病的转归,这是目前中医外科临床研究中亟须解决的问题。

因此,对增生性、肿瘤性、慢性炎性等难治性外科疾病痰瘀病变血流动力学和形态学检测的目的主要是应用现代理论与先进科技手段,合理运用多维超声、彩色多普勒检测仪及微循环检测仪等检测方法,进行有机结合,多角度、多层次探讨病变实质、总结辨证规律、验证有效治疗,建立反映不同外科痰瘀病变共性变化的便捷检测手段和逐步量化细化的观测指标,产生新的辨证要点,规范辨证体系和疗效评价指标,拓展痰瘀理论在中医外科诊治及研究中的应用。

三、外科痰瘀病变的血流动力学和形态学检测具有临床可行性

痰瘀证是机体的宏观结构和各器官具体功能发生改变而形成的病理状态,其病理基础是微循环障碍和形态学改变。运用现代医学的先进检测手段,把外科痰瘀证的认识引向微观,是对其辨证的补充和发展。血液流变学、微循环是从机体整体水平角度认识本证,影像学、血流动力学、病理学是对病变局部具体功能、形态的反映,可借助这些现代的研究方法和手段,多层次、多角度认识痰瘀证。

(一)痰瘀证血流动力学和形态学在乳腺疾病中的应用研究

乳房肿块是情志不畅或肝肾不足等多种致病因素的最终病理产物,临床多辨证为痰瘀互结证。郁久伤肝,致气机郁滞,蕴结于乳房胃络,经

脉阻塞不通,轻则不通则痛,重则肝郁致气血周流失度,气滞、痰凝、血瘀结聚成块;肝肾不足,脾阳不振,脾运失健则生湿聚痰,痰瘀互结,乳络阻塞,则为乳房肿块,质地韧硬,伴疼痛或刺痛。乳房肿块的临床常用影像学检查方法主要有高频彩色多普勒超声和高频钼靶 X 线摄像,二者联合应用可以从乳房肿块形态、边界、内部回声、后方回声、肿块供血动脉及宿主动脉血流参数的测定及血流频谱分析等方面进行观察,对钼靶 X 线提示有可疑钙化点、肿块阴影、结构扭曲及血管异常者(BIRADS 分级Ⅲ、Ⅳ级)、彩色多普勒超声提示有低回声结节或结构不良伴有血流异常者(Aidder 分级标准均为血流信号Ⅱ级以上,$V_{max} > 12$ cm/s,$RI > 0.60$)提供了新的多方位信息。其中,运用彩色多普勒血流显像和高频钼靶摄像对肿块内部及周围新生血管的血管形态学和血流动力学等方面的综合量化检查,对认识乳腺疾病痰瘀证的本质、评估化痰散瘀为主要治则的中医药疗效,具有重要的临床意义。

(二)痰瘀证血流动力学和形态学在周围血管疾病中的应用研究

周围血管疾病演变过程中多存在"瘀结痰凝"表现,有慢性炎症过程,研究这些特点、实质、治疗方法,进而筛选药物指导临床,对防治周围血管疾病有重要意义。不同发病原因和病理变化最终可归结为痰血痰浊阻络,血脉闭阻,存在痰瘀共性——瘀血、缺血、瘀斑、肿胀、粥样斑块、血栓形成、血管狭窄或闭塞,引起肢体血液循环障碍和微循环障碍,甚至出现溃疡或坏疽,"痰浊瘀血相关理论"可成功阐释动脉硬化(AS)形成发展机制。如闭塞性动脉硬化症,其病理关键为痰凝和血瘀,对于已形成的 AS 斑块,这种痰浊瘀血不同于单纯的痰浊,也不同于单纯的瘀血,是胶结于血脉经络之内的痰瘀斑块,只有采取化痰软坚、行气散结、活血化瘀的方法,才能使已胶结之痰浊瘀血、日久坚凝之斑块软化消散,这是中西医结合治疗周围血管疾病的特点,取得的良好效果也早已是不争的事实。采用彩色多普勒可观察血管的走向、内径、内膜－中层的厚度,有无斑块及斑块部位、形态、大小,有无狭窄或阻塞等血管形态学改变,同时能清楚显示血流情况,具有便捷、无创伤、重复性强等特点。这对无症状患者下肢动脉病变的早期诊断和预防有重要价值,是一种实用有效的诊断方法。

（三）痰瘀证血流动力学和形态学在皮肤疾病中的应用研究

痰瘀证是皮肤病临床常见证候之一，也是现代中西医结合研究中较为活跃的领域之一。血脉不畅，血行迟缓涩滞，血液瘀滞血脉或离经停积皮肤，见皮损色黯、紫红、青紫或出现瘀点、瘀斑、肥厚、发硬、结节、肿块、弥漫性肿胀、新生物、苔藓样变及肌肤甲错、色素沉着等，皆属痰瘀证表现。以银屑病为例，常规组织学和超微结构研究发现，皮损中存在毛细血管异常，真皮乳头血管袢增长，大多数毛细血管行走迂曲，多数有管腔扩张、管壁增厚、内皮细胞增生；皮损处血流量是正常处的 10 倍，未累及处皮肤血流量也 2 倍于正常人；甲皱襞循环均有明显异常，表现为管袢弯曲，管腔扩张，血流缓慢，袢顶瘀血，微血管清晰度疏密、长度均有异常改变，输入及输出端均出现不畅或血管畸形等现象；血液流变学改变主要为血液黏稠度增加，可能与红细胞黏度增加、聚集增加、红细胞压积增高、血小板聚集比增强、血浆黏度增高及血栓形成等有关。随着现代医学知识的融入及现代科学技术在中医药学中的广泛应用，引入超微结构、血液流变学、血浆内皮素等检测方法，痰瘀证的本质将逐步被揭示，为皮肤病的治疗奠定理论基础。

（四）痰瘀证血流动力学和形态学在肛肠疾病中的应用研究

之前关于痔的临床诊断及治疗评价仍凭借指检、肛门镜等直视、自觉症状进行，有很大的主观性。目前可采用腔内多普勒超声检测痔核的血流情况，观察痔核局部的动脉收缩期最大峰值流速、舒张期最小峰值流速、阻力指数、搏动指数等指标的变化。通过分析比较动脉搏动指数等的变化情况，比较多普勒超声图像，设定相应的参考值；同时结合临床症状、肛门局部检查与中医证候分析，达到多普勒超声下血流变化的微观辨证，建立起具有客观量化指标的中医肛肠科痔的诊断和疗效标准。凭此可以准确判断痔与痰瘀的辨证关系。

（五）痰瘀证血流动力学和形态学在男性疾病中的应用研究

湿热病邪下注精室，久则瘀滞精室，流动之精停而为浊，清浊相混，流出精窍，则为精浊。故精浊之慢性者的病理关键是精室瘀阻，治当通窍逐瘀，使精窍开而瘀腐祛。正常前列腺内部血流稀少，呈星点状、短棒状，外腺血流较内腺略丰富。慢性前列腺炎组织需氧量大,刺激血管生长,导致血流丰富,内腺表现尤其明显。增生组织发生压迫或纤维化,可致外周血管壁弹性减弱,血流阻力加大,表现为前列腺内部血流信号增多,呈短棒状、短线状,分布较弥散,外腺血流较内腺丰富,动脉收缩期最大流速显著升高,血流阻力增大,而有效治疗可改善血流动力。

四、外科痰瘀病变的血流动力学和形态学检测的难点

外科不同痰瘀病变建立血流动力学和形态学检测指标的关键是个体化检测方法及指标的科学管理和质量控制,这在实施过程中将会面临诸多难题,总结如下。

1. 不同病变血流动力学和形态学检测方法的科学选择,操作技术的掌握对结果影响的因素排查。

2. 通过血流动力学和形态学观察不同病变程度和特点,界定各类外科痰瘀证候的标准,把握辨证规律的交融点,并动态观察病情变化。

3. 在痰瘀理论指导下,使外科痰瘀病变证候诊断更加规范化,设定各专病特异性,合理、统一的检测指标有利于拓宽应用范围。

4. 要求样本量足够,技术操作规范化、统一化,产生严谨公认的检测方法和可靠科学的指标,以便推广应用。

五、总结

痰瘀证是外科多种疾病的常见证候,血流动力学和形态学检测可指导中医辨证治疗及疗效评价,具有较高的临床可行性和普适性,值得推广应用。该检测方法具有价廉、实时、无放射性、无创而便于多次检查及复查等优点,还可清晰显示病灶内部的细微结构层次和血流信号情况。从成本 - 效果分析角度看,该方法可达到在有限的卫生资源下最大限度预防和治疗疾病、最大限度改善患者生存质量的目的,并将产生深远的社会影响。

第二节　重视中医辨证标准及疗效评价的客观化、微观化

一、对中医客观化、微观化、现代化的认识

乳腺增生（hyperplaser of mammary gland，HMG）是最常见的乳房疾病，发病率占乳房疾病的75%、约占育龄妇女的40%，并有逐年升高的趋势，严重影响女性身心健康，其中非典型增生被认为是乳腺癌癌前病变，癌变概率高。因此，积极有效防治该病具有重要的临床意义。

乳腺增生的中医辨证分型尚未统一。国家中医药管理局颁布的《中医病证诊断疗效标准》和新版《中医外科学》中将乳腺增生分为肝郁痰凝及冲任失调2型，2002年中华中医外科学会乳腺病专业委员会第八次会议标准将其分为肝郁气滞、痰瘀互结和冲任失调3型。各医家基于对该病病因病机的认识及临床诊治的经验，各自提出了不同的辨证分型方法。因此，进一步规范乳腺增生辨证分型、建立科学实用的分型标准是亟须解决的问题。

乳腺增生的中医药疗效评价不统一。目前主要从乳房症状体征的改善方面评定，部分研究加入辅助检查，如钼靶X线摄片、B超、红外线等，如2002年中华中医外科学会乳腺病专业委员会制定并通过的标准包括症状体征分级量化和减分率评价的疗效标准两部分，前者包含了乳房疼痛、乳房肿块质地、分布范围和最大肿块长径等内容。但目前对于疗效评价尚缺乏统一、严格、客观的指标。

中医体质与发病、辨证密切相关。中医体质指人体生命过程中，在先天禀赋和后天获得的基础上所形成的形态结构、生理功能和心理状态方面综合的、相对稳定的固有特质。夏仲元等调查472例乳腺增生患者，结果显示：气郁质最为多见，平和质是保护因素。中医体质类型可影响患病后的证候倾向性及对治疗的敏感性，而目前将中医体质作为疾病疗效评价方面的报道甚少。

二、临床诊疗中的体现

超声为乳腺增生的首选检查手段，可显示乳腺组织结构及血流分布，

具有不可替代的地位。其中弹性成像技术近年迅速发展,以色彩对不同组织的弹性编码反映组织硬度,与传统超声检查比较,二者准确度相等,特异度相近。"萤火虫"成像技术能较好显示二维超声中某些被掩盖了的微小钙化,最小可达 0.5 mm,敏感性、特异性、精确度均高于二维高频超声,对以细砂粒样钙化为主要特征的乳腺癌的诊断有一定的临床意义。

现代医学模式已突破了内分泌失调的纯生物学观点,更注重其社会、心理等因素的致病性。因此,探讨乳腺增生的中医证候与体质、超声和 X 线等影像学表现的相关性,对于中医体质调理、辨证规范化和客观化具有重要意义。

宋爱莉教授的山东省科技发展项目课题"中医体质及影像学在乳腺增生病痰瘀证诊治与疗效评价的研究",通过乳腺增生的中医体质调查,探讨其不同类型在痰瘀互结证乳腺增生患者中的分布情况及病 - 体 - 证的相关性,丰富中医证素,指导临床辨证及疾病预防,同时探讨在治疗过程中的应用价值,优化乳腺增生的治疗方案,为科学评价疗效提供新的依据。

此外,该课题还研究痰瘀互结证乳腺增生病彩色超声多普勒"萤火虫"成像特点,探讨与钼钯 X 线表现的相关性。"萤火虫"技术作为超声诊断新技术,解决了传统超声对微小钙化显示欠佳的弊端,而微小钙化灶征象对乳腺癌的诊断具有很大的价值,因此,"萤火虫"技术有助于早期诊断和治疗乳腺癌,通过研究"萤火虫"成像特征与痰瘀互结证的相关性,可为中医防治乳腺癌提供更为客观的指标。

彩色超声多普勒弹性成像技术目前多用于检测乳腺增生病变组织的硬度、鉴别肿块的良恶性,但与中医证型相关性的研究报道甚少。本课题通过分析痰瘀互结证乳腺增生患者弹性成像技术并比较治疗前后弹性成像指标,探讨其在治疗过程中的应用价值,为中医药治疗乳腺增生提供更客观化的指标,并进一步完善传统疗效评价体系。

三、对中医辨证疗效客观化的研究

乳腺增生发病率居乳房疾病之首,并且逐年升高。主要表现为反复发作的乳房疼痛、肿块,难以控制,严重影响女性健康。乳腺癌多阶段发生模式指出,正常乳腺上皮细胞向恶性转化经历了"正常→增生→非典型增生→原位癌→浸润性癌"的渐进过程,乳腺增生患者发生乳腺癌的危险可能比健康妇女高。重视乳腺增生的防治,对于改善患者的生活质量、降低乳腺癌发病率都具有重要意义。

目前西医对乳腺增生的治疗方式主要是手术和内分泌治疗。中医学从整体出发,辨证和辨病相结合,多方面、多角度、多途径、多靶点整体调节、改善内环境,具有良好的治疗优势,但仍存在缺乏循证医学证据支撑、辨证诊断不统一、疗效评定标准不规范进而无法构建体现中医药学术特色的乳腺增生综合治疗规范和评估方法等亟待解决的问题。

诊疗评价方法仅靠"四诊合参"诊断疾病已日益显露其主观性、经验性、可重复性差等弱点。目前乳腺增生的诊断标准参考国家中医药管理局颁布的《中医病证诊断疗效标准》,这是国内通用的诊断标准,中医辨证论治的诊断评价中,缺乏较为成熟的具有客观性诊断价值的彩色超声多普勒、钼靶摄影等客观化量化技术指标,尤其缺乏多中心研究资料,难以建立客观统一的临床疗效评价方法,缺乏循证医学证据支撑,无法构建体现中医药学术特色的乳腺增生疗效评估方法。这些不足是影响乳腺增生中医治疗推广应用的重要因素。

宋爱莉教授在乳腺增生的中医辨证治疗、临床诊断等方面具有丰富的经验,多年来取得丰硕的科研成果。1992年,她在逍遥散和二仙汤基础上自拟有效方药乳宁Ⅰ、Ⅱ号方,并制成流膏,功效为疏肝理气、化痰散结,调摄冲任、壮阳化痰,分别用于肝郁气滞、痰瘀凝结和肝郁肾虚、冲任失调导致的乳腺增生。临床研究显示其治疗乳腺增生的总有效率为92.7%。1998年,宋爱莉教授根据乳腺增生的主要病因病机和乳房肿胀、疼痛、结块等主要症状,率先提出在乳腺增生中医辨证分型中增加脾虚型,拟定以疏肝健脾、活血利湿为治则的抗增汤(香附、柴胡、橘叶、茯苓、白术等)。临床研究显示,抗增汤能有效改善乳腺增生的主要症状和体征,治疗乳房疼痛、肿块、腺体水肿、溢液的总有效率分别达到98.6%、90%、97.3%、100%,总有效率达到98%,具有改善卵巢和垂体功能,调节内分泌,从根本上调整 E_2、P、PRL,改善局部微循环和局部血运的作用,可达到消肿止痛、抑制腺体增生的目的。动物实验研究显示,抗增汤通过抑制细胞增殖、诱导凋亡和抑制血管生成实现抑制大鼠乳腺增生的作用。2003年,宋教授所承担的国家自然科学基金和教育部课题"莪术油对乳腺癌癌前病变血管生成及细胞凋亡相关调控因子表达的干预作用研究",从抑制血管生成和促进细胞凋亡角度探讨中医药干预治疗作用机制,为中医药逆转乳腺癌癌前病变、预防乳腺癌提供可靠的理论依据和治疗方法,填补中医药抑制血管生成、预防乳腺癌发生作用机制研究的空白。

在中医客观辨证指标和诊疗标准方面,我们申报了山东省自然科学基金课题以进行乳腺增生及乳腺癌癌前病变的相关研究。研究内容分别从彩色多普勒血流动力学量化指标角度、钼靶BI-RADS分级角度、新生血管和细胞凋亡角度客观反映乳腺增生及非典型增生阶段中医辨证规律和病机演变特点。人体乳腺组织研究中运用彩色B超多普勒在人体乳腺增生组织中明显探测到新生血管血流,CDFI显示乳腺增生血流动力学改变能反映中医气滞血瘀、痰浊结聚的病机演变特点,可作为具有客观性诊断价值的彩色超声多普勒客观化量化技术指标,为建立乳腺增生的影像学和分子生物学中医客观化量化指标提供了可靠的依据和基础。

同时我们进行了大量文献回顾,总结了13年来国内主要中医刊物有关乳腺增生中医辨证分型的483篇报道,明确提出348个证型,出现频率由高到低依次为肝郁气滞型(143次)、痰瘀互结型(133次)、冲任失调型(80次)、肝郁脾虚型(46次)、肝肾不足型(10次)、其他(16次)。总结近15年文献报道治疗乳腺增生的340个方剂,出现频率最高的5味中药为柴胡、当归、白芍、香附、郁金,其次为夏枯草、青皮、浙贝母、赤芍,再次为莪术、穿山甲、瓜蒌、王不留行、丹参。文献回顾结果说明虽有辨证,但以疏肝活血化痰原则为指导的临床用药占据主流。目前临床治疗多停留在经验性报道水平,缺乏多中心、随机、双盲对照严格设计的资料,可靠性和可信度不高,因此,通过归纳和总结更高层次的临证诊疗实践规律、深入优化综合干预方案、获取循证医学证据支撑、规范乳腺增生辨证标准,成为制订中医规范辨证治疗方案的迫切需要。

宋爱莉教授申报的"十一五"国家科技支撑计划"乳腺增生病辨证论

治临床优化方案的研究"在中医理论指导下,依据近代中医治疗乳腺增生的国家、行业及统编教材中的诊疗标准,查询总结大量文献资料及各家临床经验,运用循证医学及统计学方法,依据乳腺增生的临床发病特点,以及偏于肝郁气滞、冲任失调、肝郁脾虚、肝经火旺等不同证候,提出气滞血瘀、痰浊结聚为共有病理改变,兼有肝郁脾虚、肝肾不足、冲任失调为基础的病变特点,以及以行气活血、化痰散结治其标,疏肝理气、健脾胜湿、调摄冲任治其本的治疗原则。该理论在广东、上海、浙江、北京等多家单位经专家广泛征求意见,基本达成共识。本研究优化辨证体系及论治方案,精选药物、严谨组方,形成便于推广的方药。进一步与国内享有一定声誉的数家高等医学院校附属医院乳腺专科进行多中心联合研究,严格遵循 DME 原则,采用分层、随机、双盲、对照的方法,在现有标准的基础上引进影像学的客观功能性指标进行量化,将进一步体现中医药治疗乳腺增生优势,进而制定出一个相对客观、临床可操作性强、适于基层示范推广的乳腺增生疗效评价标准和中医药治疗方案。

四、从新生血管的微观指标角度客观反映乳腺癌癌前病变阶段中医辨证特点

关于乳腺癌癌前病变阶段的中医辨证思路,由于这一时期的辨证既不同于单纯性增生又有别于癌变,具有由增生向癌推进、演化的动态发展过程,因此辨证应强调动态纵向的思维方式,痰瘀互结为此阶段主要病机演变,但肝郁气滞与冲任失调始终贯穿整个癌前病变阶段,故辨证为痰瘀互结偏肝郁气滞型与痰瘀互结偏冲任失调型。痰瘀互结偏肝郁气滞型组与痰瘀互结偏冲任失调型组微血管密度(MVD)血管内皮生长因子(VEGF)及其受体(FLK)面密度值(阳性腺上皮细胞百分比)显著高于肝郁气滞型组和冲任失调型组;肝郁气滞型组和冲任失调型组 MVD、VEGF、FLK 表达无显著差异,痰瘀互结偏肝郁气滞型组与痰瘀互结偏冲任失调型组 MVD、VEGF、FLK 表达无显著差异。提示随着由肝郁气滞或冲任失调导致日久痰瘀互结的病机演变,MVD、VEGF、FLK 表达显著增高,中医辨证分型与 MVD、VEGF、FLK 表达有相关性。MVD、VEGF、FLK 面密度值能反映乳腺癌癌前病变由肝郁气滞或冲任失调日久导致痰瘀互结的病机演变进程。随着病机演变,痰瘀互结成为癌前病变阶段主要的辨证分型,病机演变不仅顺应"乳腺增生→乳腺癌癌前病变→癌变"的病理演变进程,而且中医辨证分型与血管生成及调控因子相一致,痰瘀互结偏肝郁气滞型组与痰瘀互结偏冲任失调型组 MVD、VEGF、FLK 面密度值显著高于肝郁气滞型组和冲任失调型组。

微血管内皮细胞面积(MEA)、MVD、VEGF、FLK 面密度值可作为乳腺癌癌前病变中医辨证规律的客观化指标。MEA、MVD、VEGF、FLK 面密度值作为新生血管增生的量化指标,可从新生血管的微观指标角度客观反映乳腺癌癌前病变阶段中医辨证特点和病机演变规律,可作为癌前病变阶段辨证规律的客观依据。

五、乳腺癌癌前病变中医辨证分型与癌基因 $p53$、$CerbB-2$ 有一定相关性

痰瘀互结偏肝郁气滞型组与痰瘀互结偏冲任失调型组 $p53$、$CerbB-2$ 面密度值显著高于肝郁气滞型组与冲任失调型组,提示随着肝郁气滞、冲任失调致日久痰瘀互结的病机演变,癌基因 $p53$、$CerbB-2$ 表达亦增强,癌基因 $p53$、$CerbB-2$ 表达与日久痰瘀互结的病机演变相一致,中医辨证分型与 $p53$、$CerbB-2$ 表达有一定相关性,$p53$、$CerbB-2$ 表达可在一定程度上反映癌前病变阶段动态的病机演变进程。

第三节 乳腺增生的治疗思路

一、宋爱莉教授对乳腺生理病理的中医学认识

中医学认为乳房的生长、发育和分泌功能都与脏腑、经络、气血津液等的生理功能密切相关,秉承先天之精气,受五脏六腑十二经气血津液所养,在女子随精气的盛衰而出现不同时期的盈亏变化,其生理功能又与月经、胎孕、产育之间相互联系。因此,乳房虽属局部器官,但通过十二经脉和奇经八脉的纵横联系与内在脏腑形成了一个有机整体,乳房要完成其正常的生理功能,离不开脏腑、经络、气血津液的协同作用,同时也是脏腑、经络、气血津液功能的具体体现。这种整体观念和现代医学的认识是

相符合的,也是论述乳腺疾病病因病机的理论基础。

(一)乳房与脏腑的关系

乳房的生理变化,依赖着人体先天之精作为基础、后天之精作为补充,正如《素问·上古天真论》所说:"女子七岁,肾气盛,齿更发长;二七,而天癸至,任脉通,太冲脉盛,月事以时下,故有子……七七,任脉虚,太冲脉衰少,天癸竭,地道不通,故形坏而无子也。"肾为先天之本,先天之精气藏于肾。脾胃为后天之本,水谷精微气血由此化生。肝藏血,主疏泄,胃主受纳,脾主运化,肺主宣发,心主血脉,共同完成气血的生成、运输、分布,乳房正是受五脏六腑十二经气血津液之所养,在肾—天癸—冲任轴的协调作用下完成其生理功能的,其中以肝的疏泄与藏血功能和肾的藏精功能对乳房的影响最大。

1. 乳房与肝　女子以血为用,以血为本,其经、孕、产、乳的生理功能均需血的供养,而血的贮藏运行与调节等功能均归属于肝,取决于肝藏血而主疏泄的功能。故《临证指南医案》提出:"女子以肝为先天。"说明肝与女子生理病理息息相关,肝在乳腺增生的发生发展中也起着重要作用。

足厥阴肝经贯膈,布胁肋,上注于肺,绕乳头而行,乳头属肝,肝为风木之脏,以血为本,以气为用,体阴而用阳。肝藏血而主疏泄,性喜条达舒畅而恶抑郁,肝主疏泄主要表现为调畅气机、调畅情志、促进脾胃运化功能等方面。实际上,人体的气、血、津液和精神情志活动都必须在肝的疏泄功能正常的条件下进行,如此才能气血和调、气机畅调、经络通调、脏腑平调,发挥各自应有的作用。

情志内伤是导致肝病的主要原因,肝为刚脏,职司疏泄,与情志关系密切,过分强烈和长期持久的不良情绪变化最易引起肝功能失调。肝失疏泄,肝气郁结表现为心情抑郁,多愁善感,太息不已,伴有胸胁或少腹胀满窜痛;当升发不足时,气血不得上承,乳房无以为养,则发育不良;当升发太过时,气升太过,下降不及,血随气逆,则急躁易怒,瘀阻乳络,胀痛如刺,部位固定。

现代医学研究已经证实中医学肝主情志和谋虑、藏魂的观点与神经系统的功能活动有关。情志变化可引起大脑皮质功能改变,致使自主神经功能紊乱而出现肝郁证。同时乳房作为一个靶器官，受下丘脑—垂体—卵巢轴的调控，而下丘脑的活动由更高级神经中枢（大脑皮质）通过神经递质控制，外部环境中的各种感觉刺激、精神刺激等通过传入神经在神经中枢转化成化学信号，最后通过兴奋性或抑制性神经递质（如多巴胺、5－羟色胺、褪黑素）影响下丘脑的神经激素分泌，进而调控垂体和卵巢的激素分泌，对乳房和子宫产生不同的作用。因此，肝主疏泄实际上是通过对大脑皮质和自主神经系统的作用调节机体的神经内分泌功能，从而改善下丘脑—垂体—卵巢轴的功能，并与内分泌激素的代谢有关。

2. 乳房与肾　肾藏精，主生殖和生长发育。《素问·上古天真论》曰："肾者主水，受五脏六腑之精而藏之，故五脏盛，乃能泻。"人体在生长中，脏腑渐充，肾气乃盛，而使肾所藏之元精化生为"天癸"。天癸至，标志着女子性器官的生长发育，也包括了乳房的生长发育。肾气盛则天癸至，任脉通，太冲脉盛，男子溢精，女子月事以时下，两乳渐见丰隆，孕育后乳汁充盈而哺，完成孕胎、产育等生理功能。肾气衰则天癸竭，经绝，乳房也应之而衰萎。因此，肾气对乳房的生理病理都有很大的影响。

肾所藏之精包括"先天之精"和"后天之精"。"先天之精"是禀受于父母的生殖之精，"后天之精"来源于脾胃所化生的水谷精微及脏腑生理活动中化生的精气通过代谢平衡后的剩余部分，"先天之精"与"后天之精"相互依存，相互为用，在肾中密切结合而化成肾中精气，其主要生理效应是促进机体的生长、发育和使机体逐步具备生殖能力，具有滋养、濡润和温煦、推动等作用。

肾的阴阳气血失调，则必然影响肾的藏精功能，失于闭藏或精气不充皆可导致机体的生长发育和生殖功能不良。凡先天肾精不足，可导致天癸迟至，冲任两脉失养而不通，在下表现为月经病，在上表现为乳房发育不良、乳房异常发育；肾阳虚则推动无力，肝失疏泄，脾失健运，气血无以化生，水湿不能运化，气滞、血瘀、痰凝结于乳络，可产生乳中结核；肾阴虚则肝失所养，气血失和，虚火上炎，可灼津为痰，痰阻乳络亦可产生乳中结核。

近来众多学者采用近代科学研究手段和方法，对肾虚的病理变化进行了卓有成效的实验研究和临床研究,加深了对中医学肾本质的现代认识。大量实验研究结果表明,肾虚证包含性腺轴、甲状腺轴和肾上腺皮质轴三个轴上不同环节、不同程度的功能紊乱,其主要发病环节在下丘脑或更高神经中枢的调节功能紊乱,患者存在交感神经功能偏低而副交感神经活动偏亢的状态,能量代谢障碍,免疫功能低下。定位研究表明,补肾药有类似内分泌激素的作用,对下丘脑—垂体—卵巢轴功能有多水平、多靶器官的调节作用,从而发挥下丘脑作为调控中心调节神经内分泌免疫网络的作用。

3. 乳房与脾 脾胃位于中焦,运化水谷精微、化生气血、运化水湿,在三焦中起到了枢纽的作用,使得水液正常分布于体内。李东垣《脾胃论·脾胃虚实传变论》指出:"元气之充足,皆由脾胃之气无所伤,而后能滋养元气,若胃气之本弱,饮食自倍,则脾胃之气既伤,而元气亦不能充,诸病之所由生也。"

足阳明胃经为多气多血之经,自缺盆下于乳;冲脉(血海)起于气街,并足阳明夹脐上行,至胸中而散,故乳房属足阳明胃经。脾与胃相表里,为气血生化之源,后天之本。脾气主升,胃主通降,脾胃是气机升降的枢纽。脾胃功能旺则气血足,乳汁多而浓。《胎产心法》云:"产妇冲任血旺,脾胃气化则乳足。"如果由于饮食不节、劳役过度或七情所伤,胃气受到损伤则气血不足,将导致乳汁缺乏或乳汁淡而稀。

外邪侵袭,入里化热,热伤乳络,与血相结而形成瘀块;过食膏粱厚味致痰热内蕴于阳明或情怀不畅,忧思郁怒伤于厥阴,以致冲任受阻,厥阴之气不行,阳明之血热盛,气血相搏于乳内,结聚不散,或硬或肿,导致阳明胃热,乳房胀痛明显,恶心呕吐、呃逆口臭、大便秘结;脾气虚弱,固摄无力可见乳房下垂、松弛之症状,亦可出现非哺乳期乳汁自溢、乳衄、乳岩翻花流血不止等。脾失运化,湿聚为痰,痰阻乳络,可见乳房结核;湿与热搏结于乳络,可见乳痈;湿与肝火相兼,可见乳房皮肤瘙痒等。

4. 乳房与心 心主神明,乳房作为泌乳及性征器官,同样受到心神的主宰。《素问·灵兰秘典论》云:"心者,君主之官也,神明出焉。""神"乃人的精神意识和思维活动,良好的心态、愉快的心境,对乳房发挥正常的生理功能具有良好的作用。

5.乳房与肺　肺主宣发,朝百脉,布津液,输精于皮毛,《素问·五脏生成》云:"诸气者,皆属于肺。"现代医学认为,乳腺来源于外胚层组织,在功能和发生上属于汗腺的特殊变形,是人体最大的皮肤腺,这为肺气的宣发与乳汁的分泌排泄的密切关系提供了理论依据。

(二)乳房与经络的关系

经络使人体的五脏六腑、五官九窍相联系,内外、上下、表里相沟通,起到运行气血、濡养脏腑、调和阴阳的作用。乳房位于胸中,为经络交汇之处。足阳明胃经贯乳中;足厥阴肝经上贯膈,布胸胁,绕乳头;足少阴肾经从肾上贯肝膈,入肺中,其支脉入胸中;足太阴脾经上膈,行于乳外侧;任脉行于两乳之间;冲脉挟脐上行,至胸中而散。因此,乳房被称为"宗经之所"。女子乳房正常生理功能的发挥需要冲脉盛、任脉通,还需要五脏功能的正常,尤其是肾、胃、脾、肝的功能正常,五脏六腑之精藏于肾,注于冲任;气血源于脾胃藏于肝,注于冲任;肝主疏泄而使冲任通调,故云冲任非但十二经之湖泽,秉受十二经之余气,上养乳房,下盈胞宫,而且有调和诸经气血的功能,冲任两脉功能正常体现了五脏功能的正常发挥。

妇人经与乳俱由气血化生,而乳房与胞宫之间的连接是由冲任二脉完成的,冲任皆起于胞中,冲为血海,上行于头,下行至足,全身十二经之血归属冲脉,是总领诸经气血之要冲,任为阴脉之海,循行于腹,多次与足三阴经及阴维脉交会,统任诸阴经之间的联系,输注全身之阴液,调节阴经气血,冲任二脉散于胸中乳房之处,任脉行经两乳之间,使气血上灌为乳,下注为经,乳房与胞宫通过冲任二脉产生经络上的联系。

乳房属于冲任二脉,然冲任无本脏,不能独行经。冲任隶属于肝肾,为气血之海,上荣为乳,下行为经,而脾胃为气血生化之源。叶桂也认为"冲任隶属于阳明",因此冲任失调与肾、肝、脾、胃的功能失调密切相关,肾气化生天癸,天癸激发冲任通盛,得以按时满溢,在下使月事以时下,在上产生乳房生理增生与复旧的变化,分娩后产生乳汁等。由于经、孕、产、乳屡伤精血,或因后天失养、房事不节,或忧思恼怒,乙癸同源,日久伤肾,冲任失调,气机郁结,痰浊阻滞,瘀血内停,循经上逆,客于乳房,是乳房各种疾病产生的重要原因之一,如宋代《圣济总录》云:"又冲脉者,起于气街,并阳明经,夹脐上行,至胸中而散。盖妇人以冲任为本,若失于调理,冲任不和,阳明经热,或为风邪所客,则气壅不散,结聚乳间,或硬或肿,疼痛有核。"

(三)乳房与气、血、津液的关系

1.乳房与气　气是维持人体生理功能的物质基础,同样,乳房正常生理功能的完成离不开气。《医门法律·先哲格言》谓:"真气所在,其义有三,曰上中下也。上者受于天,以通呼吸者也;中者生于水谷,以养营卫者也;下者气化于精,藏于命门,以为三焦之根本者也。故上有气海,曰膻中也,其治在肺;中有水谷气血之海,曰中气也,其治在脾胃;下有气海,曰丹田也,其治在肾。人之所赖,惟此气耳,气聚则生,气散则死。"

气是一种动力,可生发、气化、营养、推动、输布。正是气的这些功能维持了人体的正常生理功能。在乳房表现为:肾气盛,天癸至,乳房则发育、成熟,功能健全;胃气盛,则体格健壮,产后乳汁多而厚。气有温煦、固摄、防御的功能,脏腑中肺主气、肾纳气、肺气主升、胃气主降、肝气疏达、心气鼓动,共同完成人体正常的新陈代谢。当气机失调时可能发生乳房疾病。

(1)气虚:先天肾气不足,可出现先天性乳房发育不良,加之后天脾气不足,乳房失养;胃气虚,受纳不足,脾气无力运化,气血化生无源,可出现乳汁不足、清稀,乳房松弛不收;脾气虚乳汁无权收涩,出现乳泣;气虚脾失健运,恣食甘厚之品,蕴热于阳明,可产生乳痈、乳发等症。

(2)气滞:气不行则滞。肺气不宣可为"滞",表现为腑气不通、大便不畅,在乳房疾病中宣肺通便是治疗的重要环节。肝气郁滞是乳房疾病病机的重要组成部分,其因在于足厥阴肝经贯膈布胁肋,绕乳头,乳房与肝息息相关。肝脾气滞可致痰凝血瘀结于乳络产生乳癖,产后忧郁、肝气郁结易发乳痈。

(3)气郁化火:气不行则滞而不通,气属阳,有温煦之力,气聚不散则壅积为瘕,温之有余则可化热,热极生火,临床可见热迫血外溢的乳衄;外伤后气滞血瘀、瘀久化热成脓;肝气郁结,化火结毒导致乳岩等。

2. 乳房与血 《灵枢·决气》篇云:"中焦受气取汁,变化而赤,是谓血。"血是构成人体和维持人体生命活动的基本物质,血在脉中周流不息,注五脏、灌六腑,濡养滋润着人体,有得温则行、得寒则凝、得热则妄行、溢于脉外则为瘀的特点,血的病理变化可引起乳房疾病。

(1)血虚:失血时最容易出现营养及滋润功能的减退,一般发生在大出血后。而营养不足、化生无源或脾胃运化无力均可导致血虚,表现为乳房发育不良、产后乳汁不足或稀少等,如痈已成脓但脓稀薄、创口难敛可并见心悸、面色无华、头晕、舌质淡、脉细无力等症状。

(2)血热:热毒、火毒入侵人体,进入营分、血分;肝郁化火,火热灼伤脉络,迫血妄行,在乳房可出现乳衄、乳痈、乳岩等疾病。

(3)血瘀:血瘀的出现可以是气虚失其帅血之功能,血行迟涩而为瘀,亦可因气虚不能摄血,血不归经,离经之血化为瘀,也可直接因外力作用阻滞经络气血运行而为瘀。气虚血瘀多见于久病者,舌脉瘀象明显,而外伤瘀血多见局部疼痛、青紫瘀斑等,瘀久不散者可蕴酿成脓。

气与血在乳房生理与病理中占有重要地位。杨仁斋《直指附遗方论·血营气卫论》指出:"盖气为血帅也,气行则血行,气止则血止……"《素问·调经论》云:"五脏之道皆出于经隧,以行气血,血气不和,百病乃变化而生。"

3. 乳房与津液 《灵枢·决气》篇云:"腠理发泄,汗出溱溱,是谓津……谷入气满,淖泽注于骨,骨属屈伸,泄泽,补益脑髓,皮肤润泽,是谓液。"津液为水谷精微所化生,对全身脏腑器官有营养作用,同时津液的生成、输布、排泄受到脾、肺、肾的调节。

《素问·经脉别论》:"饮入于胃,游溢精气,上输于脾,脾气散精,上归于肺,通调水道,下输膀胱,水精四布,五经并行。"人体津液主要是通过饮食入胃,而代谢是通过呼出的水气、汗、尿、粪进行的。任何一个脏腑功能失调都可影响津液的正常代谢,导致津液的聚积,成为水饮、水肿、痰、湿等病理产物而导致疾病。而津液代谢过度,如腹泻、频呕、汗出频频等,可使患者表现出津液不足,甚则亡津液。故饮食入于胃后,脾主散精,将胃所游溢的精气散布于全身,化生为气、血、津液。脾失健运是临床上乳房疾病中常见的湿聚成痰、成肿的原因,津液上归于肺,由肺宣发、肃降而通调水道、下输肾与膀胱,如肺的宣肃功能异常,则可见水饮停聚成痰、成饮。肾对津液的代谢表现为蒸腾气化,将清者上升分布,浊者下降以转入膀胱而出,而三焦是水液升降出入的道路。

二、宋爱莉教授临证经验的整理和研究

宋爱莉教授长期从事中医外科乳腺甲状腺疾病的研究,临床经验丰富,尤其擅长乳腺疾病诊治。现将宋爱莉教授治疗乳腺增生病、乳腺癌前病变、乳腺癌等疾病的临床经验总结如下。

(一)乳腺增生

乳腺增生是最常见的乳房疾病,发病率居乳房疾病之首,并且逐年升高。主要表现为反复发作的乳房疼痛、肿块,难以控制,严重影响女性健康。乳腺癌多阶段发生模式指出,正常乳腺上皮细胞向恶性转化经历了"正常→增生→非典型增生→原位癌→浸润性癌"的渐进过程,乳腺增生患者发生乳腺癌的风险比健康女性高。重视乳腺增生的防治,对于改善患者生活质量、降低乳腺癌发病率具有重要意义。

目前西医对乳腺增生的治疗主要是手术和内分泌治疗。中医学从整体出发,辨证和辨病相结合,多方面、多角度、多途径、多靶点整体调节,改善内环境,具有良好的治疗优势。乳腺增生中医称为乳癖,肝郁脾虚、肝肾不足、冲任失调为其病变基础,日久气滞痰凝,瘀血阻络、血脉不利,痰瘀互结于乳络。乳癖日久,痰瘀互结证表现明显:乳房肿块、固定性疼痛、月经色黯、舌有瘀斑、脉涩。气滞血瘀、痰浊结聚为乳腺增生共有的病因病机。依据乳腺增生气滞痰瘀互结的病变共性,以及偏于肝郁气滞、冲任失调、肝郁脾虚、肝经火旺等不同证候,宋教授以散瘀化痰为基础、以脏腑调理为主的乳腺增生辨证论治法则受到重视。她紧扣乳腺增生患者气滞血瘀、痰浊结聚的基本病机及局部病理特点,整体与局部合参、标本兼治,根据既往临床经验和研究基础,将乳腺增生辨证分型为肝气郁滞型、脾虚湿盛型、冲任失调型,建立行气活血、化痰散结治其标,疏肝理气、健脾胜湿、调摄冲任治其本的辨证论治核心。

【典型医案】

患者赵某,女,40岁,以"双侧乳房胀痛3个月"就诊,3个月前无明显诱因出现双侧乳房胀痛,双乳无红肿,无畏寒发热。平素情绪急躁,生气后疼痛加重。月经规律,痛经明显,量中,色黯红,有血块,伴失眠多梦、胸胁胀痛。舌淡红,苔薄白腻,脉左弦细、右细涩。体格检查:双乳腺体增厚,外上象限可扪及散在片块样增厚,质地韧硬,边界清,表面呈颗粒状,活动度好,压痛。双侧乳头未见溢液。双侧腋下未扪及肿大淋巴结。

中医诊断:乳癖。

证候诊断:肝郁气滞证。

西医诊断:双侧乳腺增生。

治法:疏肝理气,散结止痛。

处方:逍遥蒌贝散加减(柴胡12 g、白术15 g、白芍12 g、赤芍12 g、当归12 g、茯苓12 g、夏枯草15 g、陈皮12 g、香附9 g、竹茹9 g、甘草6 g)共7剂,水煎服,日一剂。

二诊:乳房胀痛明显减轻,舌淡红,苔薄白,脉弦细。因经期将至,平素经行腹痛,月经有瘀块,前方去白芍、陈皮,加瓜蒌15 g。7剂,水煎服,日一剂。

三诊:乳房胀痛消失,服药期间月经来潮,较前疼痛明显减轻,经血色暗,血块少。舌质淡,苔薄白,脉缓。嘱保持心情舒畅。下次月经前7天复诊。

(二)乳腺癌癌前病变

乳腺癌癌前病变是20世纪末新提出的疾病名称,在中医古代文献中无记载,中医的有关认识散见于乳腺增生即乳癖的描述中。目前多数中医学者认为,按照中医学传统理论,乳腺癌癌前病变应归属于中医乳癖范畴,但又不等同于一般的乳癖,与乳岩比较则为"量变"与"质变"的关系。

中医有关乳腺癌癌前病变病因病机的认识在文献中早有记载。龚居中《外科活人定本》中有"此症生于正乳之上,乃厥阴、阳明经之所属……何谓之癖,硬而不痛,如顽核之类,过久则成毒"的记载,首次指出乳癖日久可致恶变。《外科真诠》亦从预防角度提示本病有岩变可能,指出"宜节饮食、息恼怒、庶免乳岩之变"。

乳腺癌癌前病变应属中医"乳癖"范畴,与肝郁气滞、脾虚湿盛、冲任失调有着密切的关系,其形成是在肝气郁结、冲任失调的基础上,气机凝滞,导致瘀血形成,故临床辨证多为血瘀证。治疗以疏肝理气、活血化瘀为基本原则,结合临床辨证,佐以健脾渗湿、化痰散结、调摄冲任等治法。

古代文献中即有乳癖岩变的记载,并就其病因病机的发展有深刻的认识,这与现代医学中"乳腺增生→癌前病变→乳腺癌"的发展过程不谋而合。余听鸿在《外证医案汇编》中提及本病时曰:"乳中癖核,乃肝脾二经气凝血滞而成。"并认识到"少阳行经之地,气血皆薄,加以情怀失畅,气血痹郁,故难治,日久恐成岩证",精辟地阐明了乳癖岩变的病因病机发展过程,强调情志因素的影响作用,并认为肝脾气滞血瘀为主要病机。《疡科心得集·辨乳癖乳痰乳岩论》载"夫乳岩之起也,由于忧郁思虑,积想在心,所愿不遂,脾气逆,以致经络痞塞,结聚成核",补充了痰聚也是重要病机之一。裴晓华等认为"毒瘀互结"是非典型增生发展到乳腺癌的重要诱因,毒瘀互结证可以看作是乳腺癌癌前病变特有的阶段,对其进行治疗是防止乳腺癌发病的最后防线,不可忽视。范刚启等认为,癌前病变多以瘀为主要病机及表现,癌前病变阶段在血管内皮细胞增生的基础上,局部组织供血减少,使细胞长期处于低氧状态下生存,这种环境更适合肿瘤的发生、发展,因而引起细胞突变。

我们既往研究成果认为,乳腺癌癌前病变的发生与情志、饮食、先天不足等多方面因素有关。情志不遂,久郁伤肝或精神刺激,急躁恼怒,导致肝气郁结,疏泄失职,气机凝滞于乳房胃络,引起乳房疼痛;肝气郁久化热,热灼津液为痰,气滞痰凝血瘀;思虑太过伤脾,肝郁横逆犯脾,肝脾两伤,运纳失司,生湿聚痰,痰郁互结,阻滞乳络,亦可形成癖核;肝肾不足,冲任失调,致使气血瘀滞,脾肾阳虚痰湿内结,经脉阻塞。气滞则血液瘀滞脉中,搏结于乳络而成有形之肿块,伴有疼痛,位置固定不移。痰瘀互结日久则可化热生毒,发生岩变。乳癖与乳岩间存在着"量变"与"质变"的关系,具有"气滞→血瘀→痰凝→痰瘀互结→毒瘀结聚"等演变及转化规律,与现代医学中"乳腺增生→癌前病变→乳腺癌"的发展过程极为吻合。

乳腺癌流行病学研究结果表明,癌前病变的控制对乳腺癌的发病起到直接而关键的作用。WHO 规定,发展成为恶性的可能性超过 20% 的病变属癌前病变,是指出现于恶性肿瘤之前、形态学出现某种程度的非典型增生而本身尚不具备恶性特征改变或某些较容易发展成为癌的病变。乳腺癌癌前病变是指某些增生活跃或细胞形态具有一定程度的异形且经随访有一部分病例发展成为乳腺癌的乳腺增生性病变,包括导管上皮不典型增生(ADH)、小叶不典型增生(ALH)及乳头状瘤病。根据 2003 年 WHO 颁布的新分类,乳腺导管上皮内瘤(DIN)包括不典型导管上皮增生(ADH)、平坦上皮不典型增生(FEA)和导管原位癌(DCIS),乳头状瘤病因其特有的病理形态学特点而从 ADH 中被分离出来,成为单独的一种癌前病变。

Page 等于 20 世纪末提出"乳腺癌多阶段发生模式"假说,即"正常细胞→一般性增生(UDH)→不典型增生(ADH)→原位癌(DCIS)→浸润性癌"的发展模式。多数学者认为此模式代表了乳腺癌发生发展演化的总体趋势,也有学者认为此模式过于简单化,实际情况要复杂得多,存在不少旁路的发展变化。此外,学者认为模式中正常细胞、UDH、ADH 及 DCIS 之间的箭头应该是双向的,而不只是单向变化,即癌前病变只是较大程度上可能发展成为癌,但是有条件的,有时也可长期停滞不变。这一理论为延缓、阻断甚至逆转癌前期状态提供了依据,因此,对癌前病变采取干预治疗手段可以有效降低乳腺癌的发病率。

宋爱莉教授认为,乳腺癌癌前病变属"乳癖"范畴,病机为肝郁气滞,肾虚冲任失调,日久气滞痰凝,瘀血阻络、血脉不利,最终痰瘀互结乳络,日久可化毒为岩。癌前病变阶段多辨证为痰瘀互结,主要表现为乳房固定性刺痛,腺体局限性或弥漫性增厚,舌质紫暗或有瘀斑,脉弦涩,日久有癌变倾向。对乳腺癌癌前病变阶段的辨证诊治进行研究是阻断和逆转癌变的基础,体现对乳腺癌三级预防的意义和中医防治乳腺癌的优势。

宋爱莉教授认为癌症患者多呈瘀象,而癌前病变阶段也以"瘀"为主要病机和表现。在"乳腺增生病血流动力学变化的临床研究"课题中,我们将 140 例临床可触及肿块的乳腺增生患者分为肝郁气滞型、痰瘀互结型、冲任失调型 3 组,并进行 mammotme 或空芯针穿刺活检。结果显示:48 例乳腺非典型增生患者中,痰瘀互结型 41 例,冲任失调型 7 例,肝郁气滞型 0 例;Ⅱ、Ⅲ级非典型增生共 24 例,以痰瘀互结型为主(21 例,占 87.15%),说明乳腺非典型增生临床多辨证为痰瘀互结型,少数患者为冲任失调型。我们认为,乳腺癌癌前病变的中医辨证论治当以活血化瘀为主要治则,兼以疏肝理气、调摄冲任,从而组建有效方药。我们在以往进行的大鼠乳腺增生及癌前病变的实验中,治疗组采用中药复方乳增汤、乳复汤,均以疏肝活血为主要治则。实验结果显示,中药复方对乳腺增生及癌前病变有干预、逆转作用,能够下调 VEGF、bFGF、PCNA、Bcl－2 的表达,具有抑制血管生成、促进细胞凋亡的作用。中医药治疗乳腺增生、干预乳腺癌癌前病变可以从多个靶点发挥综合效应,诱导细胞凋亡,抑制血管生成及细胞增殖,调节神经内分泌系统功能等。

现代技术的飞速发展对于认识乳腺癌癌前病变中医辨证的本质具有重要意义。现有的影像学检查技术(如钼靶 X 线、高频超声、彩色多普勒、乳管内窥镜)和微创组织活检术(乳腺高频 X 线定位引导下行乳腺肿块空芯针穿刺活检,高频超声引导下行 mammotome 活检系统微创旋切术)为中医药参与乳腺癌二级预防提供了一定高度的技术平台。以病理生物学和分子生物学作为技术载体平台,检测肿块组织中病理类型、细胞分级、癌基因、雌孕激素受体、血管生成因子、细胞凋亡因子等,从整体、器官、细胞和分子水平揭示乳腺癌癌前病变的中医辨证规律,可为中医药治疗乳腺增生提供相对客观、规范的诊断、疗效评价标准及辨证施治规律,并为进一步延缓、阻断或逆转乳腺癌癌前病变奠定理论基础。

近年来,乳腺的癌前病变研究和治疗正在为乳腺癌的防治开辟一个新的领域,尽管对乳腺癌癌前病变生物学特征的研究仍有限,但已经受到重视,并在快速发展。有关研究表明,乳腺癌癌前病变可出现某些基因改变和生物标记物水平的提高,如血管生成、细胞增殖和凋亡、细胞周期的调节性生物标记等发生明显变化。通过免疫组化、原位杂交、流式细胞仪等方法,从干预血管生成、促进细胞凋亡、调节内分泌、抑制癌基因表达等角度研究中药防治乳腺癌癌前病变的作用机制可为中医药治疗乳腺癌癌前病变提供基础理论依据,开拓中医药治疗前景。

乳腺癌癌前病变动物模型若要符合研究所需,就必须要求该疾病在动物身上和人身上的发展过程要极为相似,即要有"正常→增生→非典型增生→原位癌→浸润癌"的阶段过程。癌前病变动物模型最常用的有2种:化学诱癌剂诱导和 MCF10AT 细胞株移植造成的癌前病变动物模型。

乳癖辨证从肝郁气滞、冲任失调到日久痰瘀互结反映了病机不同的变化演变过程,而各项研究均认同癌前病变阶段的基本病机变化在于肝气郁滞,中医辨证证候分布与癌前病变临床进程相参照,肝郁气滞证的症状在乳腺非典型增生、硬化性腺病、乳腺原位癌等多种乳腺癌癌前病变中有所体现。可以说,肝郁证是乳腺癌癌前病变的主要证候之一,是中医病证结合造模的理想切入点。

为了解乳腺癌癌前病变特点,寻找乳腺癌癌前病变的有效中西医诊疗方案,国内外学者进行了大量临床实验研究,认识到肝郁证是乳腺癌癌前病变的基本证型,但在选择验证最佳中医治疗方案时尚缺乏理想的病证结合动物研究模型。

宋爱莉教授的国家自然基金课题"乳腺癌癌前病变病证造模及莪术油干预血管生成与细胞凋亡的作用"应用二甲基苯蒽和夹尾激惹法造模,成功复制乳腺癌癌前病变大鼠病证结合模型,从一般行为状态、组织病理学、血清学、细胞学等深层次多角度研究了乳腺癌癌前病变肝郁证的形成机制,为后续的科研工作打下了坚实的基础。该方法制造的大鼠模型一般行为状况和神经内分泌改变符合中医对肝郁证的认识。且造模后第8周即出现组织形态学变化,乳腺癌癌前病变形成时间较传统基本造模方法提前。

通过大鼠乳腺癌癌前病变肝郁证动物造模研究,规范了癌前病变病证结合造模操作方法,观察此阶段大鼠的生物学特性,建立了病证结合造模有效指标,填补了乳腺癌癌前病变中西医结合实验研究领域的空白,为中医的辨病与辨证相结合治疗提供实验研究基础。

乳腺癌癌前病变是癌变的必经阶段已经得到公认,而且这一阶段是可逆的。这一理论为延缓、阻断甚至逆转癌前期状态提供了依据,因此,对癌前病变采取干预治疗手段,可以有效降低乳腺癌的发病率。乳腺癌流行病学研究结果表明,癌前病变的控制对乳腺癌的发病具有直接而关键的作用。加强对这一阶段的中西医认识,采取及时、有效的措施进行干预,逆转癌变是目前研究的重点。

课题首先进行预实验,建立化学致癌剂 DMBA 诱导大鼠乳腺癌癌前病变模型,并采用 DMBA 加夹尾激惹法首次成功建立大鼠乳腺癌癌前病变肝郁证模型。实验第二部分在大鼠乳腺癌癌前病变成模后期应用莪术油治疗,以康莱特和三苯氧胺作为对照,观察大、中、小不同剂量莪术油的治疗作用,探索血流动力学和血液流变学、血管生成因子(VEGF、bFGF)、细胞凋亡(TUNEL)及其调控因子(bcl-2、bax)、增殖细胞核抗原(PCNA)及雌、孕激素受体(ER、PR)的调控作用。第三部分在大鼠乳腺癌癌前病变成模后期应用莪术油治疗,以康莱特和三苯氧胺为对照,观察大、中、小不同剂量莪术油的治疗作用及对血管生成因子(CD34、VEGF、FLK-1)、细胞凋亡因子(Fas、FasL、Bcl-2)、细胞增殖因子(KI67)及癌基因(p53、c-erb B-2)的调控作用。实验采用免疫组化、原位杂交、IPP图像处理系统等方法,全面阐述乳腺癌癌前病变与血管生长因子、细胞凋亡因子、细胞增殖因子及癌基因、激素受体的相关性,研究结果显示,从阻断血管生成和促进细胞凋亡、抑制细胞增殖,抑制 ER/PR 表达、改善血液流变学、增加乳房微循环灌注量角度探讨莪术油对乳腺癌癌前病变的干预治疗机制及量效关系可为中医药干预、逆转乳腺癌癌前病变、预防乳腺癌提供理论依据和治疗方法。

宋爱莉教授采用中药有效成分莪术油干预乳腺癌癌前病变,阐明其干预癌前病变的多靶点机制,是中医药基于"治未病"理论的具体体现,丰富了中医理论体系,为临床推广应用提供了理论依据,具有巨大社会效益和经济效益。

【典型医案】

患者孙某,女,45岁,以"双侧乳房刺痛半年"就诊,无明显诱因出现双侧乳房胀痛、刺痛,双乳无红肿,无畏寒发热。平素月经不规律,淋漓不尽,量中,色黯红,有血块。舌淡红,苔薄白腻,脉弦细。行 B 超检查未见明显结节,查钼靶提示右乳外上簇样钙化。体格检查:双乳腺体增厚,外上象限可扪及散在片块样增厚,质地韧硬,边界清,表面呈颗粒状,活动度好,压痛。双侧乳头未见溢液。

中医诊断:乳癖。

证候诊断:冲任失调证。

西医诊断:右侧乳腺非典型增生。

治法:疏肝理气,调摄冲任。

处方:逍遥散加减(柴胡 12 g、白术 15 g、白芍 12 g、赤芍 12 g、当归 12 g、茯苓 12 g、牡丹皮 12 g、薄荷 6 g、香附 9 g、淫羊藿 9 g、鹿角霜 9 g、白花蛇舌草 30 g、半枝莲 15 g、甘草 6 g)共 7 剂,水煎服,日一剂。

(三)乳腺癌

中医学认为,乳腺癌的发生是在正气亏虚、脏腑功能衰退的基础上,外邪与内生的痰湿和瘀血等病理产物相搏,以致气滞、血瘀、痰凝、毒聚结于乳络而成。本病的发生发展是因虚致病、因实而虚、虚实夹杂的过程。大量临床和实验研究表明,中医药疗法对减少复发和转移,提高乳腺癌患者的生存率和生存质量,延长生存期限具有重要作用。

乳腺癌的病因病机主要是正气不足、风寒侵入、七情内伤、郁结伤脾、所愿不遂,引起脏腑功能紊乱,冲任气血失调,致气滞血瘀,邪毒蕴内,痰浊交凝,结滞乳部而成癌。

乳腺癌复发转移的病因病机主要是:①正气内虚为乳腺癌复发转移的前提及决定因素;②余毒未尽为乳腺癌复发转移的关键;③冲任失调为乳腺癌复发转移的重要因素;④血瘀为乳腺癌复发转移的重要条件;⑤七情内伤、饮食不节、过度劳累为乳腺癌复发转移不可忽视的因素。

乳腺癌术后患者或因手术损伤脉络,耗伤气血,气虚不能推动血行,水湿停聚,瘀阻脉络而形成气虚血瘀之证;抑或因平素情志郁结,气血不和,而术后损伤脉络,瘀血内停,以致患侧上肢肿胀,属气滞血瘀;也可由于脾虚不能运化水湿,日久化生痰湿,且手术损伤血络,离经之血外溢阻络。根据术后气虚血瘀的病机特点,治疗以补气活血为基本原则,综合临床辨证,佐以利湿消肿、疏肝理气之法。

宋爱莉教授认为,乳腺癌的辨证治疗主要根据不同阶段和证候分为肝郁痰凝、冲任不调、毒邪蕴结、气血亏损等类型,分别用疏肝理气、化痰散结,调和冲任、行气活血,解毒清热、化浊消肿,益气养血解毒等治则,适当结合具有抗癌作用的中药进行治疗,疗效肯定。值得提出的是,乳腺癌的辨证论治没有统一的诊断和证型量化指标,很难判断疗效。因此,制订统一的证型和治法是今后的主要研究任务之一。

从中药中寻找有效抗癌药物是多年来国内外探索的重点。近年来,随着所谓生物反应调节剂的出现,人们不仅从免疫、激素等角度出发找到间接影响癌细胞生存环境的方法,而且已在活血化瘀药、扶正药、清热解毒药等药物中发现类似因素。另外,中药对癌症其他方面的作用也受到重视。通过临床应用及实验研究证实的抗癌中药包括以下几种:

1. 扶正固本药 枸杞子、灵芝、人参、黄芪、白术、茯苓、猪苓等。这类药含锗、硒等微量元素,具有免疫调节作用,能激活网状内皮系统巨噬细胞的吞噬活性,活化自然杀伤细胞,诱发干扰素、白介素、肿瘤坏死因子的分泌,达到抗肿瘤作用。

2. 温阳药 肉桂、仙茅、菟丝子、锁阳、黄精等,有提高机体体液免疫能力、促进抗体提前形成的作用。

3. 滋阴药 鳖甲、玄参、天冬、麦冬、沙参等,有延长抗体存在时间的作用。

4. 健脾益肾药 党参、白术、菟丝子、女贞子、枸杞子、淫羊藿等,能消除体内有害自由基,控制启动诱癌作用,逆转癌变,保持内环境的稳定,促进骨髓增殖,增强机体内分泌和自动控制系统的调节功能。

5. 活血化瘀药 红花、赤芍、三棱、莪术、穿山甲、水蛭等,这类药具有直接抑制和杀灭癌细胞的作用。鸡血藤、丹参等与喜树碱化疗方案合用具有增效作用,尚能改善微循环及机体高凝状态,降低血小板黏附聚集性能,降低纤维蛋白原的含量,增强纤维溶解性,改变血液流变性,提高血流量,增加血管通透性,改善瘤体血流和氧含量,提高对放射治疗的敏感性,有预防肺纤维化等作用。

6.清热解毒药 白花蛇舌草、半枝莲、山豆根、穿心莲、重楼、蒲公英等。实验研究证明,这类药在体内外均有一定程度的直接或间接的抗癌及抑癌作用,能清解癌肿产生物在体内的积滞,中和毒素,防治感染,提高机体免疫力,促进巨噬细胞发挥作用,控制肿瘤发展。

7.软坚化痰药 蟾酥、蜈蚣、瓜蒌、山慈菇、黄药子等。此类药能改变或干扰癌细胞的增殖条件和生活环境,具有抑制或削弱癌细胞生长能力、减少或控制恶性肿瘤周围炎性分泌物的作用。从山慈菇中提取的秋水仙碱注射液是临床常用的有效抗癌针剂。

8.复方中药 小柴胡汤、十全大补汤、六味地黄汤、人参汤、补中益气汤、猪苓汤、六君子汤等均可从多方面、多角度起到较好的抗癌作用。如日本研究证实,小柴胡汤具有增强抗体形成及增强 NK、LK 细胞活性的作用,另可通过活化因子激活巨噬细胞起抗癌作用等。十全大补汤可通过大分子活性物质,如多糖和蛋白质的复合作用产生增强各种免疫反应的功效,并证明对丝裂霉素的毒性有很强的对抗作用。

随着抗癌中药的广泛应用,尤其是大量注射针剂的研制成功及应用推广,临床上探索出了多种治疗乳腺癌的给药新途径和方法。例如用鸦胆子制剂静脉注射治疗乳腺癌;采用介入技术,选用新制剂和康莱特(薏苡仁提取)、榄香烯乳(莪术提取)、岩舒(苦参)、赤芍 801 等静脉及肌肉注射剂,提高乳腺癌局部药物浓度,加强疗效。还有医师在 B 超引导下,将榄香烯乳针剂直接注入癌肿组织中,该药物为莪术提取物,莪术挥发油中莪术醇、莪二酮为有效抗癌成分,用其注射癌灶局部可引起癌细胞变性、坏死、脱落、萎缩和溶解,在癌巢边缘形成淋巴细胞及浆细胞包围,同时可使纤维细胞增生活跃及新生毛细血管进入癌巢,从而达到抗癌作用。由于某些新技术的应用,中药治疗乳腺癌已突破传统给药途径,并逐渐被拓宽推广。

宋爱莉教授认为,乳腺癌是机体正气虚弱、外邪入侵导致气血瘀滞、邪浊交结之结果,为正虚邪实之证,分为肝郁痰凝、冲任失调、气血两虚、毒邪蕴结等类型,采用扶正固本、活血化瘀、化痰软坚和解毒散结等方法治疗,常用中成药有贞芪扶正胶囊、槐耳颗粒、平消胶囊、康赛迪胶囊、小金丸等。结果表明,这些中医治法和方药对乳腺癌术后防止复发、转移或减轻放化疗不良反应、延长生存期具有一定作用。

随着乳腺癌治疗理念和标准方案的更新,中医药在综合治疗中的地位和作用也将不断改变。保乳手术和术后辅助放疗照射野的缩小及生物靶向治疗正在不断减轻对患者全身的损伤程度,而术前新辅助化疗的开展为中医药治疗乳腺癌提供了新的机遇和要求。当前任务不仅局限于防治化疗不良反应,更需要:①控制和抑制肿瘤新生血管和淋巴管的生成;②对转移淋巴结微环境的调节作用;③增加化疗的敏感性,诱导肿瘤细胞凋亡;④多层次、多靶点调节患者精神状况—内分泌—免疫功能的生物功能。对这些切入点的探索是延长转移性乳腺癌患者带瘤生存期的关键问题,也是中西医综合治疗的发展目标。目前,临床出现新的肿瘤疗效评价指标:病变进展时间、患者临床受益率、肿瘤缓解率等。新指标为评价中医药在综合治疗中的作用提供了科学依据。

【典型医案】

患者杜某,女,62岁,以"左乳腺癌改良根治术后7个月,乏力、气短"就诊。现病史:术前肿块位于左乳外上直径约2 cm,于山东省某医院行左乳腺癌改良根治术。术后病理示左乳浸润性导管癌,Ⅱ~Ⅲ级,腋窝淋巴结13/29查到转移癌。免疫组化:ER(+)、PR(-)、CerbB-2(+)、p53(+)、KI67>20%。FISH无扩增。术后行AC-T化疗方案8周期,放疗1个疗程。放化疗期间应用胸腺肽共约60只。行PET-CT检查未见明显异常。现患者神疲肢软,食欲不振,恶心欲呕,肢肿倦怠。舌质淡,苔薄白或腻,脉细。体格检查:左乳缺如,术区未扪及占位,右乳腺体质韧,散在结节样改变,未扪及肿块,右乳头(-),双腋下未扪及肿大淋巴结。

中医诊断:乳岩。

证候诊断:气阴两虚。

西医诊断:左乳腺癌术后。

治法:益气养阴。

处方:八珍汤加减(黄芪30 g、党参15 g、白术15 g、茯苓15 g、熟地黄

20 g、当归 10 g、白芍 30 g、山药 15 g、鸡内金 30 g、山楂 10 g、陈皮 12 g、砂仁 12 g、丹参 15 g、太子参 15 g、佛手 12 g、酸枣仁 30 g、远志 15 g、薏苡仁 15 g、甘草 6 g),共 14 剂,水煎服,日一剂。

　　二诊:服药后诸症减轻,心悸气短、自汗、倦怠均缓解,仍有时自觉身热、目涩目眩。舌尖红、苔少,脉弦细数。加女贞子 15 g、墨旱莲 15 g。14 剂,水煎服,日一剂。

第二章 学术经验

第一节 乳腺增生

一、从肝郁脾虚论治乳腺增生

（一）肝郁脾虚为本

女子以血为本,在生理上有经、孕、产、乳的特点,使机体处于"有余于气,不足于血"的非平衡状态。肝体阴而用阳,体阴者,主藏血,用阳者,主疏泄。肝病的特点即体用失调、气血失和。肝失疏泄则气机不畅,肝气郁结易出现乳胀、乳痛、胸闷等症。肝气的疏泄又与情志有关,肝的疏泄功能正常,则气机调畅,血运畅通,情志舒畅;若肝失疏泄,肝气郁结,则心情抑郁,多愁善感或烦躁易怒。所以,叶天士在《临证指南医案》中提出"女子以肝为先天"之说。肝气郁滞,最易克乘脾土,引起脾的功能失调。因为肝脾同居中焦,共司气化,"肝脾者,相助为理之脏也"。肝气一动,即乘脾土。肝郁脾虚,则气血郁滞,水湿留聚。《血证论》云:"木之性主乎疏泄,食气入胃,全赖肝木之气以疏泄之,而水谷乃化,设肝不能疏泄水谷,渗湿中满之证,在所难免。"木郁克土,脾虚困惫,运化失职,水液内停,浸淫泛滥,散于四肢,则四肢倦怠乏力,溢于胸腹,则双乳沉重、水肿、腹胀、纳呆。这一系列症状正是乳腺增生的主要临床表现,故认为肝郁脾虚是乳腺增生的总病机。从经络循行上,脾之大络名曰大包,出渊腋下三寸,布胸胁。胃之大络名虚里,贯膈络肺,出于左乳下,其动应衣。脾胃之大络,皆布于胸中。足太阴脾脉,络胃,上膈。足厥阴肝脉,上贯膈,布胁肋。因此,乳房是肝经、脾胃之大络循行处。若肝失疏泄、脾胃失健运必然导致经络气血郁滞,使乳房的生理功能不能维持,从而出现乳房疼痛、肿块等病理改变。

肝血充足,肝气畅达,冲任二脉气血充盛,才能使月经按时来潮,乳房的腺体才会随正常的月经周期发生生理性的增生与复旧。经血为脾胃所化生,脾胃功能正常,气血化生充足,才能助养冲任二脉,使其发挥上濡乳房、下养胞宫的生理功能。因此,肝脾功能正常是维持正常月经和乳腺周期性变化的基本条件。若肝失疏泄,肝血不足,通畅调达之性受阻,脾失健运,气血生化乏源,冲任二脉濡润温养之功受滞,则会影响到胞宫和乳腺的生理功能,发生月经紊乱,乳房增生与复旧的平衡状态被破坏导致过度增生与复旧不全。乳腺增生常伴有黄体功能不全,说明乳房的生理与胞宫的生理变化是一致的,二者同时受肝脾二脏的功能调节。肝失疏泄、脾失运化是发生乳腺增生的基本病机所在,为发病之本。

(二)水湿、瘀血互结乳络为标

脾主湿,肝失疏泄则影响脾的运化水湿功能,造成水湿不化,津液不布,故曰"诸湿肿满,皆属于脾"。湿蕴于内,无处不到,停聚体内则形成有形之水,溢于肌肤则出现水肿,与瘀血互阻于乳房,则易形成结块。无形之湿邪可引起全身各部位的功能紊乱,表现为胸脘痞闷、食欲不振、四肢沉重乏力、大便溏、苔腻、脉滑。现代医学证实,妇女在经前黄体期除乳腺水肿外,还可表现为全身不同程度的沉重、水肿,是体内激素水平紊乱导致的水盐代谢紊乱、水钠潴留所致。这种病理表现与中医所指的水湿内停诸症一致。乳腺增生患者中有恣食厚味肥甘者,由于饮食失节,脾胃中阻,运化失常,日久可致湿浊内生,将进一步加重乳腺增生的症状,且影响治疗效果。这说明脾胃虚弱、湿浊中阻是这一类患者至关重要的病理因素,必须通过健脾祛湿的治疗方法才能取得满意的疗效。

唐容川云:"瘀血在经络脏腑之间,则结为癥瘕。"王清任云:"气无形不能结块,结块者,必有形之血也。"因此,乳房出现肿块必为瘀血所为。肝郁气结,气不行血,日久必致血运不畅,瘀血内停,与水湿相搏结,凝滞乳络,发为乳房包块。瘀血又可进一步阻滞气机,加重津液的输布障碍,使水湿内停加重,湿邪重浊腻滞难化,亦可使瘀血加重。《血证论》云:

"病血者,未尝不病水,病水者,亦未尝不病血。"《灵枢·百病始生》篇云:"湿气不行,凝血蕴里而不散,津液涩渗,著而不去,而积皆成矣。"湿瘀互阻,缠绵难化,进一步影响肝的疏泄、脾的运化功能,使疾病反复发作,造成乳腺增生患病时间长,患者双乳疼痛水肿、肿块长期不能缓解等。

综上所述,乳腺增生是以肝郁脾虚、湿瘀互阻为基本病机的病变。肝气郁滞,瘀血内生,脾失健运,水湿不化,瘀血、水湿互阻乳络,出现乳房肿块,不通则痛,故乳房疼痛;水湿浸渍,湿邪重浊阻滞,故双乳沉重、水肿;水湿溢于乳窍,则乳头溢液;肝郁情志不畅,故性情急躁或抑郁;水湿困于四肢,则四肢倦怠乏力,停于脘腹,则腹胀纳呆;脾虚血无以化生,肝郁失于调摄冲任,故月经量少,或先后不定期。舌质暗,体胖大有齿痕、苔白腻、脉细滑为肝郁脾虚所致的湿瘀互阻之证。

(三)治宜疏肝健脾,活血利湿

1.治肝应疏肝理气,养血柔肝　由于肝郁是形成本病的首发因素,治肝为治疗本病的第一要法。余听鸿进一步阐述治肝应从"气"字入手,"无论虚实新久,温凉攻补,各方之中,夹理气疏络之品,使其乳络疏通,气行则血行,自然滞者易通、郁者易达、结者易散、坚者易软"。因此,治疗应着重疏肝理气通络,常用药物有香附、柴胡等。"肝为阳脏,非柔润不能调和",肝气的疏泄条达全赖肝血濡养,而疏肝理气之品,每多辛香温燥,易伤阴血。阴血不足,反使肝气更加横逆,所以治肝时应重视滋养肝之阴血,加用白芍、当归等养血柔肝之品,使肝体得养,肝用得调,肝气自然舒展柔顺。

2.治脾应培土抑木,健脾渗湿　治肝三法,疏肝用、养肝体、防肝变。防肝变者,补脾土也,以求治脾调肝,土木相安。傅青主云:"升提肝木之气,则肝血不燥,何至下克脾土;补益脾土之元,则脾气不湿,何难分消水气。"通过培补脾土,壮后天之本,生气血之源,以起培土抑木之效。另一方面,健脾宜选用有渗湿之功的药物,如薏苡仁、白术、茯苓等化湿滞,因湿病源于脾,治湿应治脾,只有脾气复健,津液敷布正常,水湿产生的根源被杜绝,才能从根本上消除湿滞。

3.湿瘀互见,必用活血利湿之品　急则治其标,本病标实以病理产物瘀血、水湿互相凝结阻于乳络为主,治疗时应配合活血化瘀、利水渗湿之品。在应用三棱、莪术、延胡索以行气通络、活血逐瘀的同时,配合使用车前草、益母草以利尿消肿,使水湿从小便而解。所谓"治湿不利小便,非其治也",与现代医学通过利尿药解除乳腺增生患者因水钠潴留所致的乳腺水肿不谋而合,使邪有出路,从下而解,从而消除了湿瘀互阻的恶性循环,解除了"脾被湿困"的境地,减轻了脾虚的症状。益母草除具有利水消肿的作用外,还同时具有活血调血的作用,可以湿瘀并治,因此属必用之品。

4.随月经周期变化,用药各有侧重 由于胞宫与乳腺生理变化的一致性,使得本病的发生与月经有着密切的关系,治疗时要顺应妇女生理阴阳消长的客观规律,治疗用药时各有侧重,会取得更明显的疗效。经前由于阴血下注冲任,全身阴血相对不足,肝体失养,肝气易滞,瘀血易结,水湿易成,湿痰互阻之标实证在经前黄体期最明显,故经前应侧重于治标,以行气活血、利湿消肿为主;经后阴血外泄,冲任空虚,应侧重于治本,健脾益气、滋养肝血,才有助于乳腺的修复还原。

5.经验方抗增汤的组方意义 抗增汤的药物组成为香附12 g、柴胡10 g、橘叶9 g、当归12 g、白芍12 g、茯苓15 g、白术9 g、车前草15 g、薏苡仁30 g、益母草15 g、三棱9 g、莪术9 g、延胡索15 g、甘草6 g。全方以香附为君药,疏肝气、解郁滞;配合柴胡、橘叶加强疏肝理气、疏通乳络之力,茯苓、白术、薏苡仁健脾益气、渗湿利水,一方面培补中焦以制肝木,一方面资气血生化之源,共为臣药;当归、白芍养血柔肝,制约香附、柴胡等辛燥药物伤肝,三棱、莪术、延胡索行气活血止痛,配合车前草利湿消肿,益母草既活血又利水,以治其标,共为佐药;甘草和中缓急,调和诸药为使。全方配伍,疏肝健脾,使肝郁得伸,气机得复,脾脏不受其制,生化有权,从而调整全身脏腑功能;活血利湿,使湿瘀等已成之邪速化,从而减轻局部症状。现代药理研究表明,疏肝理气药可调整自主神经的功能,抑制交感或副交感神经的兴奋性,改善血液高凝病理状态,改善微循环,降低过高的 PRL,调整卵巢功能,增强肝脏灭活卵巢性激素的能力。健脾药具有促进大脑皮层兴奋,增强垂体肾上腺皮质和交感肾上腺髓质系统的功能活动,提高细胞内 CAMP 含量,提高机体的耐寒、耐缺氧、耐疲劳能力,促进细胞的合成代谢,改善微循环,提高机体免疫功能和抑制肿瘤生长的作用,活血药具有改善全身和乳腺局部的血液循环,减轻乳腺的充血水肿,抑制成纤维细胞分泌胶质,减轻结缔组织增生的作用。三棱、莪术能提高机体免疫功能,抑制肿瘤细胞生长,延胡索有良好的镇痛效果。祛湿药对实验肿瘤的抑制作用已被证实,茯苓、白术、薏苡仁等一方面可提高带瘤宿主的免疫功能,一方面有抑瘤作用。

二、中药经皮给药治疗乳腺增生

中药经皮给药是将药物直接施于患处或相应穴位,通过透皮吸收,药力直达病所,发挥药效,达到相应治疗目的。经皮给药系统可以使药物不经过肝脏的首过效应和胃肠道的破坏,不受胃肠道酶、消化液、pH 值等诸多因素的影响,可提高生物利用度,提供可预定的和较长的作用时间,降低药物毒性和不良反应,维持稳定而持久的血药浓度,提高疗效,减少给药次数等。特别是乳房疾病,更适合经皮给药,因其是体表器官,有利于药物的吸收。透皮给药制剂以其不良反应小、长效方便等独特优势吸引着众多国内外制剂学专家,并成为当今国际制药学的研究热点之一。

(一)中药经皮给药吸收机制

1. 中药经皮给药与中药透皮吸收机制研究的历史 经皮给药是一种古老的给药方式,早在公元 2 世纪我国医典《黄帝内经·素问》中就有记载,宋代《太平惠民和剂局方》已有可用于局部治疗或透皮吸收的膏药。清代名医徐灵胎曾谓:"用膏贴之,闭塞其气,使药性从毛孔而入其腠理,通经贯络,或提而出之,或攻而散之,较之服药尤有力,此至妙之法也。"这一段论述较明确地阐述了皮肤吸收的机制。清代外治大师吴师机在《理瀹骈文》中指出:"外治之理即内治之理,外治之药即内治之药,所异者,法耳。"意思是外治与内治在病因、病机、辨证用药方面是等同的,只是给药方法、吸收途径不同而已。

中药经皮给药方法众多,《古今中药外治真传》一书收载有贴、敷、涂、洗、浴、淋、浸渍、围、裹、熏、熨、药压、离子导入、药磁疗法等中药外治五十余法。由于科学技术的进步,现代的经皮给药远远突破了传统界限。

现代科学实验已证实,药物透皮吸收过程包括释放、穿透及吸收进入血液循环 3 个阶段。释放系指药物从基质中脱离出来并扩散到皮肤或黏膜表面上;穿透系指药物通过表皮进入真皮、皮下组织,主要对局部组织起作用;吸收系指药物通过皮肤微循环或黏膜接触后通过血管或淋巴管进入体循环而产生全身作用。

2.经络传导　经络是人体组织的重要组成部分,是沟通表里上下的独特系统,外与皮肤肌腠相连,内与五脏六腑相接,起到运行气血、濡养脏腑、组织传导感应和调和阴阳的作用,用中药外敷有关穴位,既有穴位刺激作用又通过经络传导使药物充分发挥其功效。

乳房位于胸中,为经络交汇之处,其中足阳明胃经贯乳中,足厥阴肝经上贯膈,布胸胁,绕乳头;足少阴肾经从肾上贯肝膈,入肺中,其支脉入胸中;足太阴脾经,上膈,行于乳外侧;任脉行于两乳之间;冲脉挟脐上行,至胸中而散。因此,乳房被称为宗脉之所。而肝肾两经与乳房的关系最为密切,其次是冲任二脉,肝肾不足、冲任失调是引起乳癖的重要原因。

肾为五脏之本,肾气化生天癸,天癸激发冲任,冲任下起胞宫,上连乳房,冲任之气血,上行为乳,下行为经,肾气－天癸－冲任－胞宫－乳房构成一个以肾气为中心的调节女性身体功能的性轴。肾气不足,则肝失所养,肝郁不达,而致冲任二脉失于条达,气滞血瘀,结聚乳房胞宫,或乳房疼痛而结块,或月事紊乱失调。可见,肾在乳腺增生的发病中占主导地位。中药外治的经络穴位通常采用阿是穴、神阙穴或循经取穴法。其中,神阙穴在中药穴位外敷中占有重要地位,神阙穴属任脉,又为冲脉循行之地,乃经脉之海,又任、督相表里,故冲、任、督一源而三岐。三脉经气相通,内联十二经脉、五脏六腑、四肢百骸,药物通过脐的吸收,可以通经贯络而作用于全身。近代研究表明,脐在胚胎发育过程中的腹壁最后闭合处,表皮角质层最薄,屏障功能差,且脐下无脂肪组织,皮肤筋膜和腹膜直接相连,故渗透性增强,药物分子较易通过脐部皮肤的角质层进入细胞间质迅速弥散入血而通达全身。脐下腹膜还有丰富的静脉网,连接门静脉,使药物得以经此捷径直达肝脏,发挥治疗效应。

3.皮肤透入　中药经皮给药的方法很多,如敷、贴、薰、蒸、洗、浴等。

一般药物若能通过表皮,都容易从真皮吸收到人体内。皮肤给药的最大优点是避免药物对胃肠道与肝脏的损害,同时也避免了胃肠道与肝脏对药物的破坏,从而提高了药物利用度。药物透皮吸收就是药物与局部皮肤接触,穿过角质层,扩散透过皮肤,其后由毛细血管或淋巴管吸收进入机体的一种给药方式。药物透皮吸收可通过完整的表皮、角质层细胞间隙、毛囊、皮脂腺及汗腺等途径实现。虽然皮肤细胞膜是类脂性的,非极性较强,一般脂溶性药物较水溶性药物更易穿透皮肤,但其组织液却是极性的。因此,既具有一定的脂溶性又具有适当水溶性的药物的穿透作用最强。此外,通过选择皮肤角质层薄、毛孔多的部位或适当穴位,增加皮肤温度,增加皮肤角质层的水合作用,选择乳剂型基质,添加表面活性剂及促渗剂,利用离子电渗及超声法等,也能促进药物透皮吸收。

透皮吸收具有 3 大优点:药物可不受肝脏和胃肠道首过效应的影响,药物利用率高,可减小对胃、肝脏的损害;可避免药物在肝脏或胃肠道内的降解或失活;可按需要的速率将药物透皮输入体内,血药浓度保持恒定。透皮吸收制剂是一种新型的控制释放给药系统,具有使用方便、无胃肠道刺激和肝脏首过效应、血药浓度平稳等特点,深受患者的欢迎。乳腺增生的经皮给药治疗药物透皮吸收可通过乳房皮下、乳晕腺、毛囊、皮脂腺及汗腺淋巴管蔓延至腺叶间和小叶间等途径实现。

(二)经乳房透皮吸收给药的生理解剖基础

1.乳房的解剖基础 成年妇女的乳房位于胸前壁,其基底部上缘平第二或第三肋,下缘平第六或第七肋,内侧可达胸骨,外侧缘接近腋中线。乳房为性征器官,乳腺为复管泡状腺体,乳房由乳腺及结缔组织构成,乳腺由乳腺管和腺小叶组成。乳腺被富有脂肪的结缔组织分隔成15～20个囊状叶,称乳腺叶。乳腺叶又被致密的结缔组织分为大小不同、数量不一的若干小叶,小叶中有些长形小管,即腺泡管,管周围有小的囊状膨大,即腺泡,腺泡管连通小导管,后者集成较大的导管,最后在每叶汇成一条更大的导管,称输乳管。输乳管在近乳头时扩大呈壶腹样膨大,称输乳窦,输乳窦的末端变细开口于乳头的输乳孔。输乳管在到达乳头时有的已经相互汇合,故输乳管的数目往往比乳腺叶的数目要少,输乳管与乳腺叶均以乳头为中心排列,而小叶呈圆形放射状排列。腺泡和腺泡管由立方形和低柱形细胞组成,另外,还有平滑肌纤维和结缔组织参与构成。单层柱状上皮组成收集小管及输乳管壶腹部。输乳管末端狭窄为移行上皮细胞,其管口为复层鳞状上皮。乳头表面以角化的复层鳞状上皮与皮肤相延续,其下层为平滑肌纤维和结缔组织,平滑肌纤维环绕输乳管至乳头中,在乳头中与输乳管平行直到乳头顶端才散开,乳晕是介于汗腺与乳腺之间的结构。

2. 乳房透皮吸收给药时药物到达腺叶的可能途径

(1)淋巴途径:乳房的淋巴管网可分为浅深2组,彼此之间有广泛的吻合。乳腺浅淋巴管网分布于乳房的皮内和皮下组织,淋巴管无瓣膜,在乳晕周围形成乳晕下淋巴管网,注入深部淋巴管或胸肌淋巴结,深部淋巴管网广泛分布于乳腺小叶周围的间隙和输乳管壁内。经乳房透皮吸收的药物可经此途径到达腺叶,发挥治疗作用。国外研究表明,乳腺皮肤的浅表淋巴网与乳腺实质的淋巴网在乳晕下有丰富的吻合。乳晕下毛细淋巴管的直径为 $10 \sim 50\ \mu m$,管壁由单层上皮细胞和非连续性分布的基底膜构成,呈叠瓦状排列的上皮细胞间有 $10 \sim 25\ nm$ 的空隙,允许一些小颗粒进入淋巴管,大颗粒可通过胞饮方式进入淋巴管。这为经皮肤导入药物的选择起指导意义。

(2)血运途径:女性乳房的皮下脂肪丰富,而乳晕环皮肤最薄,皮下脂肪层疏松,便于药物透皮吸收。乳晕区的血供由3组细小的血管网组成,即乳晕真皮下血管网、乳腺导管周围和乳头下方的毛细血管网、乳晕周围动脉环上的辐射状分支,这3组血管亦互相吻合。乳房的静脉分为浅、深2组。浅组静脉紧贴皮下,其位置较动脉更接近皮下,深组静脉与其同名动脉伴行。浅、深静脉都汇入腋静脉和胸廓内静脉。外源性药物可通过此途径到达乳腺腺叶,发挥治疗作用。乳房内、外侧的动脉分支在乳房内形成3~4层吻合,在乳头周围形成动脉环,这种血管分布方式有利于授乳期血液循环的畅通。外源性药物可通过这些途径充分渗透至乳腺小叶周围,发挥良好的治疗作用。

（三）乳腺增生的经皮给药方式

乳腺增生是普外科常见病，国内多采用中药治疗。中医认为本病属于"乳癖"范畴，病因主要是气滞、血瘀、痰凝、肝郁肾虚，与肝肾、冲任等脉有密切关系。虽然中医药在治疗乳腺增生方面有显著效果，但由于中药饮片煎制上存在缺陷，患者体质上存在差异等原因，在施治上有一定的难度。实行中药透皮给药直达病灶吸收治疗乳腺增生可避免口服用药对肝脏的首过效应及对胃肠道的不良反应。经皮给药的方式多种多样，现分述如下。

1. 中药煎剂外洗外敷　中药外用有着独特的优势和疗效，药物直接作用于病变部位，通过药物的透皮作用行气、活血、化瘀、散结，从而有效解除症状。张秋万以理气散结、活血化瘀治法为主，药用香附、路路通、白芥子、玫瑰花等，水煎取药汁，用中药浸湿纱布垫，置于病变部位（疼痛或肿物所在部位）治疗乳腺增生 150 例，治愈 21 例，显效 33 例，有效 86 例，无效 10 例，总有效率为 94%。张松贵等以中药淫羊藿、肉苁蓉、鹿角、柴胡、香附、当归、白芍、川芎、川贝母、冰片等外敷治疗乳腺增生 309 例，每 4 周为 1 个疗程，共用 4 个疗程，痊愈 254 例，显效 37 例，有效 9 例，无效 9 例，总有效率为 97.09%。

2. 中药敷贴　中药敷贴是将传统的中药采用现代制剂方法制成的外用药，临床应用方便。如宋爱莉等应用丁香、延胡索、红花、王不留行、冰片、麝香等经过提取制成乳宁霜剂，以局部用药与穴位刺激相结合的方法产生疗效，共治疗 200 例，治愈 36 例，总有效率为 95.5%。程二平用乳香、没药研末后用酒浸泡成擦剂，酒可加强药物渗透作用，起到散瘀止痛之效。陈耀华等自制乳痛贴（药物组成为当归、白芷、制首乌、细辛、山慈菇、马钱子、白芥子）治疗 214 例乳腺增生患者，将药物贴敷在病变局部，一般治疗 2 个月。结果表明，近期临床治愈率为 58.9%，总有效率为 93.5%。王智慧等自制消核膏（组成为柴胡、郁金、淫羊藿、仙茅、白芥子、生南星、僵蚕、半夏、三棱、莪术等），辨证加减治疗乳腺增生 96 例，临床治愈 53 例，显效 19 例，有效 13 例，总有效率为 88.54%。黄霖等自拟乳痛贴验方（由大黄、细辛、冰片组成），交药厂制成膏贴状，每片 5 cm×4 cm，每片含量2 g。嘱患者于月经周期第14天起,将乳痛贴贴在乳腺增生部位及患侧的乳根穴,贴敷 12 ~ 24 h,连用 14 天为 1 个疗程。于下一月经周期第14 ~ 28天进行第 2 个疗程。结果:治疗组76 例中,总有效率为94.73% 。路西明等用珍珠、冰片、琥珀、牡蛎、贝母、红丹等制成乳癖消膏外敷治疗乳腺增生 241 例,有效率为91.29% 。

3. 中药穴位敷贴注射　现代医学研究发现,经穴对药物具有外敏性和放大效应,经络系统是低电阻的运行通路,因此,药物贴敷于特殊经穴可迅速在相应组织器官产生较强的药理效应,起到单相或双相调节作用。邱根金等用乳脐散(蒲公英、木香、当归、白芷、薄荷、栀子、地丁、瓜蒌、黄芪、郁金、麝香)治疗各型乳腺增生患者 240 例,总有效率为 94.2% ,各证型有效率无显著性差异。张志明选用橘叶、青皮、木香、郁金、香附、瓜蒌、延胡索、川楝子、当归、丹参、仙茅、淫羊藿、鹿角霜各等份,共研细末,过120 目筛,用生蜂蜜调成糊状,将医用胶布剪成圆形,直径约 2 cm,取上药绿豆大小,置于胶布中央,药堆聚成圆形,敷贴于屋翳、膻中、肩井、肾俞、肝俞、乳根穴处,每天换药 1 次,共治疗 330 例,治愈 195 例,好转 125 例,未愈 10 例,总有效率为 97% 。黄洪坤将复方丹参注射液加利多卡因5 mL混合后,在乳根穴做穴位封闭,药物穴位封闭后,用新加双柏膏外敷患处。新加双柏膏处方为大黄、泽兰、侧柏叶、黄柏、冰片等。共治疗 64 例,治愈 41 例,好转 22 例,无效 1 例,总有效率为 98% 。连娜等选取丹参、益母草、郁金、莪术、乳香、没药、皂角刺、细辛、麝香、冰片等,采用现代生产工艺和当今世界先进的透皮、长效制剂技术精制成乳康贴,选用神阙穴加痛点的外贴方法,每 2 天更换 1 次,4 周为 1 个疗程,共观察 70 例,治愈 10 例,显效 26 例,有效 30 例,总有效率为 94.29% 。

4. 中药外敷配合物理疗法　经皮给药的药物透皮吸收可通过完整的表皮、角质层细胞间隙、毛囊、皮脂腺及汗腺等途径实现。还可以通过选择皮肤角质层薄、毛孔多的部位或适当穴位升高皮肤温度,增加皮肤角质层的水合作用,选择乳剂型基质,添加表面活性剂及促渗剂,利用离子电渗及超声法等促进药物透皮吸收。如林晓宁用柴胡、赤芍、当归、炮山甲、乳香、延胡索、川连、王不留行、郁金、三棱、莪术,加入薄荷脑、氮酮、聚乙烯醇、75%乙醇等促透剂制成乳癖消涂膜剂涂于患乳,再以 WE2102 型多功能微波治疗机照射,辐射器与皮肤距离约 20 cm,温度 40～42℃维持45 min,每日 1 次,30 次为 1 个疗程,对照组单纯使用乳癖消涂膜剂。结果显示,治疗组 30 例中治愈 14 例,好转 13 例,未愈 3 例;对照组 30 例中治愈 8 例,好转 10 例,未愈 12 例,治疗组疗效优于对照组。中药离子导入根据直流电场内同性电荷相斥、异性电荷相吸的原理,使中药离子在同名电极的推斥下经皮吸收,使药物在局部保持较高浓度,从而达到治疗目的,是一种有效的促透方法。另外,电流在体内可产生镇痛、促进局部血液循环、改善局部营养与代谢的作用。李国康等用乳核消结汤(柴胡、当归、白芍、穿山甲、荔枝核、丹皮、香附)浓缩液浸湿 8 层纱布,包于电极外,置于患处(电流 20～40 mA,导入时间为 10～15 min),治疗时间为 3 个月。结果显示,显效率为62.5%,有效率为33.3%,总有效率为95.8%。赵红军应用中药离子导入法治疗乳腺增生100 例,选用药物以行气活血、温阳散结为主,发现本法疗效明显优于口服中药乳癖消对照组,且对伴有乳头溢液者疗效显著。炯华应用磁电导入加味逍遥散酒治疗乳腺增生效果良好,磁电作用于乳房使经络血脉畅通,加强了加味逍遥散酒的活血通经、散结止痛作用。曹玉莲应用音频电与超声共同导入中药离子,效果优于单纯电导入,特别对以肿块为主者疗效显著,肿块消失率达63.5%,总有效率达84.6%。

5. 中药药物乳罩　　中药药物乳罩为治疗乳腺增生的有效方法,佩带方便,作用持久。莫涛等将三棱、莪术、血竭等中草药粉碎成细末后,用过滤纸包装成3 cm×3 cm大小的药包,使用时用蚊帐布在文胸与乳房相应的内侧按 4 个象限加工成 4 个小口袋,每个小口袋放 1 小包药,如肿块较大或较多,可多放 1～2 包药,日夜佩戴,10 天换药 1 次,以 1 个月为 1 个疗程,连戴1～3个疗程。结果显示,868 例患者中,治愈 630 例,好转 214 例,无效 24 例,总有效率为97.23%。高美荣等用柴胡、乳香、没药、昆布、海藻、当归、生牡蛎、淫羊藿、磁石、冰片制成药磁乳罩,每周更换药芯 1 次,1 个月为 1 个疗程,治疗乳腺增生 96 例,治愈 26 例,显效 32 例,有效 30 例,无效 8 例,总有效率为91.67%。李万民采用自制无菌乳罩,药物组成为桃仁、鹿角霜、乳香、青黛、黄柏等,超薄性磁片磁场强度为0.075T,共治疗105例乳腺增生患者,经带罩40~50天,治愈率为87.6%,有效率为98.1%。

(四)讨论

乳腺增生是女性常见病,病程长,复发率高,并具癌变的危险性,我国现已将本病列为癌前病变。若经及时、正确的治疗可以治愈,一般预后良好。若治疗不当或反复发作,部分乳腺增生病变可以演变为非典型增生,发展为乳腺癌,因而应给予足够的重视。中医药治疗本病前景良好,中医外治疗程短、见效快、操作简单且价格便宜,符合患者的要求,更具优势。乳腺增生的经皮给药治疗是药物通过透皮吸收而起作用的一种外治方法,不但可避免肝脏的首过效应,而且可降低患者个体间及个体内差异,维持血药浓度稳定。经皮给药作为长期给药方法,也可随时停止给药,是一种非常方便的给药方式。

三、乳腺增生的治疗思路及优化方案思考

乳腺增生是临床上难以控制、容易复发的育龄期女性常见乳房疾病之一。20世纪末,学者提出乳腺癌具有"正常→增生→非典型增生→原位癌→浸润性癌"的多阶段发展模式,并认为乳腺癌癌前的乳腺增生阶段是可逆、可恢复的,这为采取各项措施治疗乳腺增生,阻断或逆转癌前病变提供了充分的理论依据。中医药治疗乳腺增生有独特的优势和潜力,具有辨证论治、从整体出发,同时强调个体化治疗等特点。中医药在治疗乳腺增生,为患者减轻痛苦、改善生活质量及乳腺癌二级预防等方面做出了贡献。

(一)中医对乳腺增生病机、治法的认识及部分临床研究

乳腺增生属中医的乳癖,以肝郁脾虚、肝肾不足、冲任失调为病变基础,日久气滞痰凝,瘀血阻络、血脉不利,痰瘀互结于乳络。乳癖日久,痰瘀互结证表现明显,出现乳房肿块、固定性疼痛、月经色黯、舌有瘀斑、脉涩。气滞血瘀、痰浊结聚为乳腺增生的共有病因病机。依据乳腺增生气滞痰瘀互结的病变共性,以及偏于肝郁气滞、冲任失调、肝郁脾虚、肝经火旺等不同证候,治疗上以散瘀化痰为基础、以脏腑调理为主的乳腺增生辨

证论治法则受到重视。紧扣乳腺增生气滞血瘀、痰浊结聚的基本病机及局部病理特点,整体与局部合参、标本兼治,相关学者根据既往临床经验和研究基础,将乳腺增生辨证分型为肝气郁滞型、脾虚湿盛型、冲任失调型,建立了行气活血、化痰散结治其标,疏肝理气、健脾胜湿、调摄冲任治其本的辨证论治核心。在总结经验的基础上,根据乳腺增生的主要病因病机和乳房肿胀、疼痛、结块等主要症状,宋爱莉等提出于乳腺增生中医辨证分型中增加脾虚型,以疏肝健脾、活血利湿为治法,在归纳传统方剂的基础上,制成了抗增汤。抗增汤可明显改善乳房疼痛、肿块、腺体水肿、溢液等临床主要症状,改善卵巢和垂体功能,调节雌二醇(E2)、黄体酮(P)、催乳素(PRL),抑制腺体增生,改善局部微循环和血运,达到消肿止痛的目的。动物实验显示,抗增汤通过抑制细胞增殖、诱导凋亡和抑制血管生成实现抑制大鼠乳腺增生的作用。宋爱莉等还进行了治疗乳腺增生外用剂型"乳宁霜"的制备工艺、药效学、毒理试验研究及临床验证研究,证实乳宁霜组方合理,临床验证具有明显的止痛散结、改善血液循环、调整内分泌等作用,可显著抑制乳腺增生。动物试验表明,乳宁霜通过改善乳房局部微循环,改善血液高黏状态,降低雌激素和泌乳素水平,抑制乳腺组织血管生成相关因子的表达,促进细胞凋亡、抑制细胞增殖等达到逆转、抑制乳腺增生的目的。该项研究从组织学及分子生物学水平揭示了该药的作用机制,丰富了中药治疗乳腺增生的切入点和思路。宋爱莉等在乳腺增生中医微观辨证指标和诊疗标准方面的研究中,运用彩色多普勒血流显像(color Doppler flow imaging,CDFI)在人体乳腺增生组织中明显探测到新生血管血流,CDFI显示乳腺增生血流动力学改变能反映中医气滞血瘀、痰浊结聚的病机演变特点,可作为具有客观性诊断价值的彩色超声多普勒客观化量化技术指标,为建立乳腺增生的影像学和分子生物学中医客观化量化指标提供了可靠的依据和基础。

(二)乳腺增生中医辨证论治方案存在的问题与思考

1.综合治疗方案 国内治疗乳腺增生针对全程综合治疗方案的报道较少。中医辨证内治方法不统一,没有能充分体现中医辨证论治、辨证施护及内外治法结合等中医药特色的综合治疗研究。

学者倡议建立中医辨证论治综合诊疗方案,通过针对性的文献研究,结合既往临床经验,拟定乳腺增生辨证论治临床优化方案,内容包括辨证分型标准、治疗方案、疗效评价标准及安全性观察、数据管理、伦理指导、质量控制等,然后组织各方面有关专家集中论证、补充完善、达成共识,最后完善乳腺增生的中医辨证诊疗方案。

综合治疗方案包括辨证内服中药方、辨病外用药、情志调理法等。中药内治拟从乳复汤化生基础方,根据肝气郁滞型、脾虚湿盛型、冲任失调型加减药物,分别组方为抗增汤I号、抗增汤II号、抗增汤III号;外用药拟采用乳宁霜;情志调理拟采用消除心因法、转移心意法、以情胜情法、精神摄养法等。

2.疗效评价标准与辨证标准　中医药治疗乳腺增生临床疗效好,但反映中医治疗优势的疗效评价标准不完善、不统一,评价仅停留在改善乳腺疼痛和肿块两项指标上,缺乏相对客观、规范、量化的疗效评价标准,如影像学指标等,未能体现阻断乳腺重度增生、癌前病变发展及预防乳腺癌的积极意义。辨证标准缺少临床流行病学依据,存在主观性、经验性、可重复性差等缺点。

建议分别从彩色超声多普勒血流动力学量化指标、钼靶 BI－RADS 分级、新生血管和细胞凋亡等方面探索客观反映乳腺增生及非典型增生阶段的中医辨证规律和病机演变特点。在现有公认乳腺增生疗效评价的基础上,增加彩色超声多普勒血流动力学指标、钼靶 X 线摄片等影像学评价客观指标,与现有公认乳腺增生的疗效评价相对照,考察其反映病变真实情况的程度和变异度,从而确定全面、简洁、具有高度可操作性和可推广的乳腺增生疗效评价标准。

3.多中心、随机、双盲、对照　目前关于本病的治疗报道多是各医家根据自己的临床诊疗经验总结而来,缺乏多中心、随机、双盲对照严格设计的资料,可靠性和可信度不高,严重妨碍学科发展,影响了中医药疗法的推广及应用。

(三)结语

乳腺增生的中医辨证论治体系缺乏统一性,诊断与疗效评价标准相对滞后,缺少较为成熟的客观量化技术指标。遵循中医学辨证论治理论,对中医药治疗乳腺增生的疗效优势与方法进行规范化研究,规范乳腺增生的辨证标准,确定简洁、可操作性强和可推广的乳腺增生中医疗效评价标准,深入优化综合干预方案,获取循证医学证据支撑,成为研究中医辨证治疗乳腺增生的迫切需要。

四、乳腺纤维腺瘤

乳腺纤维腺瘤是发生于乳腺小叶内纤维组织和腺上皮的混合性肿瘤,是一种常见的乳房良性疾病,约25%的患者无症状,多见于年轻女性,发病高峰为15～35岁。主要临床表现为边界清楚、活动性好的结节状物,偶伴疼痛,多数为单发病灶,约20%为单侧或双侧多发病灶。其病因尚未完全清楚,可能与体内雌激素水平升高或局部组织对雌激素的敏感性增强、基因改变、某些药物的影响、某些病毒感染等有关。西医认为,乳腺纤维腺瘤的治疗以手术切除为主要治疗原则,药物治疗效果甚微。

历代文献将乳腺纤维腺瘤归于"乳癖""乳痞""乳中结核"等范畴。《疡科心得集》对其症状的描述较为具体,指出:"乳中结核,形如丸卵,不疼痛,不发寒热,皮色不变,其核随喜怒消长,此名乳癖。"《外科真诠》指出其有癌变的可能:"宜节饮食,息恼怒,庶免乳岩之变。"现代中医将乳腺纤维腺瘤归结为"乳核"范畴,其特点是乳中结核,形如丸卵,边界清楚,表面光滑,推之活动。本病主因为情志内伤,肝气郁结,运化失司,痰湿内生,气滞痰凝,亦可因冲任失调,气滞血瘀痰凝积聚于乳房胃络而成。治疗以活血解郁,化痰散结为主。

(一)病因病机

乳腺纤维腺瘤的病因尚不完全清楚,但专家普遍认为该病的发生与体内雌激素水平升高或乳房局部组织对雌激素的敏感性增强、基因改变、高糖高脂饮食、某些药物(如避孕药等)的影响,以及某些病毒感染等有关。

《外科正宗》首次阐述了其病因病机:"多由思虑伤脾,恼怒伤肝,郁结而成。"现代中医学认为此疾多因情志内伤、肝气郁结,忧思伤脾、运化失司、痰湿内生、气滞痰凝,冲任失调、气滞血瘀痰凝积聚乳房胃络而成,并主张以疏肝散结或疏肝活血化痰散结辨治。

（二）诊断

纤维腺瘤的诊断主要依据其临床表现、彩色超声、乳腺钼靶 X 线摄片检查,而确诊则依靠病理学检查诊断。

1.临床表现 乳腺纤维腺瘤多见于青春期至绝经前女性,以 15 ~ 35 岁患者最为多见,多病程较长,部分伴有家族史。纤维腺瘤常单个发生也可见多个腺瘤在单侧或双侧乳房内同时或先后出现,肿块触诊多为圆形或卵圆形,可有分叶,大小不一、质地坚实、表面光滑、边界清楚,与周围组织无粘连,活动度良好,一般无疼痛感,少数伴疼痛,且与月经无关。纤维腺瘤一般生长缓慢,但妊娠期受激素水平影响可迅速增大。

2.乳腺彩超表现 纤维腺瘤的彩色超声表现多为卵圆形或分叶状、边界清楚完整,有一层光滑的包膜,内部回声均匀,后方回声多数增强,按压肿块时与周围组织有逆向运动。多数彩色多普勒可见彩色血流显示。

3.乳腺钼靶 X 线摄片 乳腺 X 线摄片中多表现为卵圆形或分叶状、边缘清晰的高密度或等密度影,四周可见透亮带,其内偶见规整粗大钙化点。年轻女性腺体致密,肿物边缘常被正常腺体部分遮盖,故乳腺 X 线片诊断纤维腺瘤的作用有限。对于不除外恶性可能性的纤维腺瘤患者,有必要行乳腺 X 线检查。

4.病理学 初步诊断为纤维腺瘤的病灶应尽量取得病理学诊断以进一步明确诊断,推荐组织获取方法为空芯针穿刺活检(core needle biopsy,CNB)。乳腺纤维腺瘤标本呈结节状,表面光滑,质韧,边界清楚,有完整包膜。切面灰白色,半透明状,部分呈编织状结构。镜下根据纤维腺瘤中间质和上皮混合增生形成两种不同的生长模式:管周型生长模式是由于间质细胞在导管周围呈环状增生排列所致;管内型生长模式是由于间质细胞增生将导管压成裂隙而形成。两种方式也可同时存在于一名患者中,但并没有临床意义。

（三）鉴别诊断

1.乳腺癌 乳腺癌属于中医"乳岩"范畴,多发于 40 ~ 60 岁妇女,乳房肿块质地坚硬如石,表面高低不平,边界不清,活动度差,常与皮肤及周围组织粘连,皮肤可呈橘皮样改变,患侧淋巴结可肿大。乳腺彩超可见实质性占位病变,形状不规则,边缘不齐,光点不均匀,血流有改变。乳腺钼靶 X 线摄片可见致密的肿块阴影,形态不规则,边缘呈毛刺状或结节状,可有细小簇集钙化点,常伴有乳头挛缩、乳房皮肤增厚或凹陷。必要时可通过活组织检查进行鉴别。

2.乳腺增生 乳腺增生属于中医"乳癖"范畴,常为双侧乳房多发肿块,大小不等,可为片块状、条索状、结节状、颗粒状,边界欠清,质地软或韧硬,多伴有胀痛感或触痛,且在月经期前加重,经期过后缓解。

(四)治疗

1.观察随诊 对于大多数已确诊为良性的生长缓慢或无变化的纤维腺瘤患者,尤其是 25 岁以下年轻患者,观察随诊是最佳选择。因为纤维腺瘤的恶变潜力很低,在观察的过程中,大部分病灶会保持大小不变或慢慢增大,小部分纤维腺瘤可以不经治疗自行消失。推荐的观察频率为每 6 个月 1 次,推荐的检查方法为触诊结合彩色超声。对于 35 岁以上患者,推荐加入乳腺 X 线检查作为随访检查手段。若在随访过程中发现肿瘤生长迅速,6 个月内腺瘤最大直径增长超过 20% 或 50 岁以下患者每月增长超过 16%、50 岁以上患者每月增长超过 13%,则建议结束随访观察,接受外科干预。

2.手术切除 传统切开法肿瘤切除术是直观有效的治疗方式,适用于较大的纤维腺瘤或依据医生判断适合选择切开法的患者,具有疗效肯定、技术成熟等优点。

推荐在以下几种情况下考虑手术治疗:①肿块增长迅速;②直径大于 5 cm;③肿块引起乳腺变形或其上皮肤改变;④肿块持续存在无明显消退;⑤多发或双侧乳腺肿物;⑥超声显示间质细胞过度增生或囊性改变;⑦症状或体征怀疑有恶变:包括全身症状、恶性病史、曾接受胸部照射、局部体征;⑧存在高风险的基因突变或综合征;⑨组织病理学为复杂性纤维腺瘤。

3.真空辅助微创旋切术 真空辅助微创旋切术可在超声或 X 线引导下进行,其工作原理是在超声引导下将旋切刀穿刺定位到病灶部位,利用真空抽吸将组织吸入刀槽内,切割刀高速旋转截取标本,通过自动传输装置将标本运送至取样槽处,旋切刀固定不动,可反复多次取样,具有表皮创伤小、外形美观的特点,也是安全有效且耐受性良好的治疗方式。

该法适用于肿瘤直径≤3 cm的患者及对形体有较高要求的患者。禁忌证包括:①有出血倾向、凝血机制障碍等造血系统疾病;②妊娠期、哺乳期;③有感染性疾病;④乳腺较小且病灶靠近乳头、腋窝或胸壁不易完全切除;⑤乳腺假体植入术后;⑥糖尿病患者;⑦肿瘤可疑恶性。

真空辅助微创旋切术不能切除体积较大的乳腺纤维腺瘤病灶,尚不能完全替代手术治疗方式,且应用时间尚短,长期效果有待检验。

4.射频消融治疗　超声引导下射频消融术(radiofrequency ablation,RFA)作为一种微创治疗方法,现已应用于乳腺纤维腺瘤的治疗中。RFA是通过射频针末端频率为200~1 200 kHz的高频交流电,使周围组织内的极性分子与离子振动摩擦而转化为热能,继而使细胞及间质血管发生蛋白质凝固坏死、脱水效应,坏死组织通过机体免疫吞噬而逐渐萎缩直至消失。

超声引导RFA具有疗效确切、创伤小、精确度高、并发症少等优势。但作为新兴临床技术,仍有部分方面需要进一步研究。目前尚缺少超声引导RFA治疗乳腺纤维腺瘤的优化方案研究,建立术前风险评估标准、规范化的操作规程及疗效判定标准等将有助于此技术的进一步临床推广应用。

5.冷冻消融治疗技术　冷冻消融治疗技术是利用冷冻与解冻过程中细胞膜破裂导致细胞死亡的原理进行乳腺纤维腺瘤治疗。Edwords等报道在53个社区应用冷冻消融技术治疗256个乳腺纤维腺瘤的随访资料,结果显示患者都能很好地耐受手术,术后仅有少量并发症。术后6、12个月随访结果显示乳腺纤维腺瘤进行性缩小。Kaufman等报道冷冻消融后平均2.6年的远期随访结果,超声波检查证实中位体积减少达99%,治疗区域逐渐吸收,并发症只有术后短暂局部肿胀和皮肤水肿。该技术具有创伤小、精确度高、操作简便等优点,但该技术存在不能获得病理结果,只有靠术前的穿刺进行病理诊断,以及在处理较大的肿瘤后包块不能完全吸收等缺点。

6.其他方式　随着科技的进步及医疗水平的提高,外科手术方式不断更新,出现了激光消融、微波消融、内窥镜手术等许多微创治疗方法,丰富了临床治疗方案,为临床医生和患者提供了更多的选择,但在临床中应用于乳腺纤维腺瘤的较少,现阶段尚难以评价。

（五）中医辨证治疗

对于单发纤维腺瘤的治疗以手术切除为宜,多发或复发性纤维腺瘤可用中药治疗,可达到控制肿瘤生长、减少复发、甚至消除肿块的作用。临床上根据其发病的病因病机可大致分为肝气郁结证及血瘀痰凝证两种证型。

1.肝气郁结证

（1）症状:乳房结块较小,发展缓慢,不红、不热、不痛,推之可移,可伴乳房不适,胸闷不舒,善叹息或伴月经先后无定期,经行小腹胀痛,血色暗红,行而不畅。舌质淡红,苔薄白,脉弦。

（2）治法:疏肝解郁,化痰散结。

（3）方药:逍遥散加减。

（4）方解:柴胡疏肝解郁,当归、白芍养血柔肝,三药配合,补肝体而助肝用,共为方中主药;白术、茯苓健脾和中,为方中臣药;佐薄荷、生姜助本方疏散条达之力;炙甘草调和诸药为方中使药。诸药合用,使肝郁得解,血虚得养,脾弱得健,则诸症自愈。

（5）加减:肿块硬者加白芥子、山甲珠。口干口苦者加夏枯草、栀子。

2.血瘀痰凝证

（1）症状:乳房结块较大,坚实木硬,经前重坠不适,胸胁牵痛,烦闷急躁,可伴经延后,经来量少,色黑有血块,小腹刺痛,血量增多则腹痛减轻。舌质暗红或舌边尖有瘀点,苔薄腻,脉弦细。

（2）治法:疏肝活血,化痰散结。

（3）方药:逍遥散合桃红四物汤加山慈菇、海藻。

（4）方解:柴胡疏肝解郁,当归、白芍养血柔肝,三药配合,补肝体而助肝用,共为方中主药;白术、茯苓健脾和中,为方中臣药;佐薄荷、生姜助本方疏散条达之力;炙甘草调和诸药为方中使药。诸药合用,使肝郁得解,血虚得养,脾弱得健,则诸症自愈。桃红四物汤方以强劲的破血之品桃仁、红花为主,力主活血化瘀;以甘温之熟地、当归滋阴补肝、养血调经;芍药养血和营,以增补血之力;川芎活血行气、调畅气血,以助活血之功。全方配伍得当,使瘀血祛、新血生、气机畅,化瘀生新是该方的显著特点。

(5)加减:疼痛者加乳香、没药。月经不调者加仙茅、淫羊藿等。局部静脉显露者加山甲珠、皂角刺、鸡血藤。

第二节　乳腺癌癌前病变

一、乳腺癌癌前病变诊疗进展

乳腺癌的防治越来越被世界各国所重视。20世纪末,学者提出乳腺癌多阶段发展模式,指出了正常乳腺上皮细胞向恶性转化经历了增生、非典型增生、原位癌、浸润性癌的渐进过程。这一疾病发展模式学说的提出为乳腺癌的防治做出了巨大贡献,同时为中医药的应用打开了广阔的前景。

WHO规定,发展成为恶性的可能性超过20%的病变即属于癌前病变,是出现于恶性肿瘤之前、形态学尚未出现某些程度的非典型增生而本身尚不具备恶性特征性改变或某些较容易发展成为癌症的病变。乳腺上皮内瘤样病变是一组形态学和遗传学方面均有改变的疾病,被认为是癌前病变,包括上皮增生(EH)、非典型增生(AH)、小叶原位癌(LCIS)、导管原位癌(DCIS)。也有将乳腺巨大纤维腺瘤、原位癌归入癌前病变范畴的说法。

(一)乳腺癌癌前病变的中医病因病机认识

乳腺癌癌前病变在文献中早有记载。龚居中《外科活人定本》曰:"此症生于正乳之上,乃厥阴、阳明经之所属……何谓之癖,硬而不痛,如顽核之类,过久则成毒。"首次指出乳癖日久可出现恶变。《外科真诠》亦从预防角度提示本病有岩变可能,指出"宜节饮食,息恼怒,庶免乳岩之变"。

乳腺癌癌前病变应属中医"乳癖"范畴,与肝郁气滞、脾虚湿盛、冲任失调有着密切的关系,是在肝气郁结、冲任失调的基础上,出现气机凝滞,导致瘀血而形成,故临床辨证多为血瘀证。治疗以疏肝理气、活血化瘀为基本原则,结合临床辨证,佐以健脾渗湿、化痰散结、调摄冲任等治法。

(二)乳腺癌癌前病变的中医药治疗方向

中国抗癌协会中医诊断协作组观察发现,癌症患者多呈瘀象,而癌前病变阶段也以"瘀"为主要病机和表现。"乳腺增生血流动力学变化的临床研究"课题研究结果表明,乳腺增生的非典型增生患者临床多辨证为痰瘀互结型,少数患者为冲任失调型。我们认为,乳腺癌癌前病变的中医辨证论治当以活血化瘀为主要治则,兼以疏肝理气、调摄冲任,从而组建有效方药。我们在以往大鼠乳腺增生及癌前病变的实验研究中,治疗组采用中药复方乳增汤、乳复汤,均以疏肝活血为主要治则,实验结果显示,中药复方对乳腺增生及癌前病变有干预、逆转作用,能够下调 VEGF、bFGF、PCNA、Bcl-2 的表达,具有抑制血管生成、促进细胞凋亡的作用。中医药治疗乳腺增生、干预乳腺癌癌前病变可以从多个靶点发挥综合效应,诱导细胞凋亡,抑制血管生成及细胞增殖,调节神经内分泌系统等。

1. 抑制血管生成　肿瘤的生长对血管生成有强烈的依赖性。研究认为,肿瘤细胞演进为转移表型往往发生在临床转移之前很长的一段时间内,即在癌变前阶段,肿瘤细胞的生物学表型及肿瘤组织微环境就已发生了相应的改变,其中包括促血管生成因子的表达增高和血管生成表型的获得。VEGF 和 bFGF 是最主要的血管生长因子,Brown 等发现,原位癌癌前病变阶段在成为浸润癌之前先产生 VEGF,其生物学效应和能引起肿瘤血管的通透性增高等效应使周围基质发生明显改变,有利于癌前病变阶段向周围组织进展。bFGF 在体内及体外均能促进血管形成,并与VEGF 有协同作用。

我们在乳腺癌癌前病变与血管生成关系的研究中发现,从单纯增生→轻度非典型增生→中度非典型增生→重度非典型增生的演进过程中,MVD 计数逐渐增高,VEGF、bFGF 的表达逐渐加强;临床彩色多普勒检查显示,随着乳腺增生病变程度的进展,肿块内部及周围血流信号显示率明显升高,血流多为I级;收缩期最大血流速度(Vmax)、阻力指数(RI)逐渐增高。

抑制血管生成方面的研究通过动物实验、体外细胞实验、鸡胚绒毛膜尿囊和卵黄囊膜法(CAM)等实验方法,证实了榄香烯、丹参、姜黄、细辛等中药在抗血管生成中的作用,以及莪术、姜黄、去甲斑蝥素等干预细胞凋亡的作用与凋亡相关调控因子 p53、Bcl-2、Fas 等有相关性。莪术和薏苡仁的单药提取物已作为抗癌药物应用于临床,有研究表明,这两种药物均有抑制血管生成的作用。

2. 调节内分泌系统 乳房是性激素作用的靶器官,乳腺癌的发生、发展过程与激素有密切关系,雌激素可刺激乳腺组织分裂增殖,在乳腺癌癌前病变的发展过程中扮演重要角色。性激素参与这一过程的机制可能有以下途径:影响细胞信号传导,导致细胞信号传导紊乱;调控乳腺癌相关基因的表达,雌激素和孕激素诱导细胞核原癌基因;抑制细胞凋亡,雌激素可诱导 Bcl-2 蛋白过度表达。中医药调节内分泌系统的作用可以通过调节性激素分泌水平实现,也可以通过调节激素受体表达实现。消癖1~6号口服液干预治疗乳腺癌癌前病变的研究发现,中药具有降低黄体期 E2 水平的作用,而对黄体期 P 水平影响不大,认为消癖口服液主要通过降低 E2 水平干预治疗乳腺癌癌前病变。

3. 促进细胞凋亡 正常乳腺组织细胞增殖和凋亡总是处于平衡状态,而乳腺癌的发生不仅仅与细胞增殖失控有关,也与凋亡的减少有密切关系。细胞凋亡相关调控因子 p53、Bcl-2 及 Fas、FasL(Fas 蛋白配体)被证明在抑制细胞向凋亡的转变中起重要调控作用。p53 基因突变与表达在乳腺癌癌前病变阶段已发生,并发挥凋亡抑制基因的功能。Bcl-2 mRNA 的表达水平随着导管上皮非典型性增生程度的增加而增多。重度非典型增生组织中阳性表达率呈现升高趋势,提示在此阶段细胞凋亡的数量已经明显减少,为细胞进一步增生恶变提供了生存优势。莪术、姜黄、去甲斑蝥素等干预细胞凋亡的作用与凋亡相关调控因子 p53、Bcl-2、Fas、FasL、myc 等有相关性。我们在中药对雌激素诱导乳腺增生大鼠的作用研究中发现,疏肝健脾方剂抗增汤能降低大鼠乳腺组织中 Bcl-2 的表达,解除 Bcl-2 对导管上皮细胞正常凋亡机制的抑制,诱导细胞凋亡发生。

4.抑制癌基因表达　目前研究表明,肿瘤抑癌基因功能失活或癌基因活化共同参与肿瘤的发生、演进过程。研究表明,在乳腺癌癌前病变阶段,已经出现许多癌基因的蛋白表达,如 c-myc、nm23、ras、p53、Fas 抗原等。这些基因的异常改变可能是部分不典型增生细胞异常增生的原因或促进因素,与乳腺癌的发生及其生物学行为密切相关。目前,中药对乳腺癌癌前病变阶段癌基因表达的作用研究尚为空白,但可能成为下一步研究的重点之一。

（三）乳腺癌癌前病变的中医药研究展望

1.认识疾病本质,制订乳腺癌癌前病变中医诊疗标准　现代技术的飞速发展对于认识乳腺癌癌前病变中医辨证的本质具有重要意义。现有的影像学检查技术(如钼靶 X 线、高频超声、彩色多普勒、乳管内窥镜)和微创组织活检术(乳腺高频 X 线定位引导下行乳腺肿块空芯针穿刺活检、高频超声引导下行 mammotome 活检系统微创旋切术)为中医药参与乳腺癌二级预防提供了一定高度的技术平台。以病理生物学和分子生物学作为技术载体平台,检测肿块组织中病理类型、细胞分级、癌基因、雌孕激素受体、血管生成因子、细胞凋亡因子等,从整体、器官、细胞和分子水平揭示乳腺癌癌前病变的中医辨证规律,为中医药治疗乳腺增生提供相对客观、规范的诊断、疗效评价标准及辨证施治规律,并为进一步延缓、阻断或逆转乳腺癌癌前病变奠定理论基础。

2.拓展治疗目的,研究中药对乳腺癌癌前病变的干预作用机制　借助现代细胞分子生物学的先进研究方法和手段,对中医药干预治疗癌前病变的价值和机制进行评估和研究。近年来,乳腺的癌前病变研究和治疗正在为乳腺癌的防治开辟一个新的领域,尽管对乳腺癌癌前病变生物学特征的研究仍有限,但已经受到重视,并在快速发展,有关研究表明,乳腺癌癌前病变可出现某些基因的改变和一些生物标记物水平的提高,如血管生成、细胞增殖和凋亡、细胞周期的调节性生物标记等已经发生了明显变化。通过免疫组化、原位杂交、流式细胞仪等方法,从干预血管生成、促进细胞凋亡、调节内分泌、抑制癌基因表达等角度研究中药防治乳腺癌癌前病变的作用机制,为中医药治疗乳腺癌癌前病变提供基础理论依据,开拓中医药治疗前景。

另外,加强多中心联合,成立乳腺疾病研究协作组织,形成一个强大的循证医学研究系统,可增强乳腺癌癌前病变中医研究的科学性、客观性和严谨性。

二、乳腺癌癌前病变辨证与辨病规律研究述要及癌前病变的早期诊断

(一)制订乳腺癌癌前病变辨证标准

应对乳腺癌癌前病变的病因病机和辨证规律加以认识。证候学说是在中医实践中形成的理论精髓,对证候进行规范化和科学化的评价,是促进中医基础理论创新的思路和方法,也是实现理法方药有机组合的根本,可为指导乳腺癌癌前病变的中医药干预治疗奠定坚实的基础。因此,先通过宏观辨证使乳腺癌癌前病变的辨证体系规范化、标准化,再通过微观辨证使其客观化是制订乳腺增生及癌前病变辨证标准的研究方向。

对临床诊断为形成肿块的乳腺癌癌前病变进行辨证分型,结合乳腺钼靶 X 线检查、高频超声、彩色多普勒、乳管内窥镜等,通过空芯针穿刺和 mammotome 活检系统微创技术,与盲穿比较,可精确到达肿块可疑部位,具有准确、微创的特点。检测肿块组织的病理组织类型、细胞分级;血管生成及调控因子 MVD、VEGF、bFGF 和相关受体 FLK－1、FLG 蛋白表达;癌基因 CerbB－2 和雌、孕激素受体 ER、PR 蛋白表达。探讨辨证分型与病理分型、血管生成、癌基因、激素受体的相关性及病理分型与血管生成的相关性,为乳腺癌癌前病变的防治提供新靶点,对乳腺增生治则治法和疗效标准的确立具有临床实践的理论意义。

(二)拓展治疗目的

中医认为本病基本按照"气滞→痰凝→血瘀→痰瘀互结(冲任失调)"的规律演变及转化,这一发病观与现代医学乳腺癌的发病模式是否存在某种必然的联系为进一步深入研究提供了重要的思路。

中医药辨证治疗在这方面的研究刚刚起步,必须借助现代细胞分子

生物学的先进研究方法和手段,对中医药针对癌前病变进行干预治疗的价值和机制进行评估和研究。近年来,乳腺的癌前病变研究和治疗正在为乳腺癌的防治开辟一个新的领域,尽管对乳腺癌癌前病变生物学特征的研究仍十分有限,但已经受到重视,有关研究表明,乳腺癌癌前病变可出现某些基因改变和某些生物标记物水平的提高,如在血管生成和细胞凋亡方面。近年研究发现,血管生成与乳腺良性疾病恶变及肿瘤的发生、发展、转移和预后均有密切关系。在探索血管生成与乳腺非典型增生的实验中学者发现,从正常乳腺、单纯上皮增生、轻度非典型增生、中重度非典型增生到乳腺癌,各组血管生成数量逐渐增多。而且乳腺组织新生血管活性强度和 VEGF 含量呈正相关关系。从良性病变→原位癌(癌前病变阶段)→浸润癌→转移癌的演进过程中,MVD 有明显增高的趋势;良性乳腺组织、导管原位癌与浸润性导管癌间 VEGF 的表达强度差异有显著性,VEGF 表达强度均与 MVD 呈显著正相关,证实 VEGF 在乳腺癌发生过程及血管新生过程中可能起关键作用。

在癌前病变阶段时,细胞凋亡、增殖和细胞周期的调节性生物标记已经发生了明显变化。浸润性癌→癌前病变→增生性导管→癌旁"正常"乳腺上皮中,细胞凋亡发生率呈递减趋势。p53、Bcl－2、Fas、Fas－Ligand(Fas蛋白配体)被证明在抑制细胞凋亡的转变中起重要调控作用。国内外研究已验证了其在乳腺导管非典型增生上皮细胞癌变过程中的作用及意义。在乳腺导管重度非典型增生组织中可检测到 p53 基因表达的缺失及突变,其表达水平与导管内癌接近。随着非典型增生程度的增加,突变 p53 阳性表达率逐渐升高。Bcl－2、Fas、Fas－Lig 和 mRNA 的表达水平随着导管上皮非典型增生程度的增加而增多,重度非典型增生组织中阳性表达率呈现升高趋势。

中国抗癌协会中医诊断协作组观察到癌症患者多呈瘀象,而癌前病变阶段也以"瘀"为主要病机和表现。我们认为乳腺癌癌前病变是在肝气郁结的基础上,出现气机凝滞,导致瘀血形成,故临床多辨证为血瘀证,治疗以疏肝理气、活血化瘀为基本原则,结合临床辨证,佐以健脾渗湿、调摄冲任等治法。

从干预血管生成和细胞凋亡角度研究中药防治乳腺癌癌前病变的作用机制,可为中医药治疗乳腺癌癌前病变提供基础理论依据。通过免疫组化、原位杂交、流式细胞仪、IPP 图像处理系统等方法,检测乳腺组织微血管密度(MVD),乳腺导管上皮细胞、间质细胞、血管内皮细胞的血管生长因子(VEGF、bFGF)及其受体(FLK-1、FLG),以及细胞凋亡相关调控因子(fas、fas-L、p53、Bcl-2)的蛋白表达和 mRNA 基因转录表达。研究乳腺癌癌前病变与血管生长因子、细胞凋亡因子的相关性,从阻断血管生成和促进细胞凋亡的角度探讨中药对乳腺癌癌前病变的干预治疗机制及量效关系,阐明抗血管生成的作用靶点和作用机制,为中医药逆转乳腺癌癌前病变、预防乳腺癌提供理论依据和治疗方法。

(三)癌前病变的早期诊断

癌前病变阶段多辨证为痰瘀互结型,随着肝郁日久血瘀痰凝的病机演变,乳腺肿块病情不断进展,癌前病变阶段多辨证为痰瘀互结型,随着肝郁日久血瘀痰凝的病机变化,乳腺肿块增生程度加重,新生血管增多,流速及阻力增大。这与西医乳腺增生的病理变化一致,大致体现了乳腺增生的病理发展阶段。BI-RADS 分级Ⅲ级、Ⅳ级比例的增高改变,彩色多普勒血流动力学改变可反映乳腺病变的恶性倾向,符合乳腺癌癌前病变的病机由肝郁气滞、冲任失调发展到日久痰瘀互结的演变过程,宋爱莉等也验证了血流动力学改变可作为乳腺癌癌前病变中医辨证的微观指标和乳腺癌癌前病变中医治疗疗效标准之一。

现有的乳腺影像学技术(如钼钯 X 线、高频超声、彩色多普勒、乳腺导管内窥镜)和微创组织活检术(乳腺高频 X 线定位引导下行乳腺肿块空芯针穿刺活检、高频超声引导下行 mammotome 活检系统微创旋切术)为乳腺癌二级预防提供了一定高度的技术平台,大大提高了临床对乳腺癌癌前病变和乳腺癌的早期诊断率。尤其针对临床不易检出的亚临床肿瘤,采用辅助检查手段高频钼钯和彩色超声多普勒,对具有乳腺癌高危因素的人群,根据钼钯和超声及血流改变等不同角度提示,对钼钯提示有钙化点、肿块影及结构扭曲(BIRADS 分级Ⅲ、Ⅳ级),CDFI 提示有低回声结节或乳腺组织结构不良者伴有血流异常(Aidde)分级标准均为血流信号

Ⅱ级以上,V$_{max}$（最大血流速度）> 12 cm/s,RI > 0.60,实施 B 超引导的 mammotome 活检或钼钯 X 机引导的数字化定位活检术,从而提高乳腺癌癌前病变和早期乳腺癌的检出率,体现了 CDFI 与钼钯结合对乳腺癌二级预防的价值。亚洲女性腺体较致密,乳腺癌发病高峰提前,30 岁左右女性乳腺癌发病率较高,针对这一年龄段女性,钼钯 X 片往往由于腺体致密未能清晰显示钙化及结构紊乱,CDFI 由于能清楚显示由于腺体致密钼钯 X 片未能清晰显示的亚临床病灶,更具有可操作性,临床运用中显示出巨大的优势。

（四）从彩色多普勒血流动力学量化指标角度反映癌前病变辨证规律的演变

与肝郁气滞型与冲任失调型比较,痰瘀互结偏肝郁气滞型、痰瘀互结偏冲任失调型患者的彩色多普勒超声血流信号显示率显著增高,血流动力学指标 V$_{max}$、RI 显著增高。肝郁气滞型与冲任失调型比较,血流信号显示率、V$_{max}$、RI 无显著差异;痰瘀互结偏肝郁气滞型与痰瘀互结偏冲任失调型比较,血流信号显示率、V$_{max}$、RI 无显著差异。

乳腺癌癌前病变中医辨证分型体现了癌前病变肝郁气滞、冲任失调到日久痰瘀互结的病机演变,中医辨证与彩色多普勒超声血流动力学指标有一定相关性。现在普遍认为,彩色多普勒超声血流动力学指标可反映病理增生程度并鉴别病变良恶性,由单纯增生阶段→癌前病变阶段→癌变阶段,新生血管显著增多,CDFI 血流信号显示率增高,V$_{max}$ RI 增大,呈现高排高阻血流频谱。血流信号显示率高、血供属Ⅱ~Ⅲ型者,V$_{max}$ ≥ 20 cm/s 和 RI≥0.7 作为良、恶性肿瘤的阳性诊断指标。

乳癖辨证肝郁气滞、冲任失调到日久痰瘀互结反映了不同病机的变化演变过程,各辨证分型病变代表着不同的程度和阶段,癌前病变阶段多辨证为痰瘀互结型,随着肝郁日久血瘀痰凝的病机演变,乳腺肿块增生程度加重,新生血管增多,流速及阻力增大。与西医乳腺增生的病理变化一致,大致体现了乳腺增生的病理发展阶段。

我们既往课题显示彩色多普勒血流动力学改变可反映乳腺病变的恶性倾向,符合乳腺癌癌前病变的病机由肝郁气滞、冲任失调到日久痰瘀互结的递进演变进程,可作为乳腺增生中医辨证的微观指标。

(五)从血管生成及相关调控因子的角度完善乳腺癌癌前病变阶段中医辨证规律

对临床诊断为乳腺癌癌前病变患者进行辨证分型,结合乳腺钼靶 X线检查、高频超声、彩色多普勒、乳管内窥镜等,通过空芯针穿刺和 mammotome 活检系统微创技术,与盲穿比较,可精确到达肿块可疑部位,具有准确、微创的特点。检测肿块组织中病理组织类型、细胞分级;血管生成及调控因子 MVD、VEGF、bFGF 和相关受体 FLK-1、FLG 蛋白表达;癌基因 CerbB-2 和雌、孕激素受体 ER、PR 蛋白表达。探讨辨证分型与病理分型、血管生成、癌基因、激素受体的相关性,及病理分型与血管生成的相关性,为乳腺癌癌前病变的防治提供新靶点,对乳腺增生治则治法和疗效标准的确立具有临床实践的理论意义。

1.乳腺癌癌前病变中医辨证证候分布反映出其病理递进性演变进程

单纯乳腺增生组多辨证为肝郁气滞型、冲任失调型,随着增生程度的加重,肝郁气滞型、冲任失调型的比例逐渐减少,痰瘀互结偏肝郁气滞型和痰瘀互结偏冲任失调型的比例逐渐增高。

癌前病变组中医辨证多为痰瘀互结偏肝郁气滞型和痰瘀互结偏冲任失调型,在病理类型分布中,癌前病变组为痰瘀互结偏肝郁气滞型者占 39%(18/44),痰瘀互结偏冲任失调型占 44%(21/44),而肝郁气滞型仅占 7%(3/44)、冲任失调型占 9%(4/44)。乳腺癌癌前病变由肝郁气滞或冲任失调日久到痰瘀互结的病机演变进程能反映出"乳腺增生→乳腺癌前病变→癌变"的病理演变进程,中医辨证分型与病理组织学分级相一致,有一定的相关性。

痰瘀互结偏肝郁气滞型和痰瘀互结偏冲任失调型病理组织学分级显著高于肝郁气滞型和冲任失调型,表现为:单纯增生组病理增生程度重,轻中度导管内乳头状瘤病和重度导管上皮增生所占比例高于肝郁气滞型和冲任失调型;病理分布为癌前病变组中医辨证多为痰瘀互结偏肝郁气滞型和痰瘀互结偏冲任失调型,高于肝郁气滞型和冲任失调型;病理组织分级为癌变组中医辨证为痰瘀互结偏肝郁气滞型和痰瘀互结偏冲任失调型。

总之,乳腺癌癌前病变由肝郁气滞或冲任失调日久到痰瘀互结的病机演变进程能反映出"乳腺增生→乳腺癌前病变→癌变"的病理演变进程,中医辨证分型与病理组织学分级相一致,有一定的相关性。

2. 从新生血管的微观指标角度客观反映乳腺癌癌前病变阶段中医辨证特点 关于乳腺癌癌前病变阶段的中医辨证思路,由于这一时期的辨证既不同于单纯性增生又有别于癌变,具有由增生向癌变推进、演化的动态发展过程,因此辨证应强调动态纵向的思维方式,痰瘀互结为此阶段主要病机演变,但肝郁气滞与冲任失调始终贯穿整个癌前病变阶段,故辨证为痰瘀互结偏肝郁气滞型与痰瘀互结偏冲任失调型。

痰瘀互结偏肝郁气滞型组与痰瘀互结偏冲任失调型组 MVD、VEGF、FLK 面密度值(阳性腺上皮细胞百分比)显著高于肝郁气滞型组和冲任失调型组;肝郁气滞型组和冲任失调型组 MVD、VEGF、FLK 表达无显著差异,痰瘀互结偏肝郁气滞型组与痰瘀互结偏冲任失调型组 MVD、VEGF、FLK 表达无显著差异。

以上结果提示,随着由肝郁气滞或冲任失调到日久痰瘀互结的病机演变,MVD、VEGF、FLK 表达显著增高,中医辨证分型与 MVD、VEGF、FLK 表达有相关性。MVD、VEGF、FLK 面密度值能反映乳腺癌癌前病变的由肝郁气滞或冲任失调日久到痰瘀互结的病机演变进程,随着病机演变,痰瘀互结成为癌前病变阶段主要的辨证分型,病机演变不仅顺应"乳腺增生→乳腺癌前病变→癌变"的病理演变进程,而且中医辨证分型与血管生成及调控因子相一致,痰瘀互结偏肝郁气滞型组与痰瘀互结偏冲任失调型组 MVD、VEGF、FLK 面密度值显著高于肝郁气滞型组和冲任失调型组。

MEA、MVD、VEGF、FLK 面密度值可作为乳腺癌癌前病变中医辨证规律的客观化指标。MEA、MVD、VEGF、FLK 面密度值作为新生血管增生的量化指标,可从新生血管的微观指标角度客观反映乳腺癌癌前病变阶段中医辨证特点和病机演变规律,可作为癌前病变阶段辨证规律的客观依据。

3. 乳腺癌癌前病变中医辨证分型与癌基因 p53、CerbB - 2 有一定相

关性 痰瘀互结偏肝郁气滞型组与痰瘀互结偏冲任失调型组 p53、Cerb B-2面密度值显著高于肝郁气滞型组与冲任失调型组,提示随着肝郁气滞、冲任失调到日久痰瘀互结的病机演变,癌基因 p53、CerbB-2 表达亦增强,癌基因 p53、CerbB-2 表达与日久痰瘀互结的病机演变相一致,中医辨证分型与 p53、CerbB-2 表达有一定相关性,p53、CerbB-2 表达从一定程度上反映了癌前病变阶段动态的病机演变进程。

三、从疏肝理气法论治乳腺癌癌前病变

(一)中医对乳腺癌癌前病变阶段病因病机的认识

1.古代医家对乳癖的论述 乳腺癌癌前病变与中医古代文献中"乳癖"的描述相符合。古代医家对乳癖的较为系统和清晰的认识是从明代开始的。龚居中在《外科活人定本》中首次提出乳癖"生于正乳之上,乃厥阴、阳明经之所属……何谓之癖,硬而不痛,如顽核之类,过久则成毒",不仅描述了乳癖的症状、所属经络,也指出乳癖日久可致恶变。正如《外科真诠》所说:"宜节饮食,息恼怒,庶免乳岩之变。"陈实功在《外科正宗》中指出,"乳癖乃乳中结核,形如丸卵,或重坠作痛,或不痛,皮色不变,其核随喜怒而消长",并认为本病"多由思虑伤脾,恼怒伤肝,郁结而成也",进一步描述了乳癖的临床表现,并指出本病的发生主要由于肝脾损伤,与情志改变有关。祁坤在《外科大成》中将乳癖描述为"乳中结核,如梅如李,虽患日浅,亦乳岩之渐也",且提出辨证论治应从肝脾着手,治以理气解郁、活血化瘀,"由肝脾虚者,四君子汤加芎、归、升、柴胡。由郁结伤脾者,用归脾汤"。余听鸿在《外证医案汇编》中提出"乳中癖核,乃肝脾二经气凝血滞而成",又因"少阳行经之地,气血皆薄,加以情怀失畅,气血痹郁,故难治,日久恐成岩证",治疗时亦从调和肝脾、疏通乳络入手。《医宗金鉴·外科心法要诀》亦称乳癖的成因为"木郁不达,乳房结癖""结核如梅李,症由肝脾郁结而成"。

综上所述,古代医家对乳癖的认识为:乳癖以乳中结核和乳痛为主要临床表现,且与情绪改变有关;由于乳癖的发生责于肝脾郁结,治疗应以调理肝脾、理气解郁、活血化瘀为主;若迁延失治,日久气血痹郁,痰瘀互结,恐会逐渐发展成乳岩。

2. 乳腺癌癌前病变的病因病机

（1）肝郁脾虚、肾虚冲任失调是乳腺癌癌前病变的基本病机。乳房通过与十二经脉及奇经八脉之间的纵横联系，与机体内部脏腑形成一个有机整体，其生长、发育和分泌功能与脏腑、经络、气血的生理功能是密切相关的，当脏腑、经络、气血出现功能失调时必然会影响到乳房而产生疾病。因此，乳腺增生虽然是局部病变，但其发生根源多为全身脏腑功能失调。

从女性的生理、心理特点而言，女子属阴，以血为本，在生理上有经、孕、产、乳的特点，机体处于"有余于气，不足于血"的欠平衡状态，肝体阴而用阳，体阴者，主藏血，用阳者，主疏泄。肝病的特点即是体用失调、气血失和。肝失疏泄则气机不畅，肝气郁结则易出现乳胀、乳痛、胸闷等症。肝气的疏泄又与情志有关，肝的疏泄功能正常，则气机调畅，血运畅通，情志舒畅，若肝失疏泄，肝气郁结，则心情抑郁，多愁善感或烦躁易怒，叶天士在《临证指南医案》中提出"女子以肝为先天"之说，强调了肝郁在妇女疾病中特殊、重要的地位。肝气郁滞，最易克乘脾土，引起脾的功能失调，因为肝脾同居中焦，共司气化，"肝脾者，相助为理之脏也"。肝气一动，即乘脾土。肝郁脾虚，则气血郁滞，痰湿留聚。《血证论》云"木之性主于疏泄，食气入胃，全赖肝木之气以疏泄之，而水谷乃化，设肝之清阳不升，则不能疏泄水谷，渗湿中满之证，在所不免。"

肾为先天之本，内寓元阴元阳，为肾－天癸－冲任性轴核心，肾中精气盛衰决定着乳房生长、发育及分泌功能。若肾气不充，天癸迟至，冲脉失养，任脉不通，则不能濡养乳房或阳虚不能驱散阴寒痰湿之邪而发病。同时肾藏精为人体之先天，肝藏血为子女之先天，精血同源，肝肾同源，二者在生理上互相联系：肝之疏泄及藏血功能有赖肾气的温煦资助，肾中精气充盛，有赖血液滋养填充；在病理上互相影响，肝郁化火可以下及肾阴，肾气不充则肝失所养、疏泄失职。故认为肝郁气滞、肾虚、冲任失调是乳腺癌癌前病变的根本病机。

（2）肝郁日久血瘀痰凝互结乳络是乳腺癌癌前病变的最终病机。唐容川云"瘀血在经络脏腑之间，则结为癥瘕，是指妇人癖"，王清任云："气无形不能结块,结块者,必有形之血也。"因此,乳房出现肿块,必为瘀血所为。肝郁气结,气不行血,日久必致血运不畅,瘀血内停,与痰湿相搏结,凝滞乳络,发为乳房包块。瘀血又可进一步阻滞气机,加重津液的输布障碍,使痰浊内停加重,痰浊重浊腻滞难化,又可能影响气血畅行,使瘀血加重。《血证论》云:"病血者未尝不病水,病水者未尝不病血。"《灵枢·百病始生》篇云:"湿气不行,凝血蕴里而不散津液涩渗,著而不去,而积皆成矣。"湿瘀互阻,缠绵难化,进一步影响肝的疏泄、脾的运化功能,使疾病反复发作,造成乳腺增生迁延难愈。肾为先天之本,内寓元阴元阳,为肾－天癸－冲任性轴核心,肾中精气盛衰决定乳房的生长、发育及分泌功能。若肾气不充,天癸迟至,冲脉失养,任脉不通则不能濡养乳房,同时肾藏精为人体之先天,肝藏血为女子之先天,精血同源,肝肾同源,肝之疏泄及藏血功能有赖肾气的温煦资助,肾中精气充盛,有赖血液滋养填充。在病理上则互相影响,肾气不充则肝失所养、疏泄失职,肝郁化火可以下灼肾阴,肾气不充,冲脉失养,不能灌养乳络,瘀血阻滞,经络凝滞,结于乳房,故表现为双乳固定性疼痛、肿块、月经色黯,舌有瘀斑,脉涩等血瘀证表现。

瘀血、痰湿是乳腺癌癌前病变病机的主要特征,肝气郁滞是形成痰浊、瘀血的主要机制。癌前病变是肝失疏泄、脾失健运、冲任失调所引起的一系列功能失调的表现和病理产物的积聚。肝气郁滞,瘀血内生;脾失健运,痰湿不化;瘀血、痰湿互阻乳络,故形成乳房肿块;不通则痛,瘀血有形之实邪内生,故乳房出现固定性刺痛;水湿浸渍,湿邪重浊黏滞,故双乳沉重、水肿;肝郁情志不畅,故性情急躁或抑郁;脾虚血无以化生,肝郁失于调摄冲任,血脉不利,故月经色黑挟有血块或先后不定期。舌黯或舌质紫有瘀斑,脉象涩为肝郁脾虚所致的瘀血征象。

综上所述,中医辨证认为乳癖的病机为肝郁脾虚,肾虚冲任失调,以致日久气滞痰凝,瘀血阻络、血脉不利,痰瘀互结于乳络。乳癖日久其血瘀证表现明显:肿块、固定性疼痛、月经色黯,舌有瘀斑,脉涩。呈重度乳腺增生、乳腺癌癌前病变改变,乳腺癌癌前病变日久痰瘀互结,化毒为乳腺癌。

（二）乳腺癌癌前病变的中医辨证分型

乳癖根据其病因病机发展过程,临床辨证多分为肝郁气滞型、冲任失调型。肝郁气滞型多见乳房胀痛、胸闷不舒,精神抑郁,肿块不明显或小而软,常随喜怒消长,苔薄白、脉弦。冲任失调型多见经前乳房胀痛加重,持续时间长,经后减轻或不减,常伴月经失调,腰酸乏力,头晕失眠,乳头溢液,乳中结块广泛,质地硬韧,舌淡,苔薄白,脉沉细。近年不少医家根据各自临床经验,在此基础上产生新的观点和理论。宋爱莉等根据临床经验将本病分为三型:肝郁气滞型、冲任失调型和肝郁脾虚型。她认为脾虚型多见于黄体期,双乳水肿沉重、疼痛加重,经后略有缓解但症状不消失,乳房腺体增厚,可伴见乳头溢液等症状。杨晓翡将本病分为四型:肝气郁结型、冲任失调型、痰气互结型和气滞血瘀型。何良新将本病分为四型:水不涵木津液凝滞型、痰阻气机久郁成癖型、肝脾失和气阻血凝型、子病及母热瘀互结型。此外,李怀美等将本病分为肝郁气滞型、肾气虚弱型、肝郁化火型、肾阳虚痰瘀互结型、肝肾阴虚型、痰瘀凝结型六型。

本课题组根据2002年中华中医外科学会乳腺病专业委员会第八次会议通过的中医辨证分型标准,将乳腺癌癌前病变临床辨证为肝郁气滞型、冲任失调型、痰瘀互结偏肝郁气滞型和痰瘀互结偏冲任失调型四种类型。

乳癖辨证肝郁气滞、冲任失调到日久痰瘀互结反映了病机不同的变化演变过程,各辨证分型病变代表着不同的程度和阶段,癌前病变阶段多辨证为痰瘀互结型,而病理分布上显示癌前病变多集中于痰瘀互结型,其中痰瘀互结偏肝郁气滞型占40%（18/44）、痰瘀互结偏冲任失调型占47%（21/44）。

痰瘀互结的病机演变进程可反映"乳腺增生→乳腺癌前病变→癌变"的病理演变进程,中医辨证证候分布与癌前病变病理进程相一致,痰瘀互结的病机演变反映了病理癌变的倾向。

第三节 乳腺炎

一、急性乳腺炎

（一）宋爱莉教授治疗哺乳期急性乳腺炎经验

急性乳腺炎属中医学乳痈范畴，是由热毒侵入乳房引起的一种急性化脓性疾病，因发病时期不同，而有多种名称：在哺乳期发生的，名为外吹乳痈；在怀孕期发生的，名内吹乳痈；不分男女老少，在非哺乳期和非怀孕期发生的，名不乳儿乳痈。急性乳腺炎常发生于产后未满月的哺乳期妇女，也可发生于产后数月，尤以初产妇多见，也可在怀孕期或非哺乳期及非怀孕期发生，占乳腺感染性疾病的75%。其临床特点是乳房结块，红、肿、热、痛，伴有全身发热等症状，容易发生传囊。现代医学认为本病由乳汁淤积以及细菌感染造成，以金黄色葡萄球菌感染为主。

乳痈之名，最早见于晋·皇甫谧《针灸甲乙经》，其中有"乳痈有热，三里主之"的记载。明《密传外科方》最早将本病分为"有儿者名为外吹，有孕者名为内吹"，将哺乳期发生的乳痈命名为外吹乳痈，怀孕期间发生的乳痈命名为内吹乳痈。《外科理例》中指出："夫乳者，有囊蠹，有脓不针，则遍患诸囊矣。"认识到成脓不切开有传囊之变。

中医学对乳痈的病因病机治法方药等有丰富的理论及临床实践经验。《灵枢·痈疽》提出了气血瘀滞成脓理论，"热盛则肉腐，肉腐则为脓"，说明了外科感染性疾病的发病和临床表现特点。《肘后备急方》对"妇女乳痈妒肿"采用外治法，并指出："凡乳汁不得泄，内结名妒乳，乃急于痈。"首先提出了乳汁淤滞可引起乳痈。《诸病源候论·妒乳候》指出："壮热大渴引饮，牵强掣痛，手不得近……成疮有脓，其热势盛则成痈。"《千金要方》载有"排脓散治乳痈""内服连翘汤，外以小豆薄涂之"等，提出了乳痈的内治及外治法。《外台秘要》载有"乳痈肿方"18首，并提出治疗乳痈用"丹参膏"外涂患处。宋代《圣济总录·乳痈》中指出："然此病产后而有者，以冲任之经，上为乳汁，下为月水，新产之人，乳脉正行，若不自乳儿，乳汁蓄结，气血蕴积，即为乳痈，冲任不和，阳明经热，或为风邪所客,则气壅不散,结聚乳间……疼痛有核,皮肤焮赤,寒热往来,谓之乳痈。"指出了任冲二脉与乳痈发病的关系,同时强调内服方剂用酒调服,以发挥药效,增强行血活血之功用。《丹溪治法心要·乳痈》载有"乳房,阳明所经,乳头,厥阴所属。乳子之母或浓味,或忿怒,以致气不流行,而窍不得通,汁不得出,阳明之血,热而化脓,亦有儿之口气焮热,吹而结核。"表明了乳痈的发生与乳房所循行的肝、胃二经有密切关系。《证治准绳》提出了内服仙方活命饮,外用蒲公英、益母草捣烂外敷治疗乳痈。《景岳全书》对乳痈早期治疗尤为重视,主张"脓成针之而愈",强调附服中药时"用少酒佐之,更用隔蒜灸之,其效尤捷"。《冯氏锦囊秘录》对乳痈的病因病机有了更全面的认识,其中提出:"乳子之母,不知调养,忿恕郁闷所遏,浓味炙所酿,以致厥阴之气不行,故窍不得通,而汁不得出,阳明之血热沸腾,故热胜而化脓;亦有所乳之子,膈有滞痰,口气焮热,含乳而睡,热气所吹,遂生结核。于初起时,便须忍痛,揉吮令通,自可消散,失此不治,必成痈疖。"扼要地说明了乳痈的发病原因,并明确提出了男子及其他妇女亦可发病。《外科大成》指出"乳痈发热,热入血室"者用小柴胡汤加当归、芍药、龙胆草、栀子,治乳痈用神效瓜蒌散加土贝母、金银花、蒲公英,有脓加白芷,无脓加白术。强调"脓出未尽者,慎勿生肌",可煎楮叶橘皮汤洗之。

宋爱莉教授总结多年治疗急性乳腺炎的经验认为,产后体虚是本病的发生基础,产褥期饮食膏粱厚味或情志不遂,肝气郁滞,肝郁乘脾,脾失健运,则湿热蕴结于乳,以致乳管不通,乳汁郁滞于乳内,形成结块。

(二)中医对乳腺炎发病的认识

1. 乳汁淤滞　乳汁淤滞是最常见的原因。《妇人大全良方》云:"夫妇人乳痈者,由乳肿结聚,皮薄以泽,是成痈也。足阳明之经脉则血涩不通,其血又归之,气积不散,故结聚成痈。"初产妇乳头娇嫩,若婴儿含乳而睡或用力吮吸,可使乳头破损,乳头破损则结痂,汁不得出;乳汁多而少饮,断乳不当,乳汁未及时排空;乳头先天性畸形凹陷,影响哺乳等均可引起乳汁不得外流,乳络阻塞,郁久化热,热盛肉腐酿脓而成乳痈。

2.肝胃郁热　乳头属足厥阴肝经,肝主疏泄,可调节乳汁的分泌。若乳母精神紧张、情志不畅,则肝气郁积,失于疏泄,引起神经系统调节功能障碍,可引起乳管痉挛、水肿,使乳汁排泄不畅而淤滞于乳内。乳房属足阳明胃经,若产后饮食不节,伤及脾胃,脾胃运化失司,湿热蕴结于乳则气血凝滞,阻塞乳络而成乳痈。《丹溪治法心要》载有"乳房,阳明所经,乳头,厥阴所属。"《冯氏锦囊秘录》载有"乳子之母,不知调养,忿怒郁闷所遏,浓味炙所酿,以致厥阴之气不行,故窍不得通,而汁不得出,阳明之血沸腾,故热盛而化脓。"

3.毒邪外侵　产后气血亏虚,汗出受风,露胸哺乳外感风邪;亦可因原有乳头畸形、凹陷或乳头破损,乳儿含乳而睡,致使"鼻孔凉气,袭入乳房,与热乳凝结肿痛"。如此均可使乳络郁滞闭塞,化热成痈。

(三)西医对急性乳腺炎发病的认识

1.乳汁淤积　由于乳汁分泌过多,婴儿吸吮奶量少,使乳汁不能完全排空;乳头发育不良(过小或内陷等),婴儿吸吮困难;乳腺、乳管发育不良,乳管不通,乳汁流出受阻;产后精神刺激,神经紊乱,调节功能障碍,使乳腺导管痉挛水肿等原因,致使乳汁淤积于导管内,乳房结块疼痛。

2.细菌侵入　初产妇乳头皮肤娇嫩,婴儿用力吸吮和咬嚼乳头,致使乳头破裂,细菌由破损处侵入;婴儿口含乳头而睡或婴儿患有口腔炎,致病菌可直接经乳头进入导管;长期哺乳,母亲个人卫生差;其他部位的感染,细菌由血行进入乳房形成感染。病菌多为金黄色葡萄球菌,其次为链球菌、白色葡萄球菌及大肠杆菌。

(四)急性乳腺炎的诊断

1.中医四诊

(1)望诊:患者取坐位或前俯位。①望神色形态:急性乳腺炎患者可有面色发红、面色苍白、面色少华等。②望乳房局部:观察乳房是否对称,有急性炎症时,可有局部皮肤发红、肿胀,的的皮肤表面发亮、有压痛,炎症明显时压痛剧烈,常见于一侧乳房的某一部位。观察乳头的位置、大小、有无凹陷、裂口、破溃等。急性乳腺炎初起常先有乳头皲裂,乳房局部肿胀,皮色微红或不红等;成脓时乳房结块逐渐增大,皮肤焮红灼热,可有脓液流出;溃后脓出通畅,多肿消痛减,疮口愈合。若皮肤出现红肿,同时伴有乳房弥漫性增大并很快波及对侧时,要注意是否患有炎性乳癌,给予重视,并予以鉴别。③望舌象:初起舌淡红或红,苔薄黄微腻;成脓期舌红苔黄厚或舌质红绛;溃后舌质淡,苔薄黄或薄白。

(2)闻诊:①闻声音:疼痛剧烈时,患者常呻吟或气粗喘息。②闻气味:乳腺脓肿溃破,渗流脓液,可伴有腥臭味。

(3)问诊:①问病情:包括发病时间、初起症状和病情演变过程、治疗经过、各项检查等。②问其他情况:年龄、月经史、带下、婚产史、哺乳史、个人史及既往史、家族史等。

(4)切诊:①乳房触诊:触诊乳房时,被检查者取坐位,两臂自然下垂。取仰卧位时,可在检查者的肩部垫一小枕,使乳房能均匀地位于胸壁上,以便检查乳房深部的肿块,特别适用乳房肥大的患者。检查应按顺序依次为外上、外下、内下、内上及中央五个区域,先查健侧乳房,患侧乳房先查疼痛区以外的区域,最后检查疼痛症状明显的部分。触诊时,不可用手抓捏,以免正常组织也被误认为乳房肿块。正确的方法是:四指并拢,用手指末两节的指腹将乳腺轻按于胸壁上轻柔按摩,按顺序进行触诊。急性乳腺炎时,乳房可有硬结、包块,且触痛明显。炎症表浅时,轻轻触及皮肤表面可感发热。此触诊方法可用于患者自我检查。需说明的是:自我检查时,最好站或坐在镜子面前,面对镜子对比观察两侧乳腺,尤其是乳腺炎早期疼痛症状不太明显,只出现乳房深部积乳,表现为深压痛时,自我检查有助于早期发现。急性乳腺炎初期乳房局部肿胀疼痛或有结块成脓,结块逐渐增大,局部疼痛拒按,伴同侧腋窝淋巴结肿大压痛。至第10天左右,结块变软,按之应指,若病位深在,需穿刺确诊。日久形成慢性迁延期炎症,表现为局部肿块韧硬不消,边界不清,形成"僵块"。②脉诊:初期脉弦或浮数,成脓期脉弦滑数。

2.实验室及辅助检查

(1)血常规检查初期白细胞计数一般正常,成脓期白细胞总数及中性粒细胞数增加。若并发脓毒败血症,白细胞总数常在 $16 \times 10^9/L$ 以上,中性粒细胞常达 0.85 以上。

（2）乳腺超声表现：①在炎性肿块上探查时，肿块边缘局部增厚，边界不十分清楚，但回声增强，加压探头时局部有压痛；②内部回声增强，但分布不均；③形成脓肿时，内部呈不均质的无回声区，但边界增厚而不光滑；④慢性炎症或脓肿液化不全时，内部可呈现不均质的光点或光团。

（3）乳腺高频钼靶X线摄片：乳腺组织由于炎性水肿，X线上表现为边界模糊的片状密度增高阴影，乳腺小梁结构模糊不清，皮肤增厚，皮下脂肪组织模糊，血管影增多增粗。各种异常变化在使用抗生素治疗后得到显著改善。

（4）B型超声检查：炎症区乳房组织增厚，内部回声较正常低，分布欠均匀。

（5）局部诊断性穿刺：对于急性乳腺炎是否已形成脓肿，尤其是深部脓肿，可行穿刺抽脓术，有助于确诊并判断脓肿位置。

（6）脓培养及药敏定量实验：脓液细菌培养及药敏试验有助于确定致病菌种类，从而有针对性地选择抗生素。

（7）组织学检查：①大体标本：乳腺肿大，红肿结块，切开后有时可见脓腔形成；②镜下标本：有明显乳管炎或间质性变化，有大量白细胞、淋巴细胞、浆细胞和组织细胞之炎性浸润，并可见吞噬活动，上皮及细胞变性、坏死、脱落、液化，同时见脓肿形成，腔内充满脓液，腔周见脓肿壁。

（五）中医辨证论治

1. 郁滞期　郁滞期为急性乳腺炎的早期阶段，以肝郁气滞证较为常见，乳房肿胀疼痛，结块或有或无，有压痛，皮色不红或微红，皮肤不热或微热，乳汁分泌不畅，全身症状不明显或伴有全身感觉不适，胸闷，烦躁易怒，食欲不佳，舌质淡红，苔薄白，脉弦。

（1）内治：主症包括乳汁分泌不畅，乳房肿胀疼痛，结块或有或无，皮色不红或微红，皮温不高或微高，可有形寒身热，口苦咽干，胸闷不舒，烦躁易怒，食纳不佳，舌质淡红或红，苔薄白或薄黄，脉弦。此期辨证属肝郁气滞。

治法：疏肝解郁，消肿通乳。

方药：瓜蒌牛蒡汤加减。全瓜蒌15 g，柴胡9 g，牛蒡子12 g，蒲公英

15 g,橘叶12 g,青皮9 g,丝瓜络12 g,鹿角霜10 g,赤芍12 g,每日1剂,水煎服。

方解:方中全瓜蒌、柴胡、牛蒡子为主药,取其疏肝解郁,清热通乳散结之效;青皮、橘叶与柴胡相伍,疏肝理气,气行则乳行,散结消肿;蒲公英、丝瓜络清热通络止痛,现代药理研究证明,蒲公英对金黄色葡萄球菌有良好抑制作用,为治疗急性乳腺炎之良药;鹿角霜药性偏温,配蒲公英以防寒凉过重使肿块难消,配全瓜蒌利气散结、温经通乳;赤芍和营消肿。全方共奏疏肝理气、通乳散结止痛之效。

加减:发热、恶寒、头痛者,加金银花15 g、连翘15 g以疏表邪通营卫;乳汁壅滞明显者,加漏芦12 g、王不留行15 g、路路通12 g以通乳络散积乳;胃热便秘者,加大黄6~10 g(后下)、玄明粉10 g(冲服)以通腑泄热;产后不哺乳或断乳后乳汁壅胀者,加山楂30~60 g、麦芽30~60 g以消滞回乳;伴乳房结块韧硬者,加穿山甲(代)10 g(先煎)、当归9 g以和营散结;气郁甚者,加川楝子12 g、枳壳12 g以理气解郁;热甚者,加黄芩10 g、生石膏30 g(先煎)以清肝胃蕴热;口渴者,加麦冬15 g、天花粉15 g以养阴生津止渴;产后恶露未尽者,加川芎9 g、益母草15 g以和营祛瘀。

(2)外治:①揉抓排乳法,肿块初起时,产妇可自行揉抓乳房排出积乳。本病关键的治疗原则是以通为用,以消为贵,尤贵早治。揉抓时呈放射状从乳房基底部向乳晕方向揉抓,使宿乳呈喷射状排出,以结块消失、乳房松软、淤乳排尽、疼痛明显减轻为度。实际操作中注意三不可:一者挤乳用力不可过大,按摩时动作要轻柔,先在肿块处做小圆周按摩使局部乳腺腺管松弛;二者每次挤乳时间不可过长;三者排乳次数不可过少,每日3~5次为宜。揉抓法采用了推拿手法中常用的揉法和拿捏法,作用于局部或循经治疗疏通乳络,促使乳管开放,内积乳汁得以外排,应用抹推法在患侧乳腺肿块部位进行推抹,使之消散,并取肝胃两经穴位进行按揉以清肝胃、通郁结。揉抓排乳法简单易行,患者易于接受,疗效显著,经济,无不良反应,不影响授乳,是治疗急性乳腺炎郁滞期行之有效的方法,优于单纯药物治疗,对提高母乳喂养和促进婴幼儿健康成长有积极作用。②大青膏外敷:大青膏是山东中医药大学附属医院自制剂,临床常用于治疗阳证疮疡,配合中药内服,效果显著。其用法为用盐水棉球轻擦伤口肿块周围皮肤,然后将适量药物均匀地摊涂在纱布上敷于肿块处,每日一次,以助清热散结消肿之功。③芒硝外敷:芒硝味辛苦,性大寒,入胃、大肠经,作用泻热通便、润燥软坚、清火消肿,用于外敷治疗急性哺乳期乳腺炎,疗效甚佳。具体方法:取芒硝100克化入适量热水内,患处热敷,每次15~20分钟,每日2~3次,多数病例均在一日内红、肿、热、痛现象消失。对于需要回乳的患者,可在排空乳汁后,用温毛巾擦拭双侧乳房,将1 000克芒硝分成4份,分别装入4只白色洁净薄棉袜内,装好后两两棉袜打结连在一起,这样便形成了2条宽约6 cm、长约35 cm的芒硝袋,分别将芒硝袋从乳房根部围绕双侧乳房一圈,外露乳头,用胶布固定,密切观察乳房及芒硝情况,下次奶胀后取下芒硝袋,排空乳房后继续外敷,一般4~6 h芒硝变硬,及时更换,持续外敷3~5天。④冰块冷敷:急性乳腺炎郁滞期肿块红肿热痛,可在外敷大青膏的同时佐以冰块冷敷。将冰块用棉垫包裹后,置于肿块正上方,冷敷1~2小时,每日1次。⑤乳头皲裂患者可局部应用龙珠软膏以清热解毒、消肿止痛、活血化瘀、去腐生肌。亦可用蛋黄油涂抹患处,具体方法为取熟鸡蛋黄1个,文火煎熬沥油,取油外涂裂处。

2.成脓期－胃热壅盛证　患乳肿块增大,皮肤红肿焮热,疼痛剧烈,如鸡啄样,患处拒按,肿块中央渐软,按之应指,惟寒壮热,口渴思饮,烦躁不安,尿短赤,便秘,部分患者见局部漫肿,发热,压痛明显,穿刺抽吸有脓,全身不适加剧,舌质红绛,苔黄腻或黄燥,脉滑数或洪数。

(1)内治:主症为患乳肿块增大,皮肤灼热,疼痛剧烈,拒按,肿块中央渐软,按之应指,兼见全身壮热憎寒,口干喜饮,烦躁不安,身痛骨楚,溲赤便秘。舌质红或红绛,苔黄腻或黄糙,脉滑数或洪。肿块穿刺有脓。此期辨证属胃热壅盛。

治法:清热解毒,托里排脓。

方药:瓜蒌牛蒡汤合透脓散加减。全瓜蒌20 g,穿山甲(代)12 g(先煎),皂角刺30 g,赤芍15 g,当归9 g,黄芪15 g,牛蒡子12 g,连翘12 g,蒲公英15 g,丝瓜络12 g,柴胡9 g,甘草6 g,每日1剂,水煎服。

方解:方中全瓜蒌清胃热通络,散结消痈肿,兼能通便导腑,疏通三焦,一药数用为主药;穿山甲(代)、皂角刺可直达病所,攻结聚之邪,溃坚破结,通络透脓;黄芪补气益卫,托毒排脓;当归、赤芍合用养血和营,使气血充足,可鼓营卫外发,透脓外泄,生肌长肉;牛蒡子、连翘、蒲公英清热解毒消痈;丝瓜络通络消肿;柴胡疏肝为引经药,且现代药理研究证明,柴胡皂苷有刺激肾上腺、促进肾上腺皮质功能及抗炎作用;甘草清热解毒,消痈愈疮,并能调和诸药。诸药共收清热解毒、托毒排脓之功。

加减:肿块较硬韧者,加浙贝母 12 g、莪术 12 g 以化痰祛瘀、软坚散结;疼痛剧烈者,加乳香 6 g、没药 6 g 以调理气血、通经止痛;脓液稀薄者,加党参 20 g、川芎 9 g 以健脾益气、和营托毒;口渴者,加芦根 30 g、天花粉 15 g,以养阴生津;烦躁不安、神识恍惚者,每日加服安宫牛黄丸 2 粒,分 2 次化服或加服紫雪丹 4.5 g 冲服;大便秘结者,加枳实 12 g、大黄 9 g(后下)以泻下通腑。

(2)外治:①穿刺抽脓,患者取平卧位,患乳皮肤常规消毒,在多普勒彩超引导下,选取脓肿波动明显处用 20 mL 空针抽吸脓液,并用拭子蘸取少量脓液送检药敏定量实验和一般细菌培养。②小切口置管低负压引流,患者取平卧位,患乳皮肤常规消毒,铺无菌洞巾,选脓肿波动最明显处行皮肤浸润麻醉。以乳头为中心取放射状切口或沿乳房下切迹做弧形切口,长度以能通过示指为度,一般不超过 3 cm,至皮下后以组织钳分离至脓腔表面,将钳尖插入脓腔撑开引流,一般无须挤压,腔内脓液即可顺势排出。用示指自切口伸入,探查病变范围,寻找深层或相连的脓腔,将炎症侵犯的纤维隔打开,清除固态坏死组织,在切口下形成贯通的腔隙。根据脓腔大小选用橡胶引流管或静脉输液管,剪侧口后置入脓腔底部,引流管外口接 60 mL 注射器或引流瓶,管长以能方便携带为度。丝线间断缝合切口,并固定引流管,无菌纱布包扎切口,隔日更换。病变范围较大时,用纱布垫加压后以绷带行"8"字包扎。将外接注射器或引流瓶调至负压状态。每日观察引流情况,引流液转成黄色浆液且每日少于 5 mL 后拔除引流管,患处加压包扎,直至切口愈合拆线。同时患者服透脓汤(药物组成:蒲公英 30 g,金银花 30 g,连翘 15 g,生黄芪 15 g,当归 10 g,柴胡 10 g,

黄芩 10 g,皂角刺 10 g,穿山甲 6 g,川芎 6 g),水煎服,日 1 剂。

3.溃后期-正虚毒恋证 溃破出脓后,一般寒热渐退,肿消痛减,逐渐向愈。若溃后脓出不畅,肿势不消,疼痛不减,身热不退,此可出现袋脓现象或脓液波及其他乳囊形成传囊乳痈。有时可见乳汁从疮口溢出或脓水清稀,收口缓慢。至断奶后方收口。

(1)内治:主症为溃后或切开排脓后,一般寒热渐退,肿消痛减,疮口逐渐愈合。若溃后脓出不畅,肿块不消,疼痛不减,身热不退,则已出现袋脓现象,若脓液侵及其他腺叶,则成传囊乳痈;有时可见乳汁从疮口溢出或脓水清稀,形成乳漏,收口缓慢。此期辨证属气血两虚,余毒未清。

治法:益气养血,和营托毒。

方药:托里消毒散加减。黄芪 30 g,党参 12 g,白术 12 g,茯苓 15 g,当归 9 g,川芎 9 g,穿山甲(代)10 g(先煎),皂角刺 30 g,蒲公英 15 g,白芷 9 g,甘草 6 g。每日 1~2 剂,水煎服。

方解:方中黄芪、党参、白术、茯苓、当归、川芎益气健脾,养血活血,透脓托毒;穿山甲(代)、皂角刺、白芷合用起溃坚破结、消肿透脓之功;蒲公英清热解毒;甘草调和诸药。全方合用,共收益气和营托毒、煨脓长肉之功。

加减:溃后结块疼痛者,加王不留行 12 g、忍冬藤 15 g 以通络清余热;头晕乏力者,加红枣 15 g、鸡血藤 30 g 以健脾益气养血;不思饮食者,加炒神曲 15 g、厚朴 12 g 以行气消滞开胃;便溏者,加怀山药 12 g、炒扁豆 12 g 以健脾祛湿;腰膝酸软者,加杜仲 12 g、续断 12 g 以益肾壮腰。

(2)外治法:复方黄柏液涂剂主要成分为连翘、黄柏、金银花、蒲公英、蜈蚣,具有清热解毒、消肿祛腐之功效,治疗外伤感染功效甚佳。对于急性乳腺炎溃后期患者,每日行创面换药时,可用复方黄柏液反复冲洗创面,大黄油砂覆盖后包扎,以消肿祛腐,促进创面愈合。

(六)其他疗法

1.耳穴压豆 耳穴贴压法是采用王不留行、磁珠为药子(亦称药豆)在耳穴上用胶布准确地粘贴于耳穴处,给予适度的揉、按、捏、压,使其产生酸、麻、胀、痛等刺激感应,以达到治病目的的一种治疗法,又称耳郭穴区压迫疗法、耳穴压豆法、耳穴点压法等。本法可通过刺激耳穴经络发挥治疗作用。本法能较长时间地对穴位进行刺激,也可及时调整。方法简便,疗效确切,且无损伤等不良反应。急性乳腺炎患者常见取穴为胸椎、膈、内分泌、三焦、脾。

2.红外线理疗　乳腺病治疗仪发出的生物电刺激波通过穴位和神经末梢把生物电信号传至脑垂体,并使血管平滑肌、淋巴管等产生节律性的收缩和舒张。治疗仪发出的红外光加速局部血液循环,很快可达到活血化瘀、软坚散结、消肿止痛的作用。

(七)经典医案

刘某,女,25岁。主诉左乳肿痛8天。现病史:患者断奶2个月余,发现左乳肿块8天,伴红肿疼痛,弥漫成片块状,静脉滴注甲硝唑、左氧氟沙星后疼痛缓解,肿块缩小,为求中医药调理,今来诊。现患者左乳肿块约核桃大小,无痛,纳眠可,二便调。既往体健,月经正常,无肿瘤遗传病史。神色可,无异常气味,舌红,苔黄,脉弦数。双乳对称饱满,左乳头凹陷,左乳内侧可及约5 cm×5 cm片状肿块,不规则,边界不清,质韧,局部皮色红,压痛(-)。辅助检查暂缺。中医诊断为乳痈。中医证候诊断为郁滞期。西医诊断为急性乳腺炎。治法为疏肝清热,通乳和营,散结消肿。方药为柴胡9 g,金银花30 g,连翘15 g,蒲公英30 g,赤芍15 g,浙贝母9 g,夏枯草15 g,小蓟15 g,黄芩12 g,苦参9 g,甘草6 g,败酱草12 g,水煎服,日1剂。

二诊:自诉左乳肿块较前缩小变软,疼痛缓解,服上方无不适症状。处方:原方加半枝莲15 g,继服15剂。

三诊:左乳肿块明显缩小,疼痛感基本消失。查体:左乳内侧近乳晕处触及片块样增厚区,范围约2 cm×2 cm,右乳未及异常。处方:柴胡9 g,金银花30 g,连翘15 g,蒲公英30 g,赤芍15 g,浙贝母9 g,夏枯草20 g,牡蛎15 g,僵蚕9 g,当归15 g,没药9 g,桃仁9 g,红花9 g,陈皮12 g,橘核15 g,甘草6 g

按语:本病多见于产后哺乳期妇女,尤以初产妇多见,常发于产后3~4周,中医称为乳痈。本病初起患乳肿胀疼痛,乳汁排泄不畅,肿块或有或无,严重者肿痛加剧,皮色变红或焮热,按之中软有波动感,同侧腋窝淋巴结肿大,伴有恶寒、发热、头身痛、苔黄、脉弦数或洪数、白细胞增高等,可形成"传囊之变"或"乳漏"等并发症。故其治疗关键在于早期发现、早期治疗、早期防变,"以消为贵"。早期治疗以"通"为主,切忌过用寒凉之药。"通"能排除淤积乳汁,使邪热随乳排出,肿消痛止,疏肝理气以消肝气郁结,和营以散瘀滞,通下以泄胃热,达肝舒郁散热,使胃热消除,气血调和,乳汁通畅,肿块消散而愈。

二、浆细胞性乳腺炎

浆细胞性乳腺炎(plasma cell mastitis,PCM)又称乳腺导管扩张症(mammary duct ectasia,MDE),是一种多发于哺乳期女性的以乳腺导管扩张和浆细胞浸润为病变基础的慢性非细菌性乳腺炎症。据国内外报道,其发病率占乳腺良性疾病的 1.41% ~5.36%,临床上反复发作,经久难愈。因其病因不明,临床表现复杂多变,极易与乳腺癌相混淆,误诊率可高达 56.9% ~73.1%。

PCM 多发生于 30~40 岁左右的非哺乳期妇女,常以乳房肿块、乳头溢液为首次就诊症状,且多数为惟一体征。肿块多位于乳晕深部,急性期较大,亚急性期及慢性期缩小成硬结,乳头溢液多为淡黄色浆液性,血性溢液少见,可有同侧腋窝淋巴结肿大,质软、压痛明显,其炎症反应也可导致乳头回缩和乳晕区皮肤橘皮样变,后期尚可出现肿块软化而成脓肿,久治不愈者形成通向乳管开口的瘘管。

浆细胞性乳腺炎的西医治疗多以手术为主,主要的手术方式有:①乳管切除术,适应证为单纯乳头溢液或乳晕下大乳管扩张。将引导丝放入溢液量较大的主导管内,采用放射状切口,楔形切除溢液导管和所属乳晕下腺体组织。②乳腺区段切除术,适用于较大的炎性肿块或肿块局部切除复发。采用放射状切口,切除炎性包块及周围至少0.5 cm正常组织。③病灶切除联合乳头整形术,适应证为 PCM 乳晕旁小脓肿、瘘管合并乳头凹陷、内翻。采用乳晕弧形切口,切除主导管病灶、乳头外翻整形,效果满意。④乳房单纯切除术,适用于久治不愈的多发性瘘管或伴有乳房严重变形者。可采用乳晕区小切口,尽量保留乳房的皮肤,为乳房再造创造机会。⑤乳房皮下切除＋假体植入Ⅰ期乳房再造,适用于乳晕区小肿块或非乳晕区炎性肿块切除致乳房变形，患者要求保留乳头、乳晕并乳房重建者。

近年来中医中药在浆细胞性乳腺炎的治疗中起到了重要的作用，且具有疗效好、损伤范围小、痛苦少、复发率低等优点。宋爱莉教授在临床上采取中西医结合的治疗方式，运用中草药内服及中医外治方法控制患者病情，待病情稳定后，根据患者病情特点，采取相应的手术方式，在完整切除病灶的同时，尽可能减少对正常组织的损伤，维持乳房外形，保留正常生理功能。术后运用疏肝清胃、托里透脓、益气扶正、去腐生肌等中药促进伤口愈合，防止术后并发症，临床上取得了显著的效果，现将其经验整理如下。

（一）病因病机

本病主要是由于先天不足、七情内伤、冲任失调、外感邪实所致。先天不足，乳头凹陷或畸形，致乳络不畅，气血瘀滞，结聚成块；七情内伤，肝郁气滞，乳络失疏或肝郁脾虚，湿浊内蕴，阻于乳络，久结成块；冲任失调，乳络失和，湿浊内阻，日久成块；外感邪实，湿热相蒸，热腐成脓，溃后成瘘。

1. 先天不足，本虚标实　浆细胞性乳腺炎多见于乳头凹陷者，乳头凹陷以先天性居多。浆细胞性乳腺炎在乳腺导管扩张的基础上形成，可见于未婚女性，不一定与哺乳有关，但与机体差异有关，乳腺管形成于先天，先天不足（如乳腺芽残存等）、后天失调（由于内分泌失调等因素致乳腺发育异常）是本病发生的重要因素，中医发病学认为"邪之所凑，其气必虚"。浆细胞性乳腺炎的发生与禀赋不足关系密切，这是本病本虚的一面。本病的形成，尚与七情内伤、冲任失调、外感邪实等因素相关，肝郁气滞，营血不从或冲任失调，气血运行失畅，气血瘀滞，凝聚成块，郁久化热，蒸酿肉腐而为脓肿，这是其标实的一面。

2. 病变为实，当属阴证　从临床表现看，浆细胞性乳腺炎一般以局部症状为主，表现为乳头溢液，可扪及扩张的乳导管、乳晕部肿块、软化后溃破等，有形邪实显而易见。中医学认为辨证是认识和治疗疾病的前提及依据，阴阳辨证是辨别疾病性质的总纲领。《素问·阴阳应象大论》云：

"善诊者,察色按脉,先别阴阳。"指出了证候虽然复杂多变,但总不外阴阳两大类别。阴阳又是八纲辨证的总纲,用以统括其余的六个方面,即表、热、实证属阳证,里、寒、虚证属阴证。浆细胞性乳腺炎虽为实证,然而根据外科疾病辨阴阳的要点,发病急者为阳,缓者为阴;病位浅表为阳,深及筋骨为阴;皮色红赤为阳,皮色不变为阴;皮温灼热为阳,不热或微热为阴;肿形高起为阳,平坦下陷为阴;疼痛剧烈为阳,不痛、隐痛为阴;溃后脓液稠厚为阳,稀薄为阴;病程短为阳,病程长为阴;阳证易消、易溃、易敛,阴证难消、难溃、难敛。对照本病的临床症状,浆细胞性乳腺炎以属阴者为多。诚然,本病在发病过程中亦可见局部皮肤潮红,甚者扪之灼热,全身发热等阳证症状,但这一过程非常短暂,脓肿切开引流后很快消退,而创面却久不愈合或反复溃破。对本病的治疗,肿块期用温阳化痰的阳和汤有效。

3.病位在乳腺,与肝胃有关 中医认为:"女子乳头属肝,乳房属胃。男子乳头属肝,乳房属肾。"肝主疏泄,与情志活动密切相关,肝失疏泄,气机不调,就可引起情志异常变化。肝主疏泄,不仅可以调畅气机,协助脾胃之气升降,还可以调节乳汁分泌,肝郁失疏,乳络失畅,肝郁脾虚,脾失健运,湿浊内蕴,阻于乳络,久聚成块。足阳明胃经起于鼻,上交巅中,旁纳太阳之脉,下循鼻外,入上齿中,还出挟口,环唇,下交承浆,却循颐后下廉,出大迎,循颊车,上耳前,从大迎前下至人迎,沿喉咙向下后行到大椎,折向前行,入缺盆,下膈,属胃,络脾。其支者,从缺盆下乳内廉,下挟脐,入气街中。乳房属胃,胃为"水谷之海",主受纳、腐熟水谷,胃失和降,传化失司,郁滞胃中,久蕴生浊,循经上犯,乳络受之,引发乳病。因此浆细胞性乳腺炎病位在乳腺,与肝胃二经关系密切。

(二)治疗

元代朱丹溪在《丹溪心法》中曰:"于初起时,便须忍痛,揉令稍软,吮令汁透,自可消散,失此不治,必成痈疖。治法疏厥阴之滞,以青皮清阳明之热,细研石膏行污浊之血,以生甘草之节消肿导毒,以瓜蒌或加没药、青橘叶、皂角刺、金银花、当归,或汤或散、或加减,随意消息,然须少酒佐之。若加以艾火两三壮于肿处,其效尤捷。"冯楚瞻在《锦囊》中曰:"治之之法,凡初起寒热焮痛,即发表散邪,疏肝清胃,速下乳汁,导其壅塞,则病可愈,若不散则易成脓,宜用托里,若溃后肌肉不生,脓水清稀,宜补脾胃;若脓出反痛,恶寒发热,宜调荣卫,若晡热焮肿作痛,宜补阴血,若食少作呕,宜补胃气,切戒清凉解毒,反伤脾胃也。"又曰:"风热结泊于乳房之间,血脉凝泣,焮痛胀溃,稠脓涌出,此属胆胃热毒,气血壅滞,又名乳痈,为易治。用青皮疏厥阴之滞,石膏清阳明之势,甘草节解毒而行污浊之血,荆防散风而兼助药达表,瓜蒌、没药、青橘叶、皂刺、银花、土贝母、当归及酒佐之,无非疏肝和血解毒而已。加艾隔蒜灸二三十壮,于痛处最效,切忌刀针,伤筋溃脉,为害不小。"

1. 肿块初起 浆细胞性乳腺炎常常以乳头溢液为初期表现,常有乳头凹陷或乳头皲裂,哺乳时感觉乳头刺痛,伴有乳汁郁积不畅或结块,有时可有两条甚至多条乳管阻塞不通,继而乳房局部肿胀疼痛,结块或有或无,伴压痛,皮色不变或微红,皮肤不热或微热。也有以乳晕部肿块为始发症状者,肿块常向某一象限伸展,质硬,形状不规则,边界欠清,可持续静止在肿块期数月或数年,全身症状不明显或伴有全身感觉不舒,恶寒发热,胸闷头痛,烦躁易怒,食欲不振,大便干结。如清《疡科心得集》中所述:"始时疼痛坚硬,乳汁不出,渐至皮肤焮肿,寒热往来,则痛成而内脓作矣。"

辨证分型:肝郁气滞证。

症状:乳房肿胀疼痛,乳汁分泌不畅,淤积结块,或有或无,形寒身热和(或)口苦咽干,胸闷不舒,烦躁易怒,皮色不变或微红,皮温不高或微高,食纳不佳,伴有恶寒发热,头痛,周身酸楚,口渴,便秘。舌质淡红或红,苔薄白或薄黄,脉弦或数。

治则治法:疏肝解郁,通乳消肿。

方药:瓜蒌牛蒡汤加减。全瓜蒌 15 g,柴胡 9 g,牛蒡子 12 g,蒲公英 15 g,橘叶 12 个,青皮 9 g,丝瓜络 12 g,鹿角霜 10 g,赤芍 12 g。每日 1 剂,水煎服。

方解:方中全瓜蒌、柴胡、牛蒡子为主药,取其疏肝解郁、清热通乳散结之效;青皮、橘叶与柴胡相伍,疏肝理气,气行则乳行,辅助散结消肿;蒲公英、丝瓜络清热通络止痛,现代药理研究证明,蒲公英对金黄色葡萄球菌有良好抑制作用,为治疗急性乳腺炎之良药;鹿角霜药性偏温,配蒲公英以防寒凉过重使肿块难消,配全瓜蒌利气散结、温经通乳,赤芍和营消肿。诸药共奏疏肝理气、通乳散结止痛之效。

加减:发热、恶寒、头痛者,加金银花15 g、连翘15 g以疏表邪通营卫;乳汁壅滞明显者,加漏芦12 g、王不留行15 g、路路通12 g以通乳络散积乳;胃热便秘者,加大黄6～10 g(后下)、玄明粉10 g(冲服)以通腑泄热;产后不哺乳或断乳后乳汁壅胀者,加山楂30～60 g、麦芽30～60 g以消滞回乳;伴乳房结块韧硬者,加穿山甲10 g(先煎)、当归9 g以和营散结;气郁甚者,加川楝子12 g、枳壳12 g以理气解郁;热甚者,加黄芩10 g、生石膏30 g(先煎)以清肝胃蕴热;口渴者,加麦冬15 g、天花粉15 g以养阴生津止渴;产后恶露未尽者,加川芎9 g、益母草15 g以和营祛瘀。

外治法:乳房按摩,适用于乳汁淤积不通而无炎症者。术前在患者患乳涂上少许液体石蜡或凡士林,然后用五指由乳房四周轻轻向乳头方向按摩,不要挤压或旋转按压,在按摩的同时,结合手指轻轻提乳头数次,以扩张乳头的输乳管,使淤积的乳汁不断地从乳孔射出。按摩前先用蒲公英、薄荷各30 g,橘叶20 g,煮水热敷20分钟,效果更好。外敷药物用于乳房炎症早期。肿块明显,热而微红者,用金黄膏;红肿热痛明显者,可用仙人掌90 g、白矾10 g,捣烂外敷;乳汁过多胀痛者,用芒硝250 g,装纱袋内敷患乳,待乳汁减少后停用。

2. 肿块期　此期肿块局部皮肤潮红,疼痛明显,肿块局部触之有波动感,伴有身热。患乳肿块不消或逐渐增大,局部疼痛加重或有波动性疼痛,甚至持续性剧烈疼痛,触痛明显,皮色红,皮肤灼热,并有壮热不退,口渴思饮,口苦咽干,恶心厌食,小便短赤,大便秘结,全身骨节酸痛,头痛,同侧腋窝淋巴结肿大压痛。日久则乳房肿块中央渐渐变软,按之应指有波动感,局部红肿发热,压痛明显,穿刺抽吸有脓液,有时脓液可从乳窍中流出,全身症状加剧。

辨证分型:胃热壅盛。

症状:肿块增大,疼痛剧烈,皮肤焮红灼热,肿块变软,按之应指,全身壮热憎寒,口干喜饮,溲赤便秘。皮肤灼热,患处拒按,烦躁不安或全身疼痛,乳头挤压可有脓液溢出,舌质红或红绛,苔黄腻或黄糙,脉滑数或洪大。

治则治法:清热解毒,托里排脓。

方药:瓜蒌牛蒡汤合透脓散加减。全瓜蒌20 g,穿山甲(代)12 g(先煎),赤芍15 g,生黄芪15 g,当归9 g,皂角刺30 g,牛蒡子12 g,连翘12 g,蒲公英15 g,丝瓜络12 g,柴胡9 g,甘草6 g。每日1剂,水煎服。

方解:方中全瓜蒌为主药,功能清胃热通络,散结消痈肿,兼能通便导腑,疏通三焦;穿山甲、皂角刺可直达病所,攻结聚之邪,溃坚破结,通络透脓;黄芪益卫补气,托毒排脓;当归、赤芍合用养血和营,使气血充足,可鼓营卫外发,透脓外泄,生肌长肉;牛蒡子、连翘、蒲公英清热解毒消痈;丝瓜络通络消肿;柴胡疏肝为引药,且现代药理研究证明,柴胡皂苷可促进肾上腺皮质功能,因而有显著的抗炎作用;甘草清热解毒,消痈愈疮,并能调和诸药。全方共奏清热解毒、托毒排脓之功。

加减:肿块较硬韧者,加浙贝母12 g、莪术12 g以化痰祛瘀、软坚散结;疼痛剧烈者,加乳香6 g、没药6 g以调理气血、通经止痛;脓液稀薄者,加党参20 g、川芎9 g以健脾益气、和营托毒;口渴者,加天花粉15 g、鲜芦根30 g以养阴生津;烦躁不安、神识恍惚者,每日加服安宫牛黄丸2粒,分2次化服或加服紫雪丹4.5 g,冲服;大便秘结者,加枳实12 g、大黄9 g(后下)以泻下通腑。

外治法:脓肿成熟时,应在波动感及压痛最明显处及时切开排脓。切口应按乳络方向并与脓腔基底大小一致,切口位置应选择脓肿稍低的部位,使引流通畅而不致形成袋脓,应避免手术损伤乳络形成乳漏。若脓肿小而浅,可用针吸穿刺抽脓,并外敷金黄膏。

3.瘘管期　炎症未能得以控制,肿块液化成脓,甚则皮肤破溃。当急性脓肿成熟时,可自行破溃出脓,手术切开排脓。若脓出通畅,则局部肿消痛减、寒热渐退,疮口逐渐愈合,若溃后脓出不畅,肿势不消,疼痛不减,身热不退,可能形成袋脓或脓液波及其他乳络形成传囊乳痈。亦有溃后乳汁从疮口溢出,久治不愈,形成乳漏者。

辨证分型:正虚毒恋。

症状:溃脓后乳房肿痛虽减,但疮口脓出不畅或脓水清稀,愈合缓慢;乳汁从疮口溢出,形成乳漏;全身乏力,面色少华,低热不退,饮食减少,肿块不消,疼痛不减,舌淡苔薄,脉弱无力。

治法:益气养阴,和营托毒。

方药:托里消毒散加减。生黄芪30 g,党参12 g,川芎9 g,白术12 g,茯苓15 g,当归9 g,穿山甲(代)10 g(先煎),皂角刺30 g,蒲公英15 g,白芷9 g,甘草6 g。每日1~2剂,水煎服。

方解:方中黄芪、党参、白术、茯苓、当归和川芎益气健脾,养血活血,透脓托毒;穿山甲、皂角刺、白芷合用起溃坚破结、消肿透脓之功;蒲公英清热解毒;甘草调和诸药。全方合用,共奏益气和营托毒、煨脓长肉之功。

加减:溃后结块疼痛者,加王不留行12 g、忍冬藤15 g以通络清余热;头晕乏力者,加红枣15 g、鸡血藤30 g以健脾益气养血;不思饮食者,加炒神曲15 g、厚朴12 g以行气消滞开胃;便溏者,加怀山药12 g、炒扁豆12 g以健脾祛湿;腰膝酸软者,加杜仲12 g、续断12 g以益肾壮腰。

外治法:切开或针刺排脓后,用八二丹或九一丹提脓拔毒,并用药线引流,外敷金黄膏。待脓净仅有黄稠滋水时,改用生肌散收口,并可用红油膏盖贴。若有袋脓现象,可在脓腔下方用垫棉法加压,使脓液不致潴留,若有乳汁从疮口溢出,可在患侧用垫棉法束紧,促进愈合,若成传囊乳痈,也可在疮口一侧用垫棉法加压,橡皮膏固定,常可避免手术。当脓毒不能顺利排泄时,则需在传囊乳痈部位按之应指处另做一辅助切口;形成乳房窦道者,可先用五五丹药捻插入窦道以腐蚀管壁,至脓净改用生肌散、红油膏盖贴直至愈合。

三、肉芽肿性乳腺炎

肉芽肿性乳腺炎(granulomatous mastitis,GM)又称肉芽肿性小叶性乳腺炎(GLM)、哺乳后瘤样肉芽肿性乳腺炎、乳腺瘤样肉芽肿、特发性肉芽肿性乳腺炎等,是一类以肉芽肿为主要病理特征的临床较为少见的乳腺慢性炎症性疾病,占乳腺良性病变的1.8%,1972年Kessler首先报道此病名,得到多数学者的认可。国内最早在1986年由马国华报道了6例。本病多以非由细菌感染的以乳腺小叶单位为中心的非干酪样坏死的肉芽肿性病变为特征,其病因和发病机制尚不明确,且近年发病率呈上升趋势。

（一）临床表现

肉芽肿性乳腺炎好发于经产妇女,多有哺乳经历,临床表现不典型,大多数以局部肿块为主要症状。以单侧乳腺发病多见,少数为双侧发病,病变常位于乳晕区外及乳腺周边象限,少数位于乳晕区。本病以外上象限为多见,肿块大者可累及整个乳房。初起肿块不痛或微痛,表面皮肤不红或微红,肿块质硬,很少伴有恶寒发热等全身症状。此期如切除肿块,可见肿块与正常乳腺组织界限尚清或不清,独立或呈分叶状,此期易误诊为乳腺癌。

一般病程较短,肿块常于短期内迅速增大,如不治疗常反复发作,随着病程渐长,肿块可累及多个象限,边界不清,表面不光滑,可与皮肤或周围组织粘连,局部皮肤可出现红肿,疼痛增加或有波动感,可伴有同侧腋窝淋巴结肿大,少数可伴有发热,此期切开后往往有多个贯通脓腔存在,脓腔中可见鱼肉样腐肉;若不及时治疗,短期内出现的乳房脓肿可自行溃破,形成窦道,经久不愈,与乳腺结核表现相似。

（二）病因病机

肉芽肿性乳腺炎在中医学中没有明确的记载,因其发病初期以乳房疼痛性肿块为主,中期肉腐成脓,后期破溃渐成瘘管的临床特点,将其归属于乳痈、乳漏范畴。明代周文采《外科集验方·乳痈论》曰:"夫乳痈者,内攻毒气,外感风邪,灌于血脉之间,发在乳房之内,渐成肿硬,血凝气滞或乳汁宿留,久而不散结成痈疽。"清代祁坤《外科大成·卷二·乳发乳漏》曰:"未成形者消之,已成形者托之,内有脓者针之,以免遍溃;诸囊为害,防损囊隔,致难收敛。"清代邹岳在《外科真诠》中提到:"乳房烂孔,时流清水,久而不愈,甚则乳汁从孔流出,因先患乳痈,耽误失治所致,亦有乳痈脓未透时,医者针伤囊隔所致者。"清代顾世澄在《疡医大全·卷之二十·乳痈门主论》中引胡公弼论曰:"妇人乳有十二穰,始生乳痈,只患一穰,脓血出尽,又患一穰,逐穰轮流,伤至七穰,即传次乳,次乳患遍,则危而不救者多矣。"

宋爱莉教授综合古代文献分析,确定本病多因饮食不节、情志不畅、乳汁淤积、外感六淫邪毒、冲任失调而发,以肝郁气滞、热毒凝结、气阴亏虚为主要病机。初起以肝郁脾虚痰凝为主要病机,女子乳头属足厥阴肝经,主疏泄,调节乳汁分泌,肝气郁结,失条达之性,气血津液输布失常,则化痰成湿;素体脾虚形肥,脾胃失于运化,痰湿内阻,结于乳络,则成乳房结块;肝郁日久,郁而化热,热毒凝结或阴虚火旺,灼津成痰,痰火互结,热盛肉腐成脓,形成脓肿;日久灼津耗气,气阴亏虚,无力脱毒生肌,余毒留滞,则脓肿破溃,脓水淋漓,久难收口,形成乳漏,迁延难愈。其主要病理因素可归结为"虚、瘀、痰、湿、火"。

现代医学对肉芽肿性乳腺炎的核心发病机制尚不明确,多数学者认为其发病可能与以下几种因素相关。

(1)自身免疫反应:肉芽肿性乳腺炎组织学变化与肉芽肿性甲状腺炎、肉芽肿性睾丸炎相似,因此 Kessler 提出,此病应属于器官特异性自身免疫疾病。Hovanessian 提出此病可能与导管分泌的蛋白质物质产生的自身免疫反应相关。GLM 的免疫假说被广泛关注和认可,主要基于以下三点:①本病对激素和免疫抑制剂治疗具有较高的敏感性,手术治疗后复发者对激素治疗仍有较高的反应率;②部分患者合并有乳房外受侵表现,如结节性红斑、关节炎等;③免疫组化研究证实 T 淋巴细胞优势。

(2)炎症:感染、创伤、各种理化刺激引发炎症,进而引起导管上皮的损坏,腔内容物进入小叶的间质而引起肉芽肿反应,继而对小叶结构造成破坏。Fletcher 认为,多数患者有乳腺皮肤感染史,病变中可见微脓肿,上皮样细胞及异物反应。任兴昌等报道,本病 PAS 染色显示腺泡及导管内均可见阳性的均质状物质,由此推测这些物质可能引起局部炎症反应,导致肉芽肿的形成。

(3)局部免疫现象及超敏反应:Brown 等推测认为此病是产后残留的乳汁及脂肪、蛋白质所致的局部免疫现象和超敏反应,由于导管内乳汁及角化上皮逆向进入小叶间质内引起。

(4)避孕药诱发:Murthy 等认为药物导致乳腺组织分泌旺盛,导管或腺泡上皮出现化生、变性,并脱落入管腔内分解破坏,作为化学物质进入周围间质,引起慢性肉芽肿反应。但张祥盛总结文献报道发现,仅有少数病例有口服避孕药史,且口服者并非完全引起乳腺肉芽肿反应,因此推测口服避孕药并非本病的主要致病因素。

(5)感染因素:近年来,英国、法国、意大利、新西兰和美国相继有肉芽肿性乳腺炎合并棒状杆菌感染的病例报道,提示这种皮肤内生的革兰阳性杆菌可能与肉芽肿性乳腺炎发病有关。此外,有学者认为本病还与霉菌和放线菌感染有关。

(6)其他因素:Fletcher 认为该病与机体内激素水平失衡,例如高泌乳素血症有关。

(三)诊断

肉芽肿性乳腺炎在中医学中没有明确的记载,因其发病初期以乳房疼痛性肿块为主,中期肉腐成脓,后期破溃渐成瘘管的临床特点,将其归属于乳痈、乳漏范畴。初起多见乳房肿块,但多漫肿不高,似阳证而又不甚焮热肿痛,似阴证而又不甚木硬平塌;微红微热,不肿而实,似热非热,虽肿而虚,痛而无脓或少脓,肿不易消,不易溃脓或溃后仍痛,疮口闭合迟缓;可有阶段性改变,转阳或转阴,病情复杂、缠绵、易反复。

肉芽肿性乳腺炎的主要临床特征有以下几点。①年龄:好发于经产妇女,多有哺乳经历,平均年龄34.6岁;②部位:病变常位于单侧,除乳晕区外其他乳腺部位均可发生,但以外上象限为多见,肿块大者可累及整个乳房;③表现:肿块,不痛或微痛,表面皮肤不红或微红,质硬,边界不清,常与皮肤或周围组织粘连,并伴同侧腋窝淋巴结肿大,但很少有发热等全身症状;④病程:短,肿块常于短期内迅速增大,如不治疗常反复发作;⑤诱因:部分患者有外伤、感染或应用雌激素药物史;⑥并发症:溃疡或瘘道形成;⑦可伴有患侧腋下淋巴结肿大,部分患者可有肢体结节性红斑、皮疹、发热、咳嗽等全身症状。

典型肉芽肿性乳腺炎的乳腺超声表现可见数目不等的散在多形态小液腔内有不规则强回声反射,压之有流动感,有流沙样回声。也有文献指出,肉芽肿性乳腺炎声像图可分为3种类型:管样型,表现为不均质低回声内可见较多更低回声管道延续;团块型,表现为不均质低回声团块周边以分叶和成角为主,且部分团块内部可见小液暗区;弥漫型,表现为大片状腺体回声紊乱区,累及两个以上象限,无明显占位效应。而 CDFI 在不均质低回声内部常可探及血流信号,但血供并不十分丰富。

郑石芳等指出,该病的发病部位以乳晕下居多。乳腺病灶的特点为多数肿物边缘不清,可见分叶状。X 线表现多样,病灶的密度大多数表现为等密度或稍高于腺体密度。Josep 等认为在致密型乳腺的钼靶片中较难发现病灶,可表现为边缘不清的肿块,部分可见毛刺或分叶状及不规则状,与乳腺癌的表现十分相似,鉴别困难。黄学菁等研究认为 GIM 的 MRI 表现有一定特征,在范围较大的炎症区域内伴多发脓肿、导管征,病灶向后可累及乳腺后间隙,并能发现跳跃性分布的炎症病灶,可很好地指导临床诊治。杨绮华等认为,GM 的磁共振表现多样,大体分为两种。第一种是呈肿块样表现,边界相对清楚、光整,大部分形状规则,部分也可为不规则肿块,增强后可为环形强化、明显强化或者均匀中等强化,其中以环形强化多见;另一种呈非肿块样表现,边界模糊,乳腺实质变形,病灶分布可为节段性、沿导管分布或者区域性,增强后大部分可为均匀或不均匀强化,且两者比例相当,部分可呈现葡萄串样环形强化,提示病灶内微脓肿的形成。本病与部分类型乳腺癌的 MRI 图像较类似,应注意鉴别,但由于超声的操作者依赖性强,而且对于病变范围的评估准确性不如磁共振,所以无论对于疾病诊断还是病变术前评估,磁共振均优于超声。

本病的钼靶 X 线表现与彩超相似,表现多样。郑石芳等研究显示,本病钼靶影像可为片状或结节状,不规则,部分呈椭圆形。大多数病灶为等密度或稍高于腺体密度,边缘多数不清,可有长毛刺或索条状影。其中在致密型乳腺中常比较难发现病灶,可表现为边缘不清的肿块,部分可见毛刺或分叶状及不规则状,与炎性乳腺癌的表现十分相似。赵弘等将本病的钼靶表现归为四类:①肿块呈非对称性局限致密影;②肿块呈局限结构扭曲;③孤立高密度影(结节呈分叶状,大部分边缘光滑,部分模糊);④局部皮肤增厚,脂肪层混浊。以上四类均无明显钙化。从本课题研究结果来看,由于大部分为脓肿期和溃破期患者,钼靶检查并不方便,故很多并未做钼靶检查;肿块期患者较少,其 X 线表现也没有比较强的代表性。笔者认为其对于 GM 的诊断及肿块期 GM 鉴别诊断的意义有待进一步研究。

关于肉芽肿性乳腺炎的 MRI 检查临床较少应用,报道少见。杨绮华等在分析 1 例磁共振误诊病例中发现,患乳内可见团片状异常信号影,边界不清,T2WI 呈偏高信号,其内可见多发类圆形更高信号灶,T1WI 呈等信号,其内可见多发类圆形低信号灶。DWI 可见患乳病灶呈高信号,其内可见多发类圆形更高信号灶。动态增强的时间－信号曲线呈现速升平台型改变,动态增强的最后一期病灶较明显不均匀强化,其内可见多发环形强化区域并中央不强化区。由此得出结论,肉芽肿性乳腺炎术前磁共振诊断较难,而且极易与乳腺癌相混淆,但由于超声对于操作者的依赖性强,对于病变范围准确性的评估不如磁共振,所以对于病变术前评估,磁共振在一定程度上要优于超声。郝亮等通过将 GM 与三阴性乳腺癌的 MRI 影像学图像对比发现,TNBC 与 GM 在 MR 上的图像均可表现为环形强化的肿块,压脂 T2WI 序列肿块内均可出现超高信号,但通过仔细观察,两者在病灶部位、边缘、压脂 T2WI 序列上的肿块周边信号、强化方式及 TIC 类型等方面有比较细微的差别。不能单纯依靠病灶的影像学特征来判断疾病的良恶性。

实验室检查无特异性指标可用于诊断及鉴别诊断;急性期查血常规可提示白细胞及中性粒细胞升高,慢性迁延期可降至正常;血沉、CRP 等炎症指标在急性期往往升高。免疫、自免等检查较少出现阳性结果。

病理是诊断本病的"金标准",取材方法推荐超声引导下行空芯针穿刺活检,不建议行细针穿刺细胞学检查。特征性表现为以乳腺小叶为中心的非干酪样坏死性肉芽肿形成,伴有上皮样细胞、多核巨细胞及以中性粒细胞为主的炎症浸润,可见多发微脓肿和脂肪坏死。

（四）鉴别诊断

1. 与浆细胞性乳腺炎相鉴别　两者均表现为局部肿块、肿胀疼痛、皮色不变,但浆细胞性乳腺炎多发生于非哺乳期或妊娠期女性,常伴有乳头内陷或发育不良,凹陷处见粉刺样分泌物溢出,病变多局限于乳头乳晕区,化脓后形成瘘管,多与乳管开口处相通。镜检见以导管扩张为主要病变,主要累及大导管,病变沿扩张导管分布,有大量浆细胞、淋巴细胞浸润,而非限于小叶,终末导管小叶单位保存,可形成肉芽肿结构,因此易与肉芽肿性小叶炎相混淆。

2. 与乳腺结核相鉴别　两者均可出现乳房慢性迁延性脓肿窦道,乳腺结核临床少见,多伴有全身结核病史,局部脓肿窦道可见干酪样坏死及稀薄脓液,可伴有潮热、盗汗、消瘦等全身症状,实验室检查可见结核抗体、分枝杆菌培养、T－SPOT等阳性,病理抗酸染色可见阳性。

3. 与乳腺癌相鉴别　GLM单纯肿块型在初起时与乳腺癌临床表现相似,临床容易误诊,两者均可见乳房单一结块,边界不清,肤色肤温可正常,质硬韧,可伴有同侧腋窝淋巴结肿大,彩超均可见边界不清的低回声肿块,肿块内部可见血流信号。但本病多发于育龄期女性,尤其是有近期妊娠生育史者,伴有乳汁淤积或异常泌乳相关因素,短期内出现疼痛性肿块,进展迅速,可有红热溃脓等临床表现,血常规可见白细胞或中性粒细胞升高。乳腺癌多发于中老年女性,有较长的病程,一般以无痛性渐大性肿物为特点,需通过病理确诊。

(五)治疗

1. 中医内治法　对于肉芽肿性乳腺炎的治疗,宋爱莉教授认为仍应以手术为主,但是手术并非唯一和首选治疗方式,临床应注重手术时机的选择,积极应用激素类药物治疗,并强调重视中医中药治疗肉芽肿性乳腺炎的作用。宋爱莉教授按肿块的进展情况将肉芽肿性乳腺炎分为肿块期、成脓期和溃后期,分别对应气滞痰凝证、正虚邪恋证和阴虚痰热证三种证型。

(1)气滞痰凝证(肿块期):表现为乳房肿胀疼痛,乳汁排泄不畅,淤积结块,形如梅李,皮色不变或微红,肿块质地坚韧,推之可动,伴有恶寒发热,头痛,胸闷胁胀,骨节酸痛,口渴,纳呆,便秘,舌淡红或红,苔薄黄腻,脉弦滑。

治则:疏肝解郁,化痰散结。

方药:蒌贝逍遥散合二陈汤加减。乳汁淤积者,加山甲珠、王不留行、路路通、漏芦等;断乳后乳汁淤积者,加焦山楂、炒麦芽;大便秘结者,加生大黄。

(2)正虚邪恋证(成脓期):表现为乳房肿痛,皮肤焮红灼热,疼痛剧烈,出现跳痛,肿块增大变软,按之应指,壮热不退,口渴喜饮,溃后脓水稀薄,日久不敛,伴有窦道,面色㿠白,神疲乏力,食欲不振,舌淡,苔薄白,脉虚无力。

治则:补益气血,托里透脓,益气健脾,生肌收口。

方药:托里消毒散合五味消毒饮加减。

(3)阴虚痰热证(溃后期):表现为溃后乳房肿痛逐渐减轻,但创口脓出稀薄夹杂败絮状物,形成窦道,久不愈合或乳汁自创口溢出,形成"乳漏"。伴全身乏力,面色少华或潮热颧红,干咳痰红,形瘦食少;舌质红,苔少,脉细数。

治法:养阴清热。

方药:六味地黄汤合清骨散加减。

肉芽肿性乳腺炎属于自身免疫性疾病,除局部症状外,部分患者还具有结节性红斑、发热、腋窝淋巴结肿大、关节疼痛等伴随症状,对于此类患者,应从整体出发,注重全身治疗。发热者可合柴葛散以解肌退热;淋巴结肿大者可加夏枯草、浙贝母、山慈菇等药物以增强消肿散结之力;结节性红斑及关节疼痛者可加用全蝎、蜈蚣等药物以祛风通络、胜湿止痛,同时酌情应用激素及免疫抑制剂以缓解局部症状。

宋爱莉教授指出,肉芽肿性乳腺炎虽然起病急,进展迅速,但是患者若能在疾病的早期采取正确的预防和治疗措施,可以有效控制病情,阻止局部症状进一步加重,甚至可以通过口服中药配合中医外治法,在不接受手术的情况下达到治愈疾病的目的,大大减轻患者的痛苦和负担。

2.中医外治法 中医外治法也是治疗肉芽肿性乳腺炎行之有效的方法。初期患者可自行轻柔按摩乳房,以肿块为中心向四周环旋按摩或者沿乳管放射状走行由四周向乳头方向按摩,可局部热敷以活血通络,严重者可在以上方法的基础上辅以红外线理疗,隔日1次,以消肿软坚散结。宋爱莉教授提出,正确的按摩手法可以很好地排出乳管内积乳,减轻患者疼痛及局部症状,错误的手法反而会加重病情,甚至对乳管造成不可逆性损伤。因此,宋爱莉教授呼吁初期肉芽肿性乳腺炎患者应到正规医疗服务机构就诊。成脓期肿块红肿热痛明显者应配合局部冷敷以消炎镇痛。

(1)中药塌渍治疗:是具有中医特色的外治法之一,临床常用大青膏、创伤膏、麻黄酊等制剂,取得了显著的疗效。①大青膏:是我院自制剂,临床常用于治疗阳证疮疡,配合中药内服,效果显著。其用法为:用盐水棉球轻擦伤口周围皮肤及肿块,创面用盐水棉球蘸去脓液等分泌物,然后将适量药物均匀地摊涂在纱布上敷于伤口周围或肿块处,如有窦道,可将药膏微加温,熔化后制成纱布条,纳入窦道内,再覆盖一层油纱布包扎即可。每隔2~3天换药1次,如果分泌物太多或有腐败组织,可每日换药1次,每次贴敷时间约8小时,以助清热散结消肿之功。②创伤膏:具有祛风胜湿、活血止痛、消肿排脓、祛腐解毒、生肌收口之功效。创伤膏适应于一切常见慢性感染性伤口,如伤口感染长期不愈合、骨髓炎、慢性溃疡及烧伤、烫伤等。使用时,用盐水棉球轻擦伤口周围皮肤,蘸去创面脓液,将适量药膏均匀地涂在纱布上,敷于伤口。如有窦道,可将药膏微加温溶化后制成纱布条纳入窦道,再敷盖一层油纱布包扎即可。一般每隔2~3日换药1次,如果分泌物太多或有腐败组织时,可每日换药1次。③马黄酊:由马钱子、黄连、木鳖子与栀子四味中草药组成的复方制剂,具有清热燥湿、散结消肿的功效,临床上主要用于治疗与炎症相关的疾病。具体方法:清洁患处后,采用浸有马黄酊的纱布湿敷60分钟,期间若马黄酊纱布稍干应及时用注射器抽吸马黄酊淋在纱布上,湿敷面积大于封闭面积2 cm。④芒硝:味辛苦,性大寒,入胃、大肠经,作用为泻热通便、润燥软坚、清火消肿,用于外敷治疗急性哺乳期乳腺炎,疗效甚佳。具体方法:取芒硝100克化入适量温水内,患处热敷,每次15~20分钟,每日2~3次。多数病例的红、肿、热、痛表现在1日内消失。对于需要回乳的患者,可在排空乳汁后用温毛巾擦拭双侧乳房,将1 000克芒硝装入棉布袋中,将芒硝袋从乳房根部围绕双侧乳房一圈,外露乳头,用胶布固定,密切观察乳房及芒硝情况,下次奶胀后取下芒硝,排空乳房后继续外敷,一般4~6 h芒硝变硬,及时更换,持续外敷3~5 d即可。⑤复方黄柏液涂剂:

主要成分为连翘、黄柏、金银花、蒲公英、蜈蚣,具有清热解毒、消肿祛腐之功效,治疗外伤感染功效甚佳。对于脓肿期需要切开引流的患者,可在引流充分后用复方黄柏液反复冲洗创面,以消肿祛腐,促进创面愈合,手术后患者可用黄柏液患处局部湿敷换药,促进术区创面愈合,防止并发症的发生。

(2)小口置管引流:是宋教授首创的保守治疗方法,患者取平卧位,患乳皮肤常规消毒,铺无菌洞巾,皮肤浸润麻醉。选脓肿波动最明显处做弧形切口,长度以能通过示指为度,一般不超过 3 cm,至皮下后以组织钳分离至脓腔表面,将钳尖插入脓腔撑开引流,一般无须挤压,腔内脓液即可顺势排出。用示指自切口伸入,探查病变范围,寻找深层或相连的脓腔,将炎症侵犯的纤维隔打开,清除固态坏死组织,在切口下形成贯通的腔隙。根据脓腔大小选用橡胶引流管或静脉输液管,剪侧口后置入脓腔底部,引流管外口接 60 mL 注射器或引流瓶,管长以能方便携带为度。丝线间断缝合切口并固定引流管,无菌纱布包扎切口,隔日更换。病变范围较大时,用纱布垫加压后以绷带行"8"字包扎。将外接注射器或引流瓶调至负压状态。每日观察引流情况,引流液转成黄色浆液且每日少于 5 mL 后拔除引流管,患处加压包扎,直至切口愈合拆线。

(3)针灸疗法:是使用人体十四经络上的穴位,利用毫针作为针刺工具的一种针刺治疗方法,又称毫针疗法。它是我国传统针刺技术中最主要、最常见的一种疗法。乳房与肝、脾、胃、肾及冲任诸经关系密切,因此可采用毫针对上述经络穴位进行针刺治疗,达到治疗目的。其操作过程为:根据病情选定穴位并消毒后,根据穴位特点,采用双手、单手或针筒进针手法将毫针刺入穴位,根据疾病虚实和患者体质强弱,将针具在穴位内实施提插、捻转或留滞运动,使患者在针刺部位或经络传导部位产生酸、麻、胀、沉、热的得气感觉,从而达到治疗效果。临床取穴多以足阳明胃经、足厥阴肝经为主。

(4)三棱针疗法:是利用三棱针刺破皮肤浅表部位或小静脉,使之少量出血,达到治病目的的方法,又称为放血疗法,具有开窍、醒神、清热、消瘀、活血等治疗作用,适用于乳痈等乳房感染性疾病。具体操作方法为:

常规消毒后,右手拇、小、中指持针,在针刺部位进行点刺、挑刺、丛刺、围刺、散刺等针刺手法操作,使局部少量出血,达到治疗目的。治疗结束后以消毒棉按压或贴敷以封闭伤口,防止感染。临床乳痈热毒炽盛致高热神昏、纳差消瘦时,可用三棱针点刺十宣、大椎以清热醒神;也可采用三棱针挑刺肩胛下部、脊柱两旁不褪色的瘀血点或患侧膏肓穴上下各2横指处以助清热解毒、活血消肿。

(5)穴位注射法:是根据病情选用对证的中药或西药注射剂,将药物注入穴位、反应点、压痛点以达到治疗疾病目的的外治法。它通过针刺的机械刺激和药物的药理作用激发经络穴位,调整和改善机体的病理状态,使体内气血畅通,促进生理功能恢复,从而治愈疾病。常用药物有5% ~10% 葡萄糖注射液,0.25% ~0.5% 利多卡因、维生素 B_{12}、丹参注射液、鱼腥草注射液、当归注射液等。操作方法为:常规消毒后将针头垂直刺入选定穴位,回取无血后行提插、捻转等手法操作,得气后将药物注入穴位内,退针。一般1次局部最多注药20 mL,根据病变部位大小深度决定用量及注射深度。临床治疗时常见方案有:复方丹参注射液2 mL,郄门穴注射,每日1次,达疏肝活血、理气通络之效;鱼腥草注射液4 mL,肩井、合谷、命门、足三里、郄上注射,起疏肝和胃、清热解毒、消肿止痛的作用;0.25% 利多卡因2 mL 患侧肩井穴注射,有清热镇静、通络止痛之功。

(6)耳针疗法:耳与经络、脏腑有密切联系,在耳郭上分布有脏腑组织器官的反应点,即耳穴,针刺耳穴可以调节脏腑经络功能,产生治疗作用。根据病变部位及脏腑经络学说在耳郭相应区域选穴,如乳房疾病与肝、肾、脾、胃、内分泌等因素有关,即可在耳郭相应穴位施以针刺治疗,病变区域的耳穴常有变色、变形、皮疹、皮屑、压痛等表现,参考这些特点有助于选穴准确。临床常用取穴主要包括乳腺、内分泌、肾上腺、胸,若为囊性乳腺病可取内分泌、乳腺、肾上腺,配穴乳根,每日1次,留针1小时,以疏肝清热、散结止痛。

(7)耳穴贴压法:是采用王不留行、磁珠为药子(亦称药豆)在耳穴上用胶布准确地粘贴于耳穴处,给予适度的揉、按、捏、压,使其产生酸、麻、胀、痛等刺激感应,以达到治病目的的一种治疗法,又称耳郭穴区压迫疗法、耳穴压豆法、耳穴点压法等。本方法可通过刺激耳穴经络发挥治疗作用，能较长时间对穴位进行刺激，也可及时调整，方法简便，疗效确切，且无损伤等不良反应。选穴与耳针疗法基本相同，贴压王不留行或磁珠后，每日按压 3 ~ 5 次，3 日 1 换，两耳交替或同时贴用，可疏肝理气、散结止痛。

（8）灸法：是利用材料的燃烧，使其火热熏灼身体的一定部位（穴位），调整身体生理功能的平衡而治疗疾病的一种方法。艾灸法是其中最常用的一种。艾叶味苦、辛而性温，入肝、脾、肾经，以艾叶作为施灸材料进行灸治，具有理气活血、通经活络、温经散寒、回阳救逆之功，常用于乳痈初起可助消散，酿脓期可拔引郁毒，溃后补接阳气、促其收口。

3. 激素治疗　现代医学认为，类固醇激素及甲氨蝶呤（MTX）联合手术治疗肉芽肿性乳腺炎有效率高，可有效防止乳房全切术的进行，并减少患者的复发情况。

激素治疗在肉芽肿性乳腺炎的治疗上应用较普遍，但具体用药方案仍未达成一致。肉芽肿性乳腺炎诊治中医专家组对于激素使用的推荐度较低，在使用时机上，更多选择早期或全身炎症反应明显时短程使用。应用激素时与中医药联合使用可以减少激素相关不良反应并尽早减量撤药。但长期应用激素必须密切监测不良反应，如糖耐量异常、库欣综合征等。

宋爱莉教授在临床上采用的方案为：按泼尼松 0.75 mg/（kg·d）计算，甲泼尼龙片起始剂量为 30 mg/d，通常每隔 5 天减量 1 次，依次减量至 25、20、15、10、5 mg/d，5 天后减至 2.5 mg/d，病情稳定后即可停药。

甲氨蝶呤能够抑制炎症发展，对体液和细胞免疫均有抑制作用，并且 MTX 可以降低激素的最低有效剂量，减少不良反应，其效果早已成为治疗类风湿关节炎等风湿免疫疾病的常用药物，并在国际上达成共识。文献报道，对单用激素效果不佳者，加用 MTX 治疗可获得良好效果。

一般认为，单用抗生素对肉芽肿性乳腺炎的治疗无明显作用。细菌感染在此病的发病中并非决定因素，因此单纯应用抗生素治疗无效，如果合并脓肿或感染时需应用抗生素治疗。抗生素一般在肉芽肿性乳腺炎的治疗中作为辅助手段应用。可用头孢类、奎诺酮类、甲硝唑类等抗生素联合治疗 7~10 天，同时每日应用地塞米松 10 g，外用 50% 硫酸镁湿敷，再根据检查结果决定手术方案及时机。对有脓肿破溃、窦道形成等急性感染症状者，应先根据药敏试验或经验使用抗生素治疗，防止激素治疗加重感染。

4. 手术治疗　肉芽肿性乳腺炎的治疗方式仍以手术为主，其中以脓肿切开引流术、单纯肿块切除术、病变组织扩大切除术、腺体区段切除术、皮下腺体切除术、单纯乳房切除术为主要术式，均以切除病灶为主要目的。改良根治术近年未见报道，但近年仍有乳房全切的报道。随着技术手段的提高及医疗设备的更新，近年更有报道行彩超引导下 MMT 旋切治疗肉芽肿性乳腺炎，但临床上肉芽肿性乳腺炎病灶广泛且散在，该术式虽创口小，但极易残存病灶，复发风险大。

对于肉芽肿性乳腺炎的手术治疗，宋爱莉教授认为应根据患者病情采取相应的手术方式，强调尽可能保留乳房功能及外形，并在临床中探索出一套临床效果显著的模式，具体为中药内外兼用联合分期手术。中药内服外用贯穿全程治疗，术前内外并治控制病情发展，加速肿块缩小，在创腔缩小至一定范围、腔内肉芽生长情况良好、局部无炎性反应时进行根治性手术，术后中药口服促进伤口愈合及组织再生，关注伤口修复情况并预防复发。

肿块期患者一般症状较轻，以单侧或双侧乳房结块为主，肿胀疼痛。对于肿块期患者提倡采取保守治疗，具体方法为口服清热解毒、消肿利湿中草药，配合激素及免疫抑制治疗，不可过早行手术治疗。对于脓肿期患者，乳房肿块红肿疼痛或压之有明显的波动感，说明内部已化脓。此期先行穿刺抽脓术或脓肿切开引流术，换药至脓尽，肉芽组织新鲜后行切除手术。换药期间需注意，切开前 2 天应用局部抗生素或者中药制剂（山东省中医院乳腺外科所用制剂为复方黄柏液）浸润纱布塌渍法治疗，换药时注意将纱布充分均匀塞入疮口内湿敷，使敷料与疮面肉芽充分接触，一方面达到控制局部炎症的目的，一方面起彻底引流作用。换药 3~5 天后，观察疮口内脓腐减少、肉芽组织新鲜，说明炎症得到控制，依病变范围大小行乳腺区段切除术。术中注意在完整切除病变组织的基础上,为避免复发,必须连同周围少量腺体行扩大切除。对于破溃期患者,根据溃烂的位置、范围大小和轻重程度,具体问题具体分析,行不同的手术方式。需要注意的是,对于单灶破溃流脓或者形成窦道、瘘管者,完整切除病灶、窦道及瘘管和周边腺体;对于溃烂较严重、范围较大、周边有多处脓肿灶者,除行病变范围扩大切除外,需仔细应用刮匙搔刮卫星灶避免复发。若病变波及整个乳房,必要时根据情况行皮下腺体切除术。

手术方式的选择上,对于肿块较小、位置局限于单一象限者,宋爱莉教授多采用单纯肿块切除术;对于肿块较大、呈弥漫性分布者,手术可累及多个象限,可采用乳腺区段切除术、扩大切除术;脓肿范围累及整个乳房时可考虑行皮下腺体切除术。复杂窦道患者可先行扩大清创术,术后常规清洁换药;单一窦道患者可先局部清洁换药,配合大青膏、创伤膏外用,窦道收口后再行手术治疗。对于手术切口的选择,宋爱莉教授认为不能拘泥于常规手术切口,应在不影响手术治疗效果的前提下尽可能采取保留乳房外形的切口设计,常用的有单环切口、双环切口、地图式切口等,临床效果满意。

【典型病例】

患者钟某,女,主诉:右乳肿块红肿疼痛切开引流不愈1个月余。现病史:患者无明显诱因出现右乳晕下枣大小肿块,局部无红肿疼痛,生长迅速,长至核桃大小,皮肤渐红肿,全身无发热。1个月前行右乳脓肿切开引流术,术后病理提示右乳炎性肉芽肿,同时应用抗生素治疗,效欠佳。现右乳内侧、外下手术刀口未愈合,约4 cm×4 cm范围局部暗红,右乳正上方应指明显,全身无发热,无身痛、咳嗽、乏力等不适,纳眠可,二便调。月经婚育史:月经3个月未至。家族史情况:出生并长于原籍,无长期外地居住史。无疫区疫水接触史。无吸烟饮酒不良嗜好,否认放射线及毒物接触史,否认毒品及药物成瘾史。无冶游史。父母均体健。无肿瘤遗传病史。否认传染病史。

专科检查:双乳不对称,右乳内侧、外下手术刀口未愈合,约4 cm×4 cm范围局部暗红,右乳正上方应指明显,皮色红皮温高,质韧,界欠清,压痛(＋)。左乳未扪及异常肿块,双乳头(－),双腋下(－)。辅助检查:B超提示右乳多发低回声区,彼此相通,内部无血流。望闻切诊:神志清,精神可,脉沉细,舌苔白。

辨证分析:患者多因肝郁气滞,营气不从,经络阻滞,气血瘀滞,聚结成块,郁蒸腐肉酿脓而成。本病属中医乳痈范畴,证属肝经蕴热证。中医诊断:乳痈(肝经郁热)。西医诊断:肉芽肿性乳腺炎。

治法:入院第3天行右乳脓肿切开引流术。待炎症控制后行二次手术。术后给予抗炎补液、活血化瘀、换药治疗。静滴迈青、参芪扶正注射液。中医治疗方选柴胡清肝汤加减,整方如下:柴胡9 g,金银花9 g,连翘12 g,蒲公英30 g,玄参9 g,生地黄15 g,赤芍15 g,桔梗9 g,陈皮9 g,薏苡仁30 g,泽兰9 g,当归12 g,天花粉15 g,生甘草6 g。水煎300 mL,早晚温服。

后续治疗:左氧氟沙星。配以中药益气活血、清热利湿解毒,整方如下:黄芪15 g,党参9 g,当归12 g,白术9 g,茯苓15 g,丹参9 g,川芎9 g,柴胡9 g,元胡6 g,金银花30 g,连翘12 g,黄芩6 g,泽兰9 g,陈皮9 g,薏苡仁30 g,甘草6 g。水煎300 mL,早晚温服。

按语:右乳肿块红肿疼痛6天,诊为乳痈,结合舌红、苔黄、脉数,四诊合参,证属肝经蕴热。本病多为肝郁气滞,营气不从,经络阻滞,气血瘀滞,聚结成块,郁蒸腐肉酿脓而成。溃后容易成瘘,若气郁化火,迫血妄行,可致乳头溢血。肉芽肿性乳腺炎并非由细菌感染所致,可为自身免疫性疾病,主要表现为乳晕区以外的其他部位肿块,生长较快,可伴有疼痛,肿块多单发、质硬,可活动,边界清楚,有的表面皮肤红肿,少数可以溃破。初期肿块酷似乳腺癌,易造成失治误治。该患者肿块较局限,无明显红肿疼痛,考虑保守治疗。肉芽肿性乳腺炎以局限于乳腺小叶内的多发微小脓肿为主要病变,在乳房内没有形成大的脓肿,乳房内往往包含多个微小脓腔的炎性包块,所以易引流不畅,反复溃脓不愈。肉芽肿性乳腺炎治疗上主要以手术切除治疗为主,彻底祛腐排脓。单纯应用保守治疗病程长,需要长时间换药。术后气血损伤,局部血液运行阻滞,配合中草药益气活血、清热利湿解毒。

（六）妊娠期肉芽肿性乳腺炎

宋爱莉教授提出，妊娠期是女性生理的特殊阶段，妊娠期用药直接关系到胎儿的身心健康，胎儿通过胎盘与母体进行物质交换，因许多药物可以自由通过胎盘，如果用药不当，可损伤胎儿甚至导致流产。妊娠期服药应非常慎重，尤其在妊娠早期。中药中凡峻下、祛瘀、逐水、催胎、通利、破气及有毒之品应慎用或禁用；西药中某些抗生素、激素、抗肿瘤药、利尿剂等亦忌用，以防药物损伤胎儿或致畸。故治疗肉芽肿性乳腺炎时，尽量选择对胎儿无影响的药物，若确因病情需要应用慎用、禁用药物，须严格掌握用量、服法，结合孕妇体质之强弱，应本着"衰其大半而止"的原则遣方用药。

【典型案例】

张某，女，30岁。妊娠4个月余，1个月前无意发现左乳外上约"小枣"大小肿块，生长迅速，现已生长至"桃"大小，压痛明显。查体见双乳腺体质韧硬，左乳外上可扪及直径约10 cm大小肿块，质韧硬，与周边组织分界不清，活动欠佳，压痛明显，双乳头无凹陷，挤压未见明显溢液，双腋下未及肿大淋巴结。双下肢散在片块样红斑，压痛明显。

诊断：肉芽肿性乳腺炎（妊娠期）；双下肢结节红斑。

治法：入院治疗。入院后予清热解毒、托里透脓药物治疗。完善相关辅助检查，排除手术禁忌后行左乳脓肿清创引流术，术中搔刮清除坏死组织，用生理盐水、复方黄柏液反复冲洗创面，术后予抗炎药物及清热解毒、托里透脓中草药治疗，中药整方如下：黄芪30 g，白术10 g，瓜蒌10 g，柴胡10 g，茯苓20 g，桔梗10 g，连翘20 g，生地黄20 g，土茯苓20 g，白芷9 g，陈皮10 g，黄芩20 g，蒲公英30 g。水煎服，日1剂，早晚温服。

复诊：左乳脓肿清创引流术后半月，病理示左肉芽肿性乳腺炎，血中泌乳素2 500 IU/mL，血沉77 mm/h，现口服中药，外用大青膏，自觉双乳肿块减小，无红肿疼痛，双下肢散在结节性红斑，压痛明显，纳眠可，二便调。

方药：黄芪30 g，柴胡10 g，云苓20 g，白术10 g，黄芩20 g，蒲公英30 g，桔梗10 g，陈皮10 g，瓜蒌10 g，白芍30 g，赤芍30 g，生地黄20 g，金

银花 30 g,白芷 9 g,土茯苓 20 g,连翘 10 g,甘草 6 g。水煎服,日 1 剂,早晚温服。配合大青膏外敷(本院自制剂)。

三诊:口服中草药 14 付,配合大青膏外敷治疗后,左乳仍有红肿热痛,查体见左乳外侧可扪及直径约 3 cm 肿块,质韧硬,界清,活动度差,无压痛,乳晕处皮肤厚,破溃,溢出黄白色脓液,约 5 mL,无发热,舌质淡红,苔白,脉沉细。

方药:生黄芪 30 g,党参 20 g,白术 10 g,枸杞 10 g,赤白芍各 20 g,黄芩 10 g,金银花 20 g,丹皮 10 g,蒲公英 20 g,土茯苓 30 g,生地 20 g,桔梗 10 g,白芷 10 g,陈皮 10 g,甘草 6 g。水煎服,日 1 剂,早晚温服。

第四节　产后积乳

产后积乳俗称"聚奶",古称"妒乳",多见于初产妇,多由于哺乳不当等原因致使乳汁排出受阻而淤积于乳房内,出现乳房结块、胀痛,排乳不畅,期间可有体温升高,治疗不及时可出现肿块化脓甚至溃烂。

一、病因病机

第一,肝郁胃热,情志不畅,肝气郁结,失于疏泄;产后过食肥甘等补养之品,脾胃运化失司,阳明胃热积滞。

第二,感受外邪,产妇体虚汗出或露胸哺乳,外感风邪;婴儿含乳而睡,口中热毒之气侵入乳孔。

第三,外伤,手法不当的推拿按摩或者不慎碰撞致乳管受损,乳汁淤积于内,排出受阻。

第四,其他,如乳头畸形、凹陷影响哺乳;乳头皲裂,破损结痂,乳孔堵塞,排乳受阻;乳汁多而饮少,断乳不当等。

二、辨证论治

(一)辨证分期

以分期辨证为主导,产后积乳虽由于乳汁郁积导致乳房结块、胀痛,但根据病情发展程度的不同、证候细微之变化明确分期治疗方能用药准确,效果明显。故将本病大致分为以下几期。

1. 结块可消散期　乳房肿块在哺乳前比较明显、质韧,哺乳后范围缩小或质地变软,无红肿或伴有轻微疼痛。

2. 结块留滞期　乳房肿块质地较韧硬,哺乳前明显胀大,哺乳后范围缩小不明显,质地没有明显变软的迹象,可有皮肤略红、皮温稍高,可伴有针刺样疼痛,但扣之无波动感。

3. 成脓期　乳房肿块周边韧硬,内部或者中间部分变软,范围可大可小,扣之可有波动感,伴有皮肤发红、皮温高,局部跳痛或鸡啄样疼痛,期间可伴有体温升高。

4. 溃烂期　乳房肿块破溃腐烂范围自中心向周围慢慢扩大,溃口有脓液流出,可混有腐肉和乳汁。

(二)中医综合疗法

1. 外治法

(1)第一期:以消为贵、以通为用。外治法第一期患者属于产后积乳的最早期,嘱患者自行轻柔按摩乳房,以肿块为中心向四周环旋按摩或者沿乳管放射状走行由四周向乳头方向按摩,可局部热敷以活血通络。

(2)第二期:患者在以上方法的基础上辅以红外线理疗,隔日1次,以消肿软坚散结。对于前两期患者,给予大青膏或者散结乳癖贴膏局部外敷肿块,每日1次或者隔日1次,每次贴敷时间约8小时,以助清热散结消肿之功。

(3)第三期:患者肿块局部已肉腐成脓,必须穿刺抽脓,取"给邪以出路"之义,脓出体温即降。具体方法:肿块处常规消毒后根据患者局部化脓范围大小取10 mL或者20 mL空针,从肿块波动最明显处进针,如果肿块化脓应指不明显,可在B超下穿刺抽出脓液,局部加压包扎。

(4)第四期:患者一般为失治误治后比较严重的阶段,予手术切开,清创排脓后保证引流通畅,根据疮口肉芽生长情况,先后予大黄油纱、生肌玉红油纱换药。

2. 手法排乳　对于第一、二期患者首先用手指轻轻叩打乳房待乳房处于"惊奶"状态后,以拇指和示指、中指分别放于乳晕两边向乳房胸壁方向按压以使乳汁进入乳晕区大导管然后轻轻并拢拇指及示指、中指,自乳晕向乳头循序渐进提拉挤出乳汁。此动作要以乳头为中心多方向进行,一方面保证所有乳管都能通畅排乳,以使乳汁充分排出;另一方面检查找出排乳不畅乳管,局部消毒后,予银质探针顺乳孔探入以达到局部机械通乳之目的,期间对肿块进行轻揉环旋按摩。对于第三、四期肿块化脓破溃患者,除充分排乳外,还应挤压出溃口内的脓液及乳汁,清洁疮口并以纱条引流。对于排空乳汁,宋爱莉教授主张按摩手法宜轻宜柔,时间不可过久,不超过 20 分钟。另外,最好不使用吸奶器。因为乳腺组织比较娇嫩,不耐蹂躏,手法粗暴、时间过久的推揉及吸奶器的使用容易导致乳管断裂或者使乳腺组织水肿从而加重积乳。

3. 内治法 第一、二期患者,以郁滞为主,故以疏肝清胃和营通乳为原则,予以瓜蒌牛蒡汤为主方随症加减。第三期患者局部肉腐成脓,上方基础上应加透脓药物,故以瓜蒌牛蒡汤合透脓散加减。第四期患者肿块破溃,诊察脓水之质及疮口情况分阴阳辨证。若见疮口局部红肿热痛、脓水稠厚或夹鲜血,舌红苔黄或者黄腻,脉滑实有力,说明正气旺盛,仍予瓜蒌牛蒡汤加透脓散加减,可加大透脓药物用量。若见疮口红肿不甚,脓水清稀,舌淡苔白,脉细无力,说明气血虚弱,予托里消毒散加减。整个疾病过程中无论分期均应加通乳药物如王不留行、漏芦、路路通、通草、丝瓜络之类。

三、讨论

宋教授认为产后积乳的治疗"贵在于早",只要做到辨证分期准确、用药得当就可以阻止病情发展,减少乳腺的损伤,缓解患者痛苦。《黄帝内经》有云:"是故圣人不治已病治未病,不治已乱治未乱,此之谓也。夫病已成而后药之,乱已成而后治之,譬犹渴而穿井,斗而铸锥,不亦晚乎。"宋教授认为,普及哺乳知识、指导产妇养成良好的哺乳习惯是预防和治疗产后积乳的关键。

有乳头内陷者,平时即应注意乳头的提拉矫正以防止产后影响哺乳。产妇应保持心情舒畅,情绪稳定。若没有明显气血虚弱之象,可不必过食肥甘厚腻之品。哺乳前后用热毛巾热敷、轻拭乳头,一方面清洁乳头、防止外邪经乳管内侵,另一方面防止乳管开口堵塞。哺乳时使婴儿吸空一个乳房再吸另一个,如果乳汁量多必须在哺乳后将乳汁排空,最好通过正确手法将乳汁挤出而不使用吸奶器。哺乳结束不让婴儿含着乳头睡觉或者玩耍,否则易导致乳头皲裂、乳头炎。若发生乳头皲裂或者乳头炎应及早处理,可予消炎软膏或者麻油、蛋黄油外涂治疗。哺乳期应该穿纯棉质地的胸罩但是不宜过紧。

第五节　男性乳房发育

男性乳房发育是指男性乳房组织异常发育、乳腺结缔组织异常增殖的一种临床病症,通常表现为乳房无痛性、进行性增大或乳晕下区出现乳房触痛性肿块,是男性最常见的乳房疾病。近年来,随着饮食结构的变化、人们生活水平的提高及精神压力增大等因素的影响,该病发病率明显上升。现代医学认为,男性乳房异常发育与内分泌激素紊乱有关。内分泌失调导致体内雌激素相对或绝对增高,进而刺激乳腺上皮组织增生,引起男性乳房异常发育。另外,雄激素受体的缺陷或局部乳腺组织中雌激素受体含量增高,也可能在本病的形成中具有重要作用。中医学对于男性乳房发育早有论述,该病属"乳疬"范畴,其基本病因病机在于肾气不足、冲任失调、肝气郁结。

一、发病之本在肝肾

《疡科心得集·乳痈乳疽证》指出:"男子乳头属肝,乳房属肾,以肝肾血虚,肾虚精怯,故结肿痛。"《外证医案汇编·乳胁腋肋部》曰:"男子之乳房属肾,何也?男以气为主,女以血为先,足少阴肾之脉络膀胱,其直者从肾上贯肝膈,入肺中。水中一点真阳,直透三阴之上。水不涵木,木气不舒,真阳不能上达,乳中结核,气郁……虽云肝病,其本在肾。"肾藏精,肝藏血,精血互化,为母子之脏。肝藏血及主疏泄功能有赖于肾气的温煦资助。若先天禀赋不足,肾气不充;年老体弱,肾虚精亏;久病及肾,肾失濡养,以致肾虚精亏等可使肾之阴阳失调,肾气不足,冲任失调。冲任二脉起于胞中,任为阴脉之海,循腹里,上关元至胸中;冲为血海之脉,夹脐上行,至胸中而散;冲任失调导致经脉气血循行失调、循经聚于乳络而引起乳疬。肝主疏泄,主调节气机,肝气疏泄失职,肝气郁结,气滞血瘀,进而郁久化火,炼液成痰,亦可横逆脾土,脾失健运,聚湿成痰,乃至气滞、血瘀、痰凝结于乳络,乳络不通而发为本病。可见肾气不足、冲任失调、肝气郁结为发病之本,脾失健运、气滞夹痰瘀凝滞为发病之标。故男子乳房发育症的发生与肝肾功能失调密切相关,其病变的脏腑主要为肝肾。

二、从肝肾辨证论治

临床上依据临床特点并结合舌象、脉象等可将乳疬分为以下几型。

1.肝郁气滞型 此型多见于青少年男性患者,平素性情抑郁,易忧郁恼怒,遇事不善于表达,日久引起肝气郁结,气机失调,气血瘀滞,进而影响一身气机。肝属木,脾属土,肝气郁结日久伤及脾土,导致脾失健运,进而导致水液代谢失常,从而出现痰凝、气滞、血瘀循经上泛聚于乳络,引起乳疬,其主要症状是乳房中硬块,轻微疼痛,皮肤颜色正常,与心情等因素密切相关,随喜怒等消长,治疗选用柴胡、郁金、当归、白芍、茯苓、白术、甘草、薄荷。柴胡、郁金疏肝解郁,使肝气条达为君药;白芍酸苦微寒,养血敛阴,柔肝缓急;当归甘辛苦温,养血活血,且气香可理气,为血中之气药;当归、白芍与柴胡相辅相成,补肝体而助肝用,使血和则肝和,血充则肝柔,共为臣药;木郁则土衰,肝病易于传脾,故以白术、茯苓、甘草健脾益气,非但实土以抑木,且使营血生化有源,共为佐药;薄荷疏散郁遏之气,透达肝经郁热。

2.肝肾阴虚型 此型多见于中年男性,表现为腰酸膝软、遗精频频、眼眶黧黑、舌红苔少、脉细带数等症。肝藏血,肾藏精,精血互化而同源,故又称肝肾同源。肝阴与肾阴互相滋生充养,盛则同盛,衰则同衰,治疗选用熟地黄、山茱萸、山药、泽泻、茯苓、牡丹皮、当归、白芍、川贝母。熟地黄滋阴补肾,填精益髓,为君药;山茱萸补养肝肾,并能涩精,取"肝肾同源"之意;山药补益脾阴,亦能固肾,共为臣药;泽泻利湿而泻肾浊,并能减熟地黄之滋腻;茯苓淡渗脾湿,并助山药之健运,与泽泻共泻肾浊,助真阴得复其位;牡丹皮清泻虚热,并制山茱萸之温涩;白芍养肝柔肝。熟地黄、山茱萸、山药三药配合,肾、肝、脾三阴并补,但熟地黄用量是山茱萸与山药之和,故仍以补肾为主。

3. 肾阳虚衰型　此型多见于老年男性,乳房增大隆起,无明显疼痛,伴腰腿酸软、倦怠乏力,舌质淡,苔薄腻,脉沉细等症。《素问·上古天真论》曰:"五八,肾气衰,发堕齿枯;六八,阳气衰竭于上,面焦,发鬓斑白;七八,肝气衰,筋骨不能动,天癸竭,精少,肾藏衰,形体皆极。"老年男性肾阳亏虚,肾阳为一身阳气之本,肾阳虚衰则无以推动机体气化,水液停滞成痰循经上聚于乳络而成乳病,治疗选用淫羊藿、仙茅、威灵仙、白术、柴胡、熟地黄、鹿角胶、枸杞子。仙茅、威灵仙、淫羊藿具有补肾温阳之功,柴胡疏肝理气,熟地黄、鹿角胶温阳化痰。

三、小结

近年来,随着饮食结构的变化及生活压力增大等因素,该病的发病率明显上升,一方面影响美观,另一方面会加重患者的心理负担。现代医学对于该病治疗多通过外源性补充雄激素或抑制雌激素受体活性等方法,一方面具有较大不良反应,另一方面大部分患者难以接受激素疗法,而从肝肾论治辨证运用中药治疗该病能取得较好疗效。

第六节　乳头溢液

一、中西医对乳头溢液发病的认识

现代医学认为乳头溢液分生理性和病理性两大类。生理性溢液一般指妊娠中晚期、绝经前后、终止哺乳后数月及服用某些药物所致的乳头溢液,与服用雌孕激素、某些镇静剂、胃肠用药等因素有关,无须特殊处理。某些疾病如乳腺增生、停经泌乳综合征、脑垂体瘤等可导致双乳多乳管溢液,溢液性质多为浆液性或乳汁样,此类溢液通常无须手术治疗。

病理性溢液的共同点为来自单侧乳房、单一乳孔自发性溢液,通常呈持续性,溢液量多。溢液呈浆液、浆液血性、血性或浑浊样脓性。其多见原因依次为:导管内乳头状瘤、乳头状瘤病、导管扩张、乳腺增生、导管癌。复旦大学附属肿瘤医院的资料显示在乳腺疾病引起的乳头溢液中,45%

的患者由乳腺导管内乳头状瘤及乳头状瘤病引起,13%的患者由乳腺导管扩张或导管周围炎引起,3%的患者由导管内癌或浸润性乳癌引起。

乳头溢液属中医学"乳泣""乳汁自出""乳衄"范畴,对乳泣、乳汁自出者,《冯氏锦囊秘录》中指出此病病因有四:①胃气虚而不能敛摄津液;②气血大虚,气不卫外,血不荣里而为之泄;③未产而乳汁自出;④产妇劳役,乳汁涌下。对于乳衄,《疡医大全》有"乳衄,乃属忧思过度,肝脾受伤,肝不藏血,脾不统血,肝火亢盛,血失所藏,所以成衄也"的记载,故认为乳头溢液的发生与肝、脾、胃、肾、冲任二脉均有密切关系。肝郁脾虚、气血不足、肾虚冲任失调为乳头溢液发生的基本病机。

二、乳头溢液常用辅助检查

1.乳管造影钼靶摄片 1930年,Ries等首次应用胶性二氧化铊及碘油进行第1例乳管造影。有文献报道,乳腺导管造影诊断乳管内病变的灵敏度为84.3%。钼靶照相对导管内癌的早期诊断有重要意义,对于恶性乳头溢液,乳腺钼靶摄片的阳性率为50%~90%;对于良性乳头溢液,阳性率低于50%。这种方法主要观察造影乳管的投影变化,包括有无充盈缺损、乳管扩张狭窄、中断,以及乳管移位及异常显影。此法还可以观察整个乳管分支的情况,定位微小管内病变,对病变导管周围腺体组织的情况也有一定的反映。需要注意的是,个别患者对造影剂有过敏反应,所以开始前必须试敏。另外,造影技术也很重要,造影导管的深浅掌握必须适宜,否则导致病变遗漏或者显影不良。要严格把握造影剂的剂量,防止乳管损伤及造影效果受影响。有报道用美蓝染色红外乳腺诊断仪观察乳腺导管及其病变影像无须特殊仪器设备,不接受放射线,可反复检查,对患者无伤害,但显像效果较X线乳腺导管造影差。观察乳管内病灶时较困难,乳管显影不满意。

2.溢液涂片脱落细胞学检查 自1974年,Nathan应用乳头溢液做细胞学检查诊断乳腺癌已40余年,该方法简单、方便、可重复性强,乳头溢液的脱落细胞学检查对鉴别和诊断乳腺疾病具有一定意义,其准确率达50%~70%。但诊断的阳性率不高,为11.1%~33.3%。乳头溢液的液体量少,导管上皮细胞含量少,乳头溢液中所含的细胞是从原组织结构脱落于导管中,形态不稳定,容易发生变性而影响细胞学诊断结果的判断。上述细胞变性的改变,致使细胞呈假性异型,在判断其良恶性时,要注意鉴别因这种变性而导致的假阳性。本法对于溢液丰富者选择性大,对于标本量少者可进行乳管冲洗液离心后细胞学检查,能获取较多的细胞。

3.乳管内视镜检查 1988年,Teboul首先用外径为1.17 mm的硬性内镜在超声探头的引导下成功地观察到了乳腺导管腔,开创了乳腺导管内镜检查的先河。1991年,日本学者Okazaki等与藤仓株式会社共同研制开发成功了纤维乳管镜(Fiberopticductoscopy,FDS)。20世纪90年代以来,乳管镜检查迅速开展起来,逐渐成为乳管内病变检查的首选手段。乳头溢液是乳管内视镜检查的主要适应证。纤维乳管内视镜对乳管内隆起性病变的总确诊率达95%,但可能出现乳管皲裂、皮下气肿、感染、肿瘤种植等并发症,技术要求高,讲究精细操作。检查范围因检查镜的长度及直径受限,部分乳管深处及较细小的乳管无法获检。因乳管镜下诊断无法定性,镜下活检极大地提高了乳头溢液病因的诊断准确率,可避免一些不必要的手术,对于手术病例亦有指导作用,如乳管镜指引下的微创手术和早期导管内癌的保乳手术等。

4.高频超声 高频超声的特点是简便经济、全面、无创、实时动态。便于同时了解腺体及导管情况,并可对双侧乳腺即时对比检查。可了解乳管扩张情况及发现管腔内微小占位性病变,对导管内乳头状瘤的敏感性为68%。

三、中医治疗

1.辨证施治 中医认为乳头溢液的发生与肝、脾胃、肾及冲任二脉有密切的关系,国家中医药管理局颁布的《中医病症诊断疗效标准》将乳头溢液分为肝郁痰凝型、冲任失调型、肝郁火旺型、脾虚血亏型,故治疗多以疏肝为主,同时辅以健脾、补肾、调摄冲任,达到标本兼治的目的,并根据气、血、津液的相互关系,辅以理气、凉血、化痰散结等治法,结合临证加减,可取得良好效果。常用治法有以疏肝理气、清热止血为主,用丹栀逍遥散治疗;以益气健脾、疏肝清热为主,佐以回乳为治法,分别选用四君子汤合缩泉丸、丹栀逍遥散治疗。董守义等将其分为湿热瘀阻、气血两虚、肝肾阴虚辨证治疗。陈婉竺等以蒲公英、麦芽、鹿角霜为主药,结合辨证分型治疗均取得良好疗效。

2. 外治法 乳腺导管扩张、导管炎、乳腺增生伴溢液等良性病变可采用乳腺导管药物灌注法治疗。选择药物多具有消炎、镇痛、收敛、无刺激的特性,如中药鱼腥草注射液。

四、西医治疗

1. 生理性溢液 一般无须特殊处理。

2. 双乳多乳管溢液 某些疾病如乳腺增生、停经泌乳综合征、脑垂体瘤等可出现双乳多乳管溢液,溢液性质多为浆液性或乳汁样,此类溢液常无须手术治疗,可保守治疗。保守治疗包括口服药物,如溴隐亭等及乳管药物冲洗和观察随访。王艳清等治疗 350 例乳头溢液患者,考虑乳管炎患者 60 例,有 86.167% 通过乳管药物灌洗达到治愈。考虑乳腺单纯增生或囊性增生经 1~3 个月药物治疗,并观察随访。

3. 病理性溢液 共同点多为来自单侧乳房、单一乳孔自发性溢液,通常呈持续性,溢液量多。溢液呈浆液、浆液血性、血性或浑浊样脓性。其多见原因依次为导管内乳头状瘤、乳头状瘤病、乳腺增生、导管扩张症和导管癌。针对溢液的不同原因,选择恰当的治疗方法。溢液量增多的单乳管溢液患者若年龄大于 45 岁,应放宽手术指征。手术适应证:①血性溢液;②溢液伴有乳腺肿物;③乳管造影异常、溢液涂片细胞学检查发现肿瘤细胞或细胞增生活跃者;④单乳管长时间大量溢液或经保守治疗未愈者。手术是治疗病理性乳头溢液的有效可靠方法。目前常用的手术方式有:①区段切除术,该术式适用于良性病变所致乳头溢液,难点在于病灶的准确定位。用染色法或针头标记法行病变导管及其所属小叶区段切除。常用染色法,因其可使病变导管所属乳腺小叶着色,术中容易判断切除范围。切除标本常规送冰冻切片病理检查,恶性者按乳腺癌处理。李树玲认为大导管内乳头状瘤并非全部是孤立性病变,行区段切除术时切除范围一定要足够。②单纯乳房切除术:年龄 >50 岁血性溢液患者,病变范围广泛估计切除病变乳腺组织后乳房外形将受到影响,术中冰冻切片提示不典型增生、乳头状瘤等病变程度较重者行此术式。③根治性乳房切除术：冰冻切片提示为恶性，视肿块及腋淋巴结情况选择根治术或改良根治术。

五、结语

乳头溢液指女性非哺乳期有液体自乳头溢出，是乳腺疾病常见的临床症状之一，临床上相对多见，但文献报道病例数均较少，缺乏循证医学指导下的大样本、多中心、随机对照研究，并且治疗多根据个人临床经验。诊断手段和治疗方案的完善都有待进一步研究。

第七节　乳腺癌

乳腺癌是现今女性发病率较高的恶性肿瘤之一，目前已跃居我国女性恶性肿瘤发病率的第1位。乳腺癌内分泌治疗有一百多年的历史，指通过药物或切除内分泌腺体（如卵巢、肾上腺、垂体等）去除激素对肿瘤细胞的刺激，达到抗癌作用，是乳腺癌全身治疗的重要手段之一。但是由于内分泌药物服药周期长，出现不良反应事件的概率也大大增加。宋教授在临床上分型论治，活用经方化裁，对内分泌治疗过程中出现的不良反应提出了自己独特的中医理论与治法。

目前认为，对于绝经前和围绝经期雌激素受体（ER）阳性的乳腺癌患者及早期乳腺癌术后的内分泌治疗，应尽量延长内分泌治疗用药时间，以最小代价延长患者的生存期。临床通过雌激素受体拮抗剂或芳香化酶抑制剂控制肿瘤的进展，但会引发器官和组织的退行性变化，患者会出现面部潮红、头晕耳鸣、潮热、出汗、五心烦热、乏力、纳差、失眠、多梦、腰膝酸软、肢体颤抖等类似"更年期综合征"的症状。现代学者认为，这一症候群与下丘脑–垂体–甲状腺轴、下丘脑–垂体–性腺轴、下丘脑–垂体–肾上腺轴密切相关。中医普遍认为本病为脾肾亏虚，肾精不足，虚火上炎所致。

宋爱莉教授根据多年临床经验提出：乳腺疾病的发生是由脏腑失调、痰瘀互结导致的，内分泌治疗通过药物改变人体自身激素水平调节，必然损害先天之本，导致肾气亏虚，阴阳失衡，脏腑功能失调，各种不适反应便接踵而来,临床常见类型有肝郁脾虚、血瘀痰凝等。现将治疗经验整理如下。

一、脏腑失衡、癌毒互结为发病之本

乳腺癌基本病机为冲任不调、脏腑失和,宋教授在此基础上提出"癌毒"的观点,认为乳腺癌证属正虚邪实,但邪实必定掺杂邪毒方可致病,能导致癌症疾病的邪实加邪毒称为"癌毒",其特点主要为:癌毒性阴,难于根除;癌毒为实邪,肿瘤的发生源于人体正气的虚损,但局部的癌块属邪实,是全身性疾病的局部表现,即全身属虚,局部属实,也可称为"本虚标实";易于耗散正气,导致正虚不固;易于扩散,沿经脉、络脉流散到远处;癌毒的产生与局部气滞、血瘀、痰凝有一定关系,而癌肿发生后,癌毒又进一步加重了气滞、血瘀、痰凝,两者互为因果;癌毒的毒性是变化的,可以毒性低伏、相对平和,也可以毒性猛烈,进展迅速。

同时,乳房与各个脏腑联系密切,女子乳头属肝,乳房属胃,肝、胃、肾经及冲任二脉均与乳房关系密切,若脏腑功能失司,经络气血运行异常则化生痰浊、痰瘀等病理产物,作为致病因素影响乳房的健康。乳腺癌患者经手术、化疗、放疗及内分泌治疗的同时,亦耗伤气血,损伤脏腑功能,导致正气更虚,而余毒未清,正不抑邪,病邪由浅入深而变生百端。乳腺癌患者术后脉络气血耗损,气不足以载血行,脉络进一步瘀阻,有些患者便会出现上肢水肿等现象;内分泌药物治疗通过外界因素,改变自身激素水平,破坏卵巢功能,影响正常机体生理功能,损伤先天之本,是药物引起的"肾气衰、天癸竭",阴虚天癸竭乏,不能制火,虚火旺盛上扰神魂。此类患者因肝肾阴虚,精髓不能上荣于头目,出现耳鸣眩晕;肾虚脾气亦虚,脾主四肢,脾虚运化无力,则出现乏力、纳差;阴液亏虚,阳气不能维系,虚阳外越,出现头面烘热、失眠多梦等;肝肾虚精血双亏,筋失所养,则腰膝酸软、肢体颤抖;阴虚内热,津液外泄致汗出。

二、以调和冲任、祛毒抗癌为主辨证用药

宋教授认为调和冲任、祛毒抗癌可以应用在乳腺癌的各个阶段,均能收到良好的效果,治疗时应配合活血化瘀、利水渗湿之品,使邪有出路,从下而解。根据临床经验,宋教授创立了"术后内分泌治疗方",组方如下:

生黄芪 30 g、党参 20 g、太子参 10 g、白芍 20 g、丹参 20 g、莪术 20 g、白花蛇舌草 20 g、郁金 20 g、香附 10 g、石斛 20 g、枸杞子 20 g、麦冬 20 g、女贞子 10 g、旱莲草 30 g、补骨脂 10 g、山萸肉 20 g、佛手 10 g、甘草 6 g。

肾虚－围绝经期综合征的发病根本在于卵巢功能的衰退、雌激素的减少。从中医"肾主生殖"的理论出发,可认为肾虚是本病的发病关键。围绝经期综合征的患者中,常出现心悸失眠、心绪不宁、情绪不稳、记忆力减退、悲伤欲哭等精神情志症状,这些多与肝肾阴虚、血液化生不足及患者素日劳伤心神有关。如此,围绝经期综合征的发生与肾、肝、心三脏关系最为密切。全方以祛毒抗癌、调和冲任为治则,以补中益气汤加减化裁,生黄芪、党参健脾补气和中为君药;太子参性温补气生津,丹参通经活血,白芍通经养血,莪术破血祛瘀,三者合用清心除烦、敛阴止汗,白花蛇舌草抗癌解毒,枸杞子、女贞子、旱莲草、补骨脂、山萸肉补阳益精、养肝益肾、补而不泻共为臣药,石斛、麦冬滋阴生津,香附、佛手、郁金疏肝解郁、除烦理气共为佐药;以甘草补脾和胃,益气复脉,是为使药。全方共奏滋补肝肾之阴、疏肝解郁之功。失眠多梦、睡眠质量差者加炒枣仁 20 g、远志 20 g;食欲不振者,加焦山楂 10 g、炒谷芽 30 g;出汗过多者加浮小麦 30 g。

三、案例举隅

华某,女,48 岁,右乳癌改良根治术后 7 个月余,术后病理示:ER(＋),PR(＋),Cerb－2(＋＋＋),P53(＋),Ki67(＋)40%。术后行CT＋F方案化疗 6 个周期,未行放疗,目前口服他莫昔芬治疗。现患者乏力,眠差,情绪不稳定,易低落,二便可,舌淡白,苔薄,脉细缓。证属肝肾亏虚、冲任不调,方用:生黄芪 30 g、党参 20 g、太子参 10 g、白芍 20 g、丹参 20 g、莪术 20 g、白花蛇舌草 20 g、郁金 20 g、香附 10 g、石斛 20 g、枸杞子 20 g、麦冬 20 g、女贞子 10 g、旱莲草 30 g、补骨脂 10 g、山萸肉 20 g、佛手 10 g、焦山楂 20 g、远志 10 g、炒麦芽 30 g、甘草 6 g。共 14 剂,水煎早晚分服,每日 1 剂。宋教授耐心嘱托患者,鼓励其重塑信心。半个月后门诊复查,患者自述服上药无明显不适,乏力症状减轻,食欲好转,睡眠有了明显改善。宋教授嘱原方继续服用,不适随诊。

现代药理研究表明,方中黄芪、甘草多糖有诱导干扰素、白介素的作用,可介导肿瘤细胞凋亡;莪术能提高机体免疫功能,抑制肿瘤细胞生长;健脾药具有促进大脑皮层兴奋,提高垂体肾上腺皮质和交感肾上腺髓质系统的功能活动,提高细胞内 CAMP 含量,提高机体的耐寒、耐缺氧、耐疲劳能力,促进细胞的合成代谢,改善微循环,提高机体免疫功能和抑制肿瘤生长的作用。

四、小结

随着乳腺癌治疗理念和方案的不断更新,中医药在治疗中也占据越来越重要的地位。每一次标准方案的革新对中医治疗都是一次机遇与挑战,宋教授认为无论技术如何先进,乳腺癌的中医发病机制不变,无论采用什么治则,用药一定要考虑顾护脾肾,患者本质为虚,避免大量使用苦寒药。在温阳益气的同时,注重抑阴扶阳,痰湿之邪阻遏阳气最甚,痰湿既是阳虚的病理产物,又能进一步损伤阳气,因而在温阳益气的基础上,配合祛痰利湿之法,使阴去阳复。同时西医药理也证实宋教授方中许多中药具有抗肿瘤的作用,补肾中药对下丘脑–垂体–卵巢性腺轴功能有调节作用。乳腺癌术后的治疗是长期过程,减少患者的生理与心理不良症状,提高患者生存质量,是医者的责任。

第三章 经典医案

第一节 肉芽肿性乳腺炎21例临床回顾分析

肉芽肿性乳腺炎(granulomatous mastitis,GM)是指乳腺的非干酪样坏死局限于小叶的肉芽肿性病变,临床较少见。因该病与浆细胞性乳腺炎、乳腺癌及乳腺结核等较难鉴别,容易误诊误治。2001年10月—2005年12月间,笔者共收治肉芽肿性乳腺炎21例,现将该组病例治疗情况分析如下。

一、一般资料

21例患者均为女性,年龄16~48岁,中位年龄31.1岁,其中16~25岁2例,25~35岁16例,35~45岁3例;4例为哺乳期妇女,经产并有哺乳史者14例,未婚3例;病程10天~1年;3例有外伤史,3例曾于外院切开排脓,8例未行治疗自行溃破。均无服用避孕药及性激素史。

二、症状体征

均为单侧发病,左乳14例,右乳7例;位于1个象限12例,累及2个以上象限9例;左乳外侧及外上象限9例,内侧2例,乳晕旁3例;右乳外侧及外上象限4例,内侧3例;1例未扪及明显肿块,其余肿块最小2.0 cm×1.5 cm×1.0 cm,最大15.0 cm×10.0 cm×9.0 cm。12例肿块生长速度较快,形态欠规则,边界不清,质韧硬,活动度差,与皮肤略有粘连;2例表面可见橘皮样改变;9例局部红肿明显;4例(均为溃破者)局部皮色暗红;13例有单侧或双侧不同程度乳头内陷;6例见乳头溢液或分泌物;10例伴同侧腋窝淋巴结肿大;6例发病后有全身低热病史。

三、辅助检查

9例行乳腺钼靶X线检查,7例肿块呈不规则局限性片状致密影,未见明显钙化;1例可见孤立高密度影;1例呈欠规则的局限性致密影,内可见絮状钙化。16例行乳房B超检查,14例见低回声区或结节,形态欠规则,边界欠清,内部回声不均匀;8例低回声内部可见强回声光点及光斑;1例探及形态规则、边界清晰的等回声光团。针吸细胞学检查9例,2例考虑乳腺癌,5例查见炎细胞,其他均未见异常。

四、治疗结果

先期均使用过抗生素治疗,无明显效果。4例门诊切开排脓引流,取部分组织病理学检查证实为肉芽肿性乳腺炎,内服消肿散结、托里透脓中药,配合祛腐生肌中药外用,均治愈。17例住院行手术治疗,术前均服用清热解毒化痰、消肿软坚中药,使肿块范围缩小,其中5例行单纯肿块切除术,11例行病变乳腺区段切除术,1例行脓肿切开置管引流术,术中快速及最终病理学检查结果均为肉芽肿性乳腺炎,术后给予活血化瘀止痛、清热养阴中药内服,以加速愈合。随访19例,时间3个月~4年,1例术后18个月复发。

五、讨论

肉芽肿性乳腺炎又称肉芽肿性小叶性乳腺炎、哺乳后瘤样肉芽肿性乳腺炎、特发性肉芽肿性乳腺炎等,1972年由Kessler首先报道,国内1986年首先由马国华报道。目前多数学者认为该病属自身免疫性疾病,Murthy认为与患者服用避孕药有关,Brown等认为是乳汁所致的免疫现象和局部超敏反应,Fletcher认为该病与高泌乳素血症等体内激素失衡或感染、创伤、化学刺激引起的小叶肉芽肿炎症有关。结合临床表现,我们认为本病应属中医学乳痈、乳漏范畴,清《外科真诠》载:"乳房烂孔,时流清水,久而不愈,甚则乳汁从孔流出,多因先患乳痈,耽延失治所致,亦有乳痈脓未透时,医者用针刺伤囊隔所致者。"其形成及演变过程多因邪毒蕴结、肝郁气滞、痰凝气郁所致。

1.临床特点 本病初起肿块较小,无痛或轻微疼痛,表面皮肤不红或微红,很少伴有恶寒发热等全身症状。此期如切除肿块,可见肿块与正常乳腺组织界限尚清,独立或呈分叶状;随着肿块渐大,可有皮色红热、疼痛增加或有波动感,切开后往往有多个贯通脓腔存在,脓腔中可见鱼肉样腐肉;随着病程渐长,肿块可累及多个象限,并可自行溃破形成瘘道。临床表现归纳如下:好发于已婚、经产妇女,于哺乳回乳后短时期内发病;常单侧乳腺受累,外侧及外上象限多见,多伴有不同程度的乳头内陷;肿块位于乳腺实质内,无痛或轻微痛,表面皮肤不红或微红,肿块质硬,边界不清,可与皮肤或周围组织粘连,伴同侧腋淋巴结肿大;病程短,常见短期内增大迅速,治疗不当常反复发作;溃疡或窦道形成是常见并发症;钼靶 X 线检查无特异性,超声表现多为低回声区,形态不规则,边界欠清,内部回声不均匀,可见强回声光斑;部分患者有外伤、感染史;病理特点为病变仅限于小叶内,由组织细胞、Langhan 巨细胞、嗜中性粒细胞、数量不等的淋巴细胞、浆细胞构成,可见微小脓肿形成。

2. 鉴别诊断　根据组织病理学检查,结合临床表现可以明确诊断,但临床上肉芽肿性乳腺炎易被误诊,应与以下疾病相鉴别。

(1)乳腺癌:发病年龄多为 40～60 岁妇女;钼靶 X 线片可见不规则高密度肿块影,边缘有毛刺、尖角等变化,肿块内可见不规则钙化灶;B 超显示低回声肿块,内部回声不均匀,边缘不清,包膜不完整,后方回声衰减,血流丰富。杜稼苓曾有将 13 例肉芽肿性乳腺炎中的 12 例误诊为癌性肿块的报道。

(2)乳腺导管扩张症:又称浆细胞性乳腺炎,发生于非哺乳期,多数患者有乳头内陷、哺乳困难史;肿块位于乳晕周围,乳头溢液多见,为浆液性或脓性,可伴有粉渣样分泌物;病变主要累及乳头、乳晕大导管,不以小叶为中心;早期仅见导管扩张,晚期以浆细胞浸润为主。

(3)乳腺结核:多见于中青年已婚体弱妇女,有结核病史;病变多呈炎性过程,肿块位于乳房部,局部发红、溃破或形成窦道;伴有潮热、盗汗、五心烦热、颧红、消瘦等全身表现;乳腺组织中有典型结核结节、干酪样坏死;结节不以小叶为中心;抗酸染色可查见结核杆菌。

3. 治疗　本病为自限性疾病,尚无致死性报道,目前手术是主要的治疗手段。但也有报道先行激素治疗后再行手术的患者。Donn 等认为,如病变典型,组织化学染色及组织培养无致病菌,结核菌素试验阴性,可试用肾上腺皮质激素治疗,可使肿块缩小,促进伤口愈合,缩短治疗过程,缩小手术范围。笔者认为,本病单纯用抗生素治疗无效,一旦确诊,手术治疗效果较好。围手术期配合中药治疗效果更佳。初期乳房肿块质硬无痛,皮色不红者,治宜解郁化痰、通络散结;中期肉腐成脓,肿块变软者,宜切开排脓,提脓祛腐,配合内服清热解毒、托里透脓之剂;晚期溃后疮口脓水淋漓,久不收口者,宜服用益气和营、祛腐生肌中药。根据病程长短及肿块大小采取切开引流、单纯肿块切除术或乳腺区段切除术,并配合术后中药换药,可取得良好治疗效果。

第二节　乳宁流膏治疗乳腺增生 300 例

我院外科乳房病专科门诊自 1990 年 8 月至 1992 年 2 月,应用姜兆俊副主任医师自拟方"乳宁汤 I、II 号",制成流膏内服治疗乳腺增生 300 例,取得满意效果,现将临床结果报道如下。

一、一般资料

300 例患者中,男性 3 例,女性 297 例。20 岁以下者 3 例,21～30 岁者 58 例,30～40 岁者 169 例,40～50 岁者 61 例,50 岁以上者 9 例,平均年龄为 35.8 岁。病程最短者 5 天,最长者 20 年,以半年至 3 年者居多。未婚 16 例,已婚 284 例。大多数为产一胎者或产后未哺乳及短期哺乳者。

二、症状与体征

1.病变部位　双侧发病者 186 例(62%),一侧发病者 114 例(38%,右侧 166 例,左侧 48 例)。

2.乳房疼痛　300 例中乳房疼痛者 278 例(83.4%),其中胀痛者 203 例,刺痛 69 例,隐痛 28 例,均有触痛。疼痛与月经周期有关者 252 例(84%),疼痛与情绪变化有关者 187 例(62.3%)。

3.乳房肿块　300 例中乳房内扪及肿块者 219 例(73%),肿块形状不一,弥漫整个乳房或局限在某一象限。其中肿块发于一侧者 82 例,双侧者137例。肿块位于外上象限者170例(56.7%)。乳房内无明显肿块者81例(27%)。

4.乳头溢液 300例中62例乳头有溢液(20.7%),双侧溢液者38例,单侧者24例,大多为多孔溢液,无血性溢液。

5.副乳腺 本组患者中伴有副乳腺者47例(15.7%),其中病前发病者12例,病后渐发者35例。双侧36例,单侧11例,副乳腺内增厚结块者21例。

三、检查

300例均经LX-H767B型近红外乳房扫描检查,同时有37例行B超检查,68例行肿块穿刺抽吸涂片细胞学检查,58例行乳头溢液常规及脱落细胞学检查,67例行钼钯X线拍片,28例行活检术病理学检查,均符合乳腺增生病诊断,排除乳腺癌及乳腺炎等病变。

四、分型治疗

1.肝郁气滞型 本型患者127例(42.3%),表现为乳房及胸胁胀痛,胸闷不舒,精神抑郁,乳房内无明显肿块或肿块小而质软,随喜怒诸症消长,苔薄白,脉弦等。治宜以疏肝理气为主,和胃化痰为辅。内服乳宁流膏Ⅰ号(柴胡12g、杭芍15g、当归12g、白术9g、陈皮9g、茯苓9g、郁金159g、香附12g等)。

2.冲任失调型 本型患者173例(57.7%),表现为经前乳房胀痛加重,持续时间长,经后减轻或不减,伴月经失调,腰酸乏力,头晕失眠,乳头溢液,乳中结块广泛,质硬韧,舌淡,苔薄白,脉沉细等。治宜以调摄冲任、壮阳化痰为主,疏肝解郁为辅。内服乳宁流膏Ⅱ号(仙茅15g、淫羊藿30g、海藻30g、昆布30g、生牡蛎30g、鹿角霜15g、夏枯草15g、天冬15g、当归15g、丹参15g、黄芪15g、柴胡15g、郁金15g、橘核和橘叶各9g等)。

五、用法

以上二方各制成浓煎流膏,每500mL装瓶封口。每次服20mL(含生药约15g),日服3次。每疗程30天,连服2~3个疗程,月经期暂停服药。

六、疗效

1.疗效标准 ①治愈:乳房疼痛、肿块、乳头溢液均消失。经 LX－H767B 型近红外光乳房扫描或钼钯 X 线拍片证实肿块消散。②显效:乳房疼痛明显减轻,肿块缩小 1/3 以上或显著变软,乳头溢液消失或明显减少。③有效:乳痛减轻,肿块轻度缩小或变软,乳头溢液减少。④无效:诸症均无明显变化。

2.治疗效果 服药时间为 1 个月者 98 人,2 个月者 144 人,2 个月以上者 58 人。痊愈 108 例(36%),显效 86 例(28.7%),有效 84 例(28%),无效 22 例(7.3%),总有效率为 92.7%。

3.随访 对 92 例患者于 1 年后随访,无复发者 61 例(66.3%);停药 2 个月后因劳累或精神刺激乳痛复发者 22 例(21%);停药后症状同治疗前者 9 例(9.7%)。

七、讨论

中医学认为,乳房为阳明经脉之所过而属胃,乳头色青属肝厥阴之气所贯,冲任经脉行经乳房,隶属阳明,故本病与肝、胃、冲任功能异常有关。郁怒伤肝,肝郁气滞,肝旺侮土或思虑伤脾,脾失健运,痰湿内生,以致肝郁气滞,血瘀痰凝,互结为块;亦可由于肝郁肾虚,冲任失调,阳虚痰湿内生,气血失和,血瘀阻络等致生本病。现代医学对本病产生的机制尚不完全清楚,认为与内分泌功能紊乱、卵巢功能失调,致使雌激素水平过高或雌激素与孕激素比例失调有关。由于雌激素长期异常刺激,使乳腺小叶及导管和间质发生上皮增生,导管扩张或囊性变,纤维组织增生等而发病。另外,认为与精神因素、劳累、工作紧张等导致大脑皮层对性腺轴调节紊乱有关。本组患者 80% 以上有不同程度精神因素存在。反复流产与本病亦有一定关系。本组病例中 78% 的患者有流产史。

乳宁 Ⅰ、Ⅱ 号流膏分别在逍遥散和二仙汤基础上加减而成,用于肝郁气滞、痰瘀凝结和肝郁肾虚、冲任失调所致的乳腺增生。由汤剂制成流膏,治疗效果与汤剂无明显差异,并具有制药简单、服用方便、无不良反应、远期疗效稳定、患者易于接受等优点。

本组病例随访结果显示,部分病例在停药后病情反复,我们认为这主要与不良精神因素刺激有关。在治愈的病例中,雌、孕激素比例恢复正常,如再次受到不良精神因素刺激,会使正常功能紊乱而重新发病。本病病程较长,患者如不能持续服药或得不到彻底治疗而过早停药,亦能导致复发。因此坚持治疗,消除不良精神刺激,避免人工流产,治疗月经不调,可预防或减少本病的发生和复发。

第三节　神威膏治疗乳腺小叶增生 100 例

一、临床资料

治疗组 100 例,对照组 60 例。治疗组男 1 例,女 99 例;对照组女 60 例。治疗组 20～30 岁者 30 例,31～40 岁者 54 例,41～50 岁者 16 例,年龄最小 20 岁,最大 50 岁,平均 34.2 岁;对照组 20～30 岁者 18 例,31～40 岁者 36 例,41～50 岁者 6 例,年龄最小 22 岁,最大 48 岁,平均 32 岁。治疗组病程 1 个月～半年者 23 例,半年～1 年者 16 例,1～2 年者 9 例,2～3 年者 23 例,3 年以上者 19 例,最短 35 天,最长 10 年,平均病程 23.3 个月;对照组 1 个月～半年者 10 例,半年～1 年者 14 例,1～2 年者 25 例,2～3 年者 14 例,3 年以上者 7 例,最短 1 个月,最长 7 年,平均病程 21.2 个月。

二、诊断依据

1. 中医诊断标准　本病多发生于 30～40 岁妇女;一侧或两侧乳房发生多个大小不等的圆形、韧硬结节,常分散于整个乳房,也可局限在乳房的一处;乳房内肿块边界不清,与皮肤不相连,推之可动,随喜怒消长,始终不溃破;乳房明显胀痛,常在月经前加重,月经后减轻。

2. 辨证分型

(1)肝郁痰凝型:情绪郁闷,心烦易怒,双乳胀痛或刺痛,经前加重,经后稍缓解,结块随情绪变化而增大或缩小,舌苔薄白,脉弦。

(2)冲任失调型:经期紊乱,量少色淡或黯红,面色少华,心烦易怒,腰酸乏力,失眠多梦,乳房胀痛,行经前尤重,可伴乳头溢液,舌淡苔白,脉濡或弦缓。

3. 西医诊断标准　乳房肿块,多伴乳房疼痛等,连续 3 个月不能自行缓解;排除生理性乳房疼痛、经前乳房胀痛、青春期乳痛及仅有乳痛而无肿块的乳痛症;利用钼靶 X 线、B 超、热象图等现代检测手段进行辅助诊断,并排除乳腺癌、乳腺纤维瘤等其他乳腺疾病。

4. 病例选择标准

(1)纳入标准:符合上述中西医诊断标准和中医辨证标准者均为治疗对象。

(2)排除病例:乳房红肿热痛,伴发热等急性炎症病变;乳房肿块,坚硬固定,增长快,与皮肤粘连等乳癌变化;外上象限的局限性硬化性乳腺增生患者先排除癌变可能;对外用膏药过敏者;合并心血管、肝肾和造血系统等脏器严重疾患及精神疾病患者;不符合纳入标准,未按规定用药,无法判断疗效或资料不全等影响疗效或安全性判断者;年龄在 18 岁以下或 50 岁以上患者及妊娠、哺乳期妇女。

三、治疗方法

1. 治疗组　神威膏(主要由当归、川芎、丹参、红花、赤芍、桃仁、青州药耳、高温侧耳 831、王不留行、刘寄奴等药物组成)贴乳房患部。10 天更换 1 帖,3 帖为 1 个疗程。使用方法:打开药布,揭去薄膜,微火化开,用酒精棉球擦患处至红润贴上,1～2 天重摊 1 次。

2. 对照组　天冬素片,口服,每次 2 片,每日 3 次。

两组患者在观察治疗期间要避免过度劳累、精神刺激及忌食辛辣、肥腻食物等。1 个月为 1 个疗程。

四、治疗结果

1. 疗效标准　临床治愈:肿块及乳痛消失,停药后 3 个月未复发;显效:肿块最大直径缩小 1/2 以上,乳痛消失;有效:肿块最大直径缩小不足 1/2,乳痛减轻,以及肿块缩小 1/2 以上,乳痛不减轻;无效:肿块不缩小或反而增大变硬者,以及单纯乳痛缓解而肿块不缩小。

2. 治疗结果　总疗效见表 3－1,中医分型与疗效见表 3－2。

表 3-1　　　　　　　　　　　两组患者总疗效比较[例(%)]

组别	n	痊愈	显效	有效	无效	总有效率
治疗组	100	28(28)	37(37)	30(30)	5(5)	95(95)
对照组	60	6(10)	12(20)	32(53.3)	10(16.7)	50(83.3)

表 3-2　　　　　　　　　　　两组中医分型疗效比较

组别	痊愈(例)	显效(例)	有效(例)	无效(例)	总有效率(%)
治疗组肝郁痰凝型	19	24	26	3	95
对照组肝郁痰凝型	4	8	24	8	87.5
治疗组冲任失调型	9	13	4	2	95.7
对照组冲任失调型	2	4	8	2	87.5

五、讨论

乳腺小叶增生病是临床常见乳房疾病,中医称之为乳癖。其致病原因非常明确,现代医学认为主要由于内分泌功能紊乱,卵巢功能失调,致使体内雌激素水平过高,长期刺激乳腺组织发生乳腺导管上皮细胞和小叶上皮细胞增生,乳腺导管扩张、水肿甚至囊性变,以及乳腺间质纤维结缔组织增生等改变,从而产生乳房疼痛、肿胀、腺体增厚,出现结节样、条索样及片块样改变,并随月经周期症状加重或减轻等主要临床表现。中医学认为,乳房属肝、肾、胃、冲任所主,乳癖主要由于肝气郁结、气机不调、气滞血瘀、痰瘀互结于乳房或由于气血虚弱、肝肾不足、冲任失调、气血失和、阳虚痰凝、血瘀阻络而成。杏林春神威膏具有通络散结、活血化瘀、消肿止痛等功效。本药选用传统的膏药直接敷于病变局部,使药物直达病所,通过局部皮肤的渗透和吸收作用及经络气血的调节作用,改善局部血运,减轻腺体水肿和增生改变,从而达到消肿止痛、软化消除肿块的目的。方中当归、川芎、丹参、延胡索、桃仁、红花等活血化瘀消肿;高温侧耳831、青州药耳具有补益驱风、调和气血的作用;乳香、没药、血竭、夏枯草、山慈菇破瘀化痰,软坚散结;檀香、冰片开窍定痛。上方共奏通络活血、化痰散结、理气消肿、止痛等作用。

治疗组用药前后血、尿常规均未见异常改变。治疗组部分患者用药后局部出现不同程度的皮肤瘙痒、红斑、丘疹等反应。此现象的出现可能与药物的使用方法不当和过敏反应有关。轻者局部使用抗过敏药物可缓解,停药数日后红斑消退,不影响治疗作用。

杏林春神威膏发挥了中医药外治优势,精选药物,组方严谨,无明显不良反应。不仅能活血消肿止痛,促进增生组织吸收消退,减轻或消除症状,而且能调节全身状况,并可避免长期内服药物对胃肠的损伤。

第四节　生肌愈皮膏治疗慢性体表溃疡 112 例

一、临床资料

1. 一般资料

(1)试验组:男 71 例,女 41 例;18 ~ 30 岁者 30 例,31 ~ 40 岁者 29 例,41 ~ 50 岁者 20 例,51 ~ 65 岁者 43 例,平均年龄 45.35 岁;病程 1 ~ 11 个月者 102 例,1 ~ 2 年者 3 例,3 年者 1 例;湿热型 58 例,气血亏虚型 54 例。

(2)对照组:男 43 例,女 18 例;28 ~ 30 岁者 10 例,31 ~ 40 岁者 11 例,41 ~ 50 岁者 10 例,51 ~ 65 岁者 30 例,平均年龄 44.72 岁;病程 1 ~ 11 个月者 59 例,1 年者 1 例,2 年者 1 例;湿热型 41 例,气血两虚型 20 例。

2. 诊断依据

(1)中医诊断标准:①湿热型:疮面周围皮肤红肿疼痛;疮面脓水淋漓,脓稠色黄或有臭味,肉芽红嫩;坏死组织分界不清;舌红苔黄腻,脉弦数。凡具备其中任何 3 项者,即可诊断。②气血两虚型:病程较长;脓水稀薄量少;肉芽紫暗、灰白或老化,生长缓慢;舌淡苔白或暗,脉细弱或涩。凡具备其中任何 3 项者,即可诊断。

(2)西医诊断标准:溃疡是指体表组织的局限性缺损,伤口经久不愈,并伴有不同程度的感染。病程迁延 1 个月以上未愈。

(3)排除病例标准:①合并各种严重肝肾功能损害及造血系统等严重原发性疾病及精神疾病患者;②合并全身感染者;③癌性溃疡者;④年龄在 18 岁以下或 65 岁以上,妊娠或哺乳期妇女,有药物接触过敏史者。

二、治疗方法

试验组给予生肌愈皮膏,清洁疮面,将药膏均匀摊涂于创面上,约3 mm厚,予以包扎。亦可将药膏涂在无菌纱布上,贴敷患处,每天换药1次。对照组给予三黄珍珠膏,方法、用量均同试验组。4周为1个疗程。

三、治疗效果

1.疗效标准　①治愈:用药1个疗程后,临床症状、体征消失,皮肤溃疡面完全愈合;②显效:临床症状、体征积分值下降2/3,溃疡面缩小80%以上;③有效:临床症状、体征积分值下降2/3~1/3之间,溃疡面缩小50%以上;④无效:用药2周,皮肤溃疡面无明显变化。

2.治疗结果　疗效见表3-3,中医分型与疗效关系见表3-4,两组溃疡愈合时间比较分析见表3-5。

表3-3　　　　　　　　　　两组患者总疗效分析表[例%]

组别	n	愈合	显效	有效	无效	总有效
试验组	112	75(66.95)	18(16.07)	15(13.39)	4(3.57)	108(96.43)
试验组	61	33(54.09)	11(18.03)	11(18.03)	6(9.84)	55(90.16)

表3-4　　　　　　　　　　两组中医辨证与疗效关系

组别	n	愈合(例)	显效(例)	有效(例)	无效(例)	总有效率(%)
试验组湿热型	58	42	8	7	1	98.30
对照组湿热型	41	25	8	7	1	97.56
试验组气血亏虚型	54	34	9	8	3	94.40
对照组气血亏虚型	20	8	3	4	5	76.00

表3-5　　　　　　　　　　溃疡愈合时间

组别	n	溃疡愈合时间(d)	t	P
试验组	75	23.86 ± 10.89	0.679 4	>0.05
对照组	33	25.20 ± 4.59		

四、典型病例

患者,女,46岁,左侧颈部肿块2个月,化脓溃破30天。开始时颈部左侧淋巴结肿大,疼痛轻,渐增大,无红热。1个月后肿块变软,伴低热、盗汗、乏力、纳差等不适。之后在我院诊治,切开引流,脓水不断,肿块不消,疮口难愈,仍低热不退、乏力、纳差。曾做脓液涂片培养,查到抗酸杆菌。病理切片提示淋巴结核。查体:颈部左侧锁骨上方溃疡,边缘皮肤潜行漂浮,肉芽暗红水肿,脓液稀薄量多,杂有点片状干酪样物,深至胸锁乳突肌深面。Hb 100 g/L,WBC 5.6×10^9/L,ESR 36 mmol/L。中医诊断:溃后期气血亏虚型;西医诊断:颈部淋巴结核并溃疡。使用生肌愈皮膏换药16天后,脓液减少,肉芽鲜红,水肿减轻,疮口变浅变小。30天后疮口结痂愈合(治疗过程中一直内服抗结核药物)。

五、讨论

根据统计分析,试验组治愈率为66.95%,显效率为16.07%,总有效率为96.43%;对照组治愈率为54.08%,显效率为18.03%,总有效率为90.16%。经统计学处理,差异无显著意义。两组对促进体表溃疡愈合的效果相近。

对试验组和对照组各症状、体征的改善效果进行统计比较,试验组在消炎消肿、加速坏死组织脱落、促进肉芽和上皮生长等方面,效果与对照组相同。

引起体表溃疡难以愈合的因素很多,主要因疮口周围和基底部组织纤维增生,萎缩变硬,影响局部血液循环,使组织缺血,失去抗炎和修复能力等原因造成。中医学认为,多由于气血凝滞,经络阻塞,湿热火毒蕴结,热盛肉腐,化脓溃破而成。复加气血不足,无力托毒排脓、脱腐生肌,致使疮口难以愈合。生肌愈皮膏具有清热解毒、活血化瘀、祛腐生肌、消肿止痛等功效,可以改善局部血运,减轻组织纤维增生,提高抗炎消炎能力,加速坏死组织液化脱落,消除脓液,并促进疮口肉芽和上皮细胞生长。方中当归、乳香、没药活血化瘀、消肿止痛,甘草清热解毒,白芷排脓生肌,苦杏仁苦辛宣泄、滋润肌肤。诸药共奏清热解毒、活血消肿、祛腐排脓、生肌敛疮之功。本制剂对临床上各种原因导致的体表溃疡及各种不同阶段和类型的体表溃疡都可使用。

第五节　小切口置管低负压引流结合透脓汤治疗乳房脓肿31例

乳房脓肿多见于哺乳期妇女,多因乳汁淤积、化脓性细菌侵犯而产生,如患者延误治疗或早期治疗不当,易使脓肿旁窜深溃,形成大范围病变,中医称之为传囊乳痈。自2002年3月,我科采用小切口置管低负压引流结合透脓汤治疗急性乳房脓肿31例,临床效果满意,现报道如下。

一、临床资料

31例患者均为初产妇,单侧乳房发病,就诊时均见乳房红肿、肿块按之波动、疼痛明显、发热等临床表现;年龄最大32岁,最小21岁,平均25.8岁;发病时间最短8 d,最长23 d,平均14.5 d;发于左乳17例,右乳14例;位于乳房外侧11例,乳房内侧8例,乳房深层5例,另有7例病变延及全乳;脓肿直径最小6 cm,最大15 cm,平均10.5 cm;患者体温均>38℃,最高达40℃;血常规检查:白细胞计数均>10×10^9/L,最高达19.4×10^9/L;门诊治疗25例,住院治疗6例。

二、治疗方法

患者取平卧位,患乳皮肤常规消毒,铺无菌洞巾,选脓肿波动最明显处行皮肤浸润麻醉。以乳头为中心取放射状切口或沿乳房下切迹做弧形切口,长度以能通过示指为度,一般不超过3 cm,至皮下后以组织钳分离至脓腔表面,将钳尖插入脓腔撑开引流,一般无须挤压,腔内脓液即可顺势排出。用示指自切口伸入,探查病变范围,寻找深层或相连的脓腔,将炎症侵犯的纤维隔打开,清除固态坏死组织,在切口下形成贯通的腔隙。根据脓腔大小选用橡胶引流管或静脉输液管,剪侧口后置入脓腔底部,引流管外口接60 mL注射器或引流瓶,管长以能方便携带为度。丝线间断缝合切口,并固定引流管,无菌纱布包扎切口,隔日更换。病变范围较大时,用纱布垫加压后以绷带行"8"字包扎。将外接注射器或引流瓶调至负压状态。每日观察引流情况,引流液转成黄色浆液且每日少于5 mL后拔除引流管,患处加压包扎,直至切口愈合拆线。同时患者服透脓汤(药物组成为蒲公英30 g、金银花30 g、连翘15 g、生黄芪15 g、当归1 g、柴胡10 g、黄芩10 g、皂角刺10 g、穿山甲6 g、川芎6 g），水煎服，日1剂。

三、疗效标准

痊愈：引流彻底，拔管后腔隙封闭，切口顺利愈合；有效：引流通畅，拔管后仍有少量分泌物，需加压包扎或小范围油纱引流完成愈合；无效：无效引流，需扩大切口重新清创或改用传统换药治疗。

四、治疗结果

31例患者中，痊愈19例，有效10例，另2例因坏死物堵塞引流管造成无效引流，扩创后改用传统换药方法治疗，总有效率为93.55%。痊愈19例中，拔管时间最短4 d，最长7 d，平均5.4 d；痊愈时间最短9 d，最长12 d，平均10.7 d。无效2例改用传统换药治疗后均需接受回乳治疗，平均痊愈时间20.5 d。通过本方法治愈的29例患者，术后24 h内体温下降最多2.8℃，最少1.3℃，平均下降1.9℃；术后乳房局部红肿消退时间最短16 h，最长41 h，平均27 h；有9例患者因脓肿范围过大，采用服用回乳药物并停止哺乳以配合治疗，其他20例患者痊愈后仍可正常哺乳。

五、病案举例

女，28岁，产后4个月余，2周前出现左乳外侧肿块疼痛、排乳不畅、恶寒发热等症状。曾静脉滴注青霉素10 d，体温略有降低，但肿块未消散。4 d前左乳肿块明显增大，有鸡啄样疼痛，纳食差，大便干，口渴，烦躁，舌红苔黄厚，脉弦数。检查见患乳较对侧乳房肿大明显，皮色红，表皮光亮，皮温明显升高，肿块范围约10 cm×9 cm×4 cm，局部有波动感，压痛明显，左腋下淋巴结肿大、压痛。体温39℃，WBC15.6×10⁹/L，中性粒细胞0.84；B超示左乳见9 cm×8 cm大小液性暗区。诊断为乳房脓肿。立即行脓肿小切口切开并置管低负压引流术，术中引流出黄稠脓液约300 mL，术后给予清热解毒、透脓消肿的透脓汤内服。次日患者体温降至37.3℃，隔日共引出脓液约40 mL，此后引流量渐少，体温降至正常。术后6 d拔除引流管，术后11 d痊愈。

六、讨论

急性乳房脓肿多发生在哺乳期，乳汁淤积后感染化脓，乳房出现红、肿、热、痛的炎症反应,同时引发全身中毒表现。因乳腺组织结构疏松,如不能及时有效地控制炎症发展和组织破坏,脓肿范围会迅速扩大,延及多个乳腺腺叶,中毒症状也会加重,甚至出现严重脓毒血症而危及患者生命。我院宋爱莉教授长期从事乳腺疾病的诊疗及研究工作,经验丰富,在借鉴胸、腹腔病变闭式引流的基础上,探索出用小切口置管低负压引流结合中药透脓汤治疗乳房脓肿,该方法具有排脓引流通畅、组织损伤轻、病程短、愈合快、瘢痕小等优点。

传统外治切开法治疗乳房脓肿,切口内多以油纱条填塞引流,换药时间长。若切口选择不当或患者体位变化还会出现袋脓现象,造成无效引流。采用小切口置管低负压引流治疗传囊乳痈,将负压引流管放至脓腔顶端,腔内残余的脓液可以被有效引流,在患处皮肤表面用纱布团垫压并绷带包扎可以压迫消除脓腔、避免袋脓。

另外,本方法皮肤切口小,换药简单,治疗同时不影响排挤乳汁,对乳腺组织损伤轻,脓尽后正常组织在负压吸引和包扎作用下易于相互贴附愈合,克服了传统切开方法中组织损伤较重、易造成乳漏和长时间换药组织纤维化不易愈合的缺点,缩短了疗程。在处理多腔隙乳房脓肿时,以示指伸入脓腔探查和操作,可发挥其感觉敏锐的特点,易于发现残留脓腔和清除固态纤维坏死物,避免过多地损伤正常组织,对大范围多腔隙乳房脓肿的处理具有明显优势。

中医学认为,乳房归属于多气多血的阳明胃经,产后妇女气血盛行于上,如气滞不行,排乳不畅,兼有热毒入侵,致阳明之血沸腾,热盛肉腐而迅速成脓,若诊治不及时,脓肿易旁窜深溃形成传囊之变,甚至毒邪内攻脏腑危及生命。乳房的生理特点决定了其在气机郁滞、排乳不畅的情况下,易于化热成脓、结毒于内,此时应寻因辨证、综合施治。乳痈成脓后,对全身症状明显的患者,结合自拟中药透脓汤口服,可以达到清热解毒、托里透脓的治疗目的。该方中金银花、蒲公英、连翘清热解毒,柴胡、黄芩清泄上焦郁热、引药力直达病所,黄芪生用益气托毒,配合当归、川芎活血和营,穿山甲、皂刺疏通乳络、软坚溃脓、透脓外出。内外结合,辨证施治,则疗效显著。

第六节 穿刺抽脓加中药治疗急性乳房脓肿53例

急性乳腺炎多由于乳汁排泄不畅、淤积及化脓性细菌侵犯所致,极易形成脓肿。通常处理以切开排脓为主,该方法痛苦大,损伤重,疗程长,影响泌乳,破坏乳房外形。宋教授自1989年以来,于门诊采用穿刺抽脓加中药内服、外用治疗急性乳房脓肿53例,效果满意,报道如下。

一、一般资料

本组患者53例,女性51例,男性2例;年龄最大者56岁,最小者18岁,病程最短5天,最长25天;产后哺乳期者46例,占87%,非哺乳期者7例,占13%;脓肿直径最小3 cm,最大6 cm;位于乳晕下者14例,乳腺浅部者23例,深部者16例。

二、治疗方法

1.适应证 急性乳腺炎脓液形成,无论是哺乳期还是非哺乳期,凡是肿块范围局限、压痛明显、按之波动,无论部位深浅、范围大小、数目多少均可采用。

2.方法

(1)穿刺抽脓:患者取坐位或卧位,选择距脓肿最近部位,皮肤常规消毒,铺无菌巾(或不用),无须麻醉或用少许1%普鲁卡因皮肤浸润。选用30~50 mL注射器,12~16号粗针头。术者左手示、拇指固定脓肿,绷紧局部皮肤,右手持空针穿刺。脓液抽吸困难(多由于脓栓阻塞针头或进针部位不到)时,可拔出针头排除阻塞或调整进针方向及深浅再穿抽,以脓肿明显缩小,波动消失为宜。出针处皮肤可用少许干棉球敷盖。据脓肿增大情况,每日或隔日抽吸,至脓肿不再增长,波动消失,肿痛明显减轻为止。

(2)外敷中药:抽吸后据肿痛范围大小,外敷金黄膏或大青膏,隔日更换;也可用仙人掌去刺加芒硝或明矾(10 g)捣烂外敷。

(3)中药内服:宜以疏肝清热、和营托脓、通乳消肿为主,用瓜蒌牛蒡汤合透脓散加减。若红肿痛重者加蒲公英30 g、赤芍15 g、连翘15 g;胀痛明显者加延胡索 9 g、川楝子 9 g；脓稠难抽者加桔梗 9 g、白芷 9 g、浙贝母 9 g；乳汁淤积难排者加山甲珠 9 g、王不留行 12 g、路路通 9 g；高热口渴者加生石膏 24 g、生地 24 g；便秘者加生大黄 9 g（后入）、元明粉 6 g（冲）；肿硬瘀滞者加夏枯草 9 g、当归尾 9 g、川芎 9 g。

（4）注意事项：脓肿范围大，周围炎症扩散，红肿热痛严重者可酌情用抗生素肌肉注射；吸乳器、推拿按摩定时排乳，使乳房保持排空状态；用三角巾或乳罩托起患乳，减少活动，避免下垂、乳汁分泌过多，乳头炎症或发育不良导致排乳障碍者，应给予断乳或抑乳治疗。

三、治疗结果

53 例中治愈 49 例，占 92.4%；病程最短 8 天，最长 20 天。其中 4 例由于就诊时脓肿超过 6 cm，炎症广泛，乳腺组织破坏严重，抽吸穿刺 2 次，疗效不显，而改切开引流治疗。

四、体会

《灵枢·玉版》篇曰："故其已成脓血者，其唯砭石铍锋之所取也"。《外科精义》曰："夫痈疽既作，毒热聚攻，蚀其膏膜，肌肉腐烂，若不针烙，毒气无从而解，脓瘀无从而泄，过时不烙，反攻其内，内既消败，欲望其生，岂可得乎？"自古以来西医和中医的治法是一致的，脓肿一旦形成，必须排脓，否则造成深溃旁窜或走散内攻等。宋教授采用穿刺抽脓加中药内服外敷治疗急性乳房脓肿 53 例，收效快、痛苦小、组织损伤轻，不影响泌乳和哺乳，不留瘢痕，不破坏外形，并且避免发生乳漏等。此法可作为急性乳房脓肿排脓治疗的首选治法。

尽早、有效地穿刺抽脓是治愈急性乳房脓肿的关键。本病大多发生在哺乳期，乳汁淤积是感染化脓发生发展的主要因素。急性乳腺炎只要肿块形成，就意味着乳汁或脓液蓄积，此时难以通过导管排出或吸收，并有扩散的可能。尽早及时抽出蓄积的脓液与乳汁可有效控制炎症发展和组织腐败损伤。乳房组织结构疏松，若待到脓肿局部皮肤变薄、肿块软陷，则往往中毒症状严重，脓腔较大，组织破坏严重，甚至形成多个脓肿，此时用穿刺抽脓引流难以达到治疗效果，即使切开引流治疗，病程也势必延长。位于乳晕下部、乳腺浅部及非哺乳期的脓肿，大多范围小而且局限,穿刺抽吸治疗效果理想。部分患者经治疗,局部肿痛炎症明显减轻,体温不高,但肿块不消,多为包裹性脓肿或积乳囊肿形成,通过穿抽治疗肿块很容易消散治愈。对于乳房深部脓肿,肿块不易触及,尽早穿抽更有意义。局部治疗与全身治疗相结合效果更佳。瓜蒌牛蒡汤合透脓散内服可清热解毒、和营通乳、托毒消肿,达到局限消散炎症的目的。若脓肿不大,炎症未广泛浸润,可不使用抗生素。金黄膏、大青膏等中药外敷,直接作用于局部可加强治疗效果。另外,保持和促使输乳管通畅,消散淤积乳汁的理念应贯穿于治疗过程中。配合推拿、抽吸等排乳方法,使乳房尽可能保持排空状态,有利于炎症和脓肿的消散。还应注意乳头病变,若有裂口、炎症等应同时积极治疗;若乳头发育不良不能排乳,应尽早进行回乳、断乳治疗。

第四章　科研成果

第一节　莪术油对大鼠乳腺癌癌前病变组织中 VEGF mRNA 表达的影响

乳腺癌存在"正常上皮—单纯性增生—非典型性增生—原位癌—浸润癌"的谱带式渐进性连续过程。对癌前病变采取干预治疗手段,可以有效减小乳腺癌的发生率。肿瘤的生长、浸润、转移过程与血管生成密不可分,血管是肿瘤赖以生存的温床,提供其生长必需的养料及转移途径。抑制肿瘤血管新生,切断其营养提供及转移途径,可在一定程度上限制肿瘤的生长、转移。血管内皮细胞的增殖、侵袭、迁移和分化是新生血管形成过程中的关键环节,受到血管内皮生长因子(VEGF)的调控。直接抑制血管内皮细胞的增殖、侵袭、迁移和分化是抗血管生成的最有效靶点。中药莪术提取物莪术油含莪术醇、β-榄香烯、莪术酮等多种成分,对于乳腺癌、肝癌等多种恶性肿瘤具有多靶点抗肿瘤作用。本研究通过检测不同干预条件下二甲基苯蒽(DMBA)诱导大鼠乳腺癌癌前病变造模组织中 VEGF mRNA 的表达,初步探讨莪术油对大鼠乳腺癌癌前病变组织细胞血管生成的影响及干预作用。

一、实验动物及材料

1. 实验动物　健康未育 SD 系雌性大鼠 275 只,鼠龄为出生后 6 周,体重 190～235 g,由中国科学院上海实验动物中心提供,质量许可证号 SCXK(沪)2003-003。常规饲养 1 周,适应环境后开始实验。

2. 药品及试剂　二甲基苯蒽,5 克/支,按 10 mg∶1 mL 比例溶于

500 mL芝麻油,备用;莪术油注射液(每支0.1 g/10 mL);康莱特注射液 (100 mL/瓶);三苯氧胺(枸橼酸他莫昔芬片,10 mg×60 片/瓶),按 10 mg:50 mL 比例溶于生理盐水,备用;脱毛膏,80 g/支;大鼠 VEGF 原位杂交检测试剂盒。其他:乙醇、二甲苯、苏木素、伊红等。

3.实验仪器 OLYMPUS(BH-2)照像显微镜、光学显微镜,隔水式电热恒温培养箱(PYX-DHS),LEICARMZ135 切片机,微复移液器,WT11001R 型电子天平,HPIAS-1000 高清晰度彩色病理图文分析系统。

二、试验方法

1.分组造模及给药方法 275 只 SD 大鼠随机分为 7 组。空白对照组:35 只,一次性灌胃生理盐水 1 mL/100 g;疾病模型组:40 只,一次性灌胃 DMBA100 mg/kg(1 mL/100 g);莪术油小剂量治疗组:40 只,一次性灌胃 DMBA100 mg/kg(1 mL/100 g),第 2 天开始莪术油 1 mL/100 mg 腹腔注射 4 周;莪术油中剂量治疗组:40 只,一次性灌胃 DMBA100 mg/kg (1 mL/100 g),第 2 天开始莪术油 2 mL/100 mg 腹腔注射 4 周;莪术油大剂量治疗组;40 只,一次性灌胃 DMBA100 mg/kg(1 mL/100 g),第 2 天开始莪术油 4 mL/100 mg 腹腔注射 4 周;康莱特治疗组:40 只,一次性灌胃 DMBA100 mg/kg(1 mL/100 g),第 2 天开始康莱特 2 mL/100 mg 腹腔注射 4 周;三苯氧胺治疗组:40 只,一次性灌胃 DMBA100mg/kg(1 mL/100 g),第 2 天开始三苯氧胺2 mL/100 mg 灌胃 4 周。造模及给药后各组动物均常规饲养。

2.取材及制片 动物观察时点及每批处死动物数量见表 4-1。取材:用脱毛剂将大鼠胸部鼠毛去除,1%戊巴比妥钠按 40 mg/kg 经腹腔注射麻醉后,取大鼠胸腹部第 4、5、6 对乳腺及其周围皮肤、皮下组织约 1.0 cm×1.0 cm。标本经中性福尔马林固定,梯度乙醇脱水,石蜡包埋切片。

表4-1   观察时点及每批处死动物数量分布表(只)

时间	空白	病模	莪小	莪中	莪大	康莱特	TAM	合计
实验开始时	35	40	40	40	40	40	40	275
第8周处死	8	8	8	8	8	8	8	56
第10周处死	8	8	8	8	8	8	8	56
第12周处死	8	8	8	8	8	8	8	56
第14周处死	10	11	9	10	11	11	10	72
合计	34	35	33	34	35	35	34	240

3.原位杂交　检测VEGF原位杂交试剂盒采用针对大鼠VEGF的寡核苷酸探针,经地高辛标记,可以检测出福尔马林固定、石蜡包埋标本的VGEF mRNA序列。针对大鼠的VEGF靶基因的mRNA序列为:5'—TACCT CCACC ATGCC AAGTG GTCCC AGGCT GCACC—3'、5'—ATTGA GACCC TGGTG GACAT CTTCC AGGAG TACCC—3'和5'—GTCAC TAT-GC AGATC ATGCG GATCA AACCT CACCA—3'。

杂交步骤及杂交后检测程序均按试剂盒说明书进行。杂交时设阴性对照。杂交阳性信号为细胞核和浆内棕黄色细颗粒。

4.结果判定方法　大鼠乳腺组织病理学诊断标准按2003年WHO乳腺肿瘤病理与遗传学分类。VEGF mRNA阳性细胞在细胞核表达棕黄色颗粒。高倍镜下选择阳性细胞较多的区域采集3~5个光镜视野,输入到HPAIS-1000高清晰度彩色病理图文分析系统内,在相同的背底和倍体条件下选择相应的参数,进行计算机完全定量分析。阳性细胞阳性率=阳性目标面密度/(阳性目标面密度+阴性目标面密度)×100%。阳性细胞阳性率<10%为(-),>10%为(+)。

5.统计方法　采用SAS8.0统计软件分析,检验标准$\alpha=0.05$。计数资料用卡方检验;计量资料结果用$(\bar{x}\pm s)$表示,先进行方差齐性检验,组间差异采用两两q检验。

三、结果

各试验组中正常乳腺普通增生非典型增生癌组织中VEGF mRNA表

达阳性率及表达强度(每例标本的 VEGF mRNA 阳性细胞阳性率)均呈
递增趋势,见图 4-1、图 4-2。

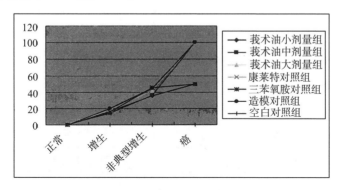

图 4-1 各试验组中,不同类型大鼠乳腺组织中 VEGF mRNA 表达阳性率(%)

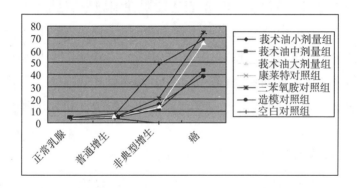

图 4-2 各试验组中不同类型乳腺组织 VEGF mRNA 表达的阳性细胞阳性率(%)

大鼠不同类型乳腺组织各试验组 VEGF mRNA 表达阳性率见表 4-
2。普通增生乳腺组织中,各干预组与造模对照组之间 VEGF mRNA 表达
阳性率无显著性差异($P > 0.05$)。非典型增生乳腺组织中,各干预组
VEGF mRNA 表达阳性率均明显低于造模对照组($P < 0.05$),各干预组之
间 VEGF mRNA 表达阳性率无显著性差异($P > 0.05$)。

表4-2　大鼠不同类型乳腺组织中,各试验组 VEGF mRNA 表达阳性率比较

病理类型	莪术油小剂量组		莪术油中剂量组		莪术油大剂量组		康莱特对照组		他莫普芬对照组		造模对照组		空白对照组		合计
	+	n	+	n	+	n	+	n	+	n	+	n	+	n	
正常	0	5	0	7	0	6	0	5	0	8	0	9	0	31	71
增生	2	12	2	14	3	16	2	15	2	13	3	15	0	3	88
非典型增生	5	14	4	11	5	12	7	14	5	11	4	9	0	0	71
癌	1	2	2	2	1	1	1	1	2	2	2	2	0	0	10
合计	0	33	0	34	0	35	0	35	0	34	0	35	0	34	240

　　大鼠不同类型乳腺组织中 VEGF mRNA 的表达强度见表4-3。各组非典型增生组织中 VEGF mRNA 表达的阳性细胞率明显高于普通增生($P < 0.05$)。各组全部非典型增生样本中,各干预组 VEGF mRNA 阳性细胞阳性率均明显低于造模对照组($P < 0.05$)。莪术油3种剂量组均低于康莱特及三苯氧胺对照组($P < 0.05$)。莪术油小、中、大3种剂量组之间无显著性差异($P > 0.05$)。三苯氧胺与康莱特组之间无显著性差异($P > 0.05$)。

表4-3　各试验组中大鼠不同类型乳腺组织中 VEGF mRNA 的表达强度

分组	正常乳腺		普通增生		非典型增生		癌	
	表达强度	n	表达强度	n	表达强度	n	表达强度	n
莪术油小剂量组	4.36 ± 1.37	5	4.78 ± 1.65	12	15.74 ± 13.64	14	38.53 ± 40.82	2
莪术油中剂量组	4.43 ± 1.85	7	4.52 ± 1.61	14	11.58 ± 8.23	11	43.29 ± 44.67	2
莪术油大剂量组	4.26 ± 1.81	6	4.69 ± 1.59	16	12.62 ± 10.15	12	65.64 ± 0	1
康莱特对照组	5.24 ± 1.97	5	5.92 ± 1.28	15	21.05 ± 13.37	14	68.29 ± 0	1

（续表）

分组	正常乳腺		普通增生		非典型增生		癌	
	表达强度	n	表达强度	n	表达强度	n	表达强度	n
他莫昔芬对照组	4.71±1.42	8	5.04±1.89	13	20.36±18.24	11	74.32±8.48	2
造模对照组	5.35±1.75	9	6.91±1.86	15	48.30±30.21	9	68.57±9.86	2
空白对照组	3.48±1.14	31	3.88±1.74	3	–	–	–	–

大鼠非典型增生乳腺组织中 VEGF mRNA 阳性标本的阳性细胞阳性率见表 4-4。VEGF mRNA 表达阳性的样本中,各干预组 VEGF mRNA 阳性细胞阳性率明显低于造模对照组($P<0.05$)。莪术油 3 种剂量组均明显低于康莱特及三苯氧胺对照组,三苯氧胺组与康莱特组之间无显著性差异。莪术油小、中、大 3 个剂量组 VEGF mRNA 阳性细胞阳性率呈递减趋势,大、小剂量组之间差异显著($P<0.05$)。

表 4-4 大鼠非典型增生乳腺组织中,VGEF mRNA 阳性标本的阳性细胞阳性率

组别	n	阳性率(%)
莪术油小剂量组	5	36.27±5.36
莪术油小剂量组	4	30.83±4.12
莪术油大剂量组	5	26.14±3.17
康莱特对照组	7	45.49±2.86
三苯氧胺对照组	5	47.43±6.32
造模对照组	4	78.65±6.28
空白对照组	0	

四、讨论

WHO2003 乳腺肿瘤组织学分类明确地将非典型增生归属为乳腺癌前驱病变。乳腺癌癌前病变的研究与血管生成、细胞凋亡的研究紧密联系。血管生成与乳腺良性疾病恶变及肿瘤的发生、发展、转移和预后均有

密切关系。既往在血管生成与乳腺癌癌前病变的实验中发现,从轻度非典型增生、中重度非典型增生到乳腺癌,各组血管密度逐渐增高,证实乳腺癌癌前病变与血管生成的关系。

VEGF 是重要的促进肿瘤血管形成的因子。VEGF 又称为血管通透因子,是内皮细胞的特异性有丝分裂源,也是一种有效的血管形成和通透性诱导因子,能产生多种具有生物学效应的细胞因子,在胚胎组织中广泛表达,血管形成后,正常生理状态下被关闭。因此,正常成人组织呈低水平表达。但在病理情况下可出现 VEGF 的异常表达,在肿瘤组织中肿瘤细胞侵入的巨噬细胞和肥大细胞能分泌高水平的 VEGF,以旁分泌的形式刺激肿瘤血管内皮细胞,促进内皮细胞增殖、迁移,诱导血管形成,促进肿瘤持续生长,并提高血管通透性,引起周围组织纤维蛋白沉着,促进单核细胞、成纤维细胞、内皮细胞浸润,有利于肿瘤基质形成和肿瘤细胞进入新生血管,促进肿瘤转移。

研究采用中药莪术油、康莱特及三苯氧胺,早期干预 DMBA 诱导的大鼠乳腺癌癌前病变造模组织中 VEGF mRNA 的表达,从抗血管生成的角度纠正非典型增生阶段失衡,以期能够早期干预或逆转乳腺癌癌前病变,降低乳腺癌的发生风险。莪术油的多靶点抗肿瘤机制包括直接细胞毒作用、抑制肿瘤血管生成、抑制肿瘤细胞 DNA 合成及核酸代谢、诱导细胞凋亡、提高机体免疫保护效应等。笔者既往研究发现,莪术油能够降低 DMBA 诱导大鼠乳腺癌癌前病变模型中血液黏度,提高微循环灌注量,其效果优于康莱特和三苯氧胺对照组。本研究结果显示,莪术油低、中、高3 个剂量组对于正常乳腺组织及普通增生乳腺组织中 VEGF mRNA 的表达无影响,但能够显著降低非典型增生乳腺组织 VEGF mRNA 表达阳性率和表达强度。在降低 VEGF mRNA 表达强度方面,莪术油组的效果优于康莱特组和三苯氧胺组,尤其对于 VEGF 表达阳性的标本,表达强度降低更为显著,并且呈剂量依赖效应,莪术油大剂量组明显优于小剂量组。莪术油能够有效降低 DMBA 诱导大鼠乳腺癌癌前病变组织中 VEGF mR-NA 表达强度,抑制血管生成,为临床治疗乳腺非典型增生提供了一个有效的方法,对乳腺癌的二级预防具有重要的临床意义。

第二节 莪术油对乳腺癌癌前病变大鼠细胞 增殖和凋亡因子表达的干预研究

乳腺癌癌前病变即非典型增生阶段发生浸润性癌的风险明显升高，如何早期干预、阻断或逆转浸润性癌的发生是降低乳腺癌发生率的关键。中药莪术提取物莪术油含莪术醇、β－榄香烯、莪术酮等多种成分，对于乳腺癌、肝癌等多种恶性肿瘤具有多靶点抗肿瘤作用。增殖细胞核内抗原 Ki67 能够确切反映肿瘤细胞增殖活性，与乳腺癌的发展及预后相关。无论肿瘤的发生、发展，还是治疗及预后，均与细胞增殖与凋亡有密切关系。目前对细胞凋亡发生的确切机制尚不清楚，但围绕凋亡相关基因的研究表明，Fas、FasL 与 bcl－2 在控制凋亡的发生中起重要作用。本研究通过检测不同干预条件下 DMBA 诱导大鼠乳腺癌前病变造模组织中 Ki67、Fas、FasL 与 bcl－2 蛋白的表达，初步探讨莪术油对大鼠乳腺癌癌前病变组织细胞增殖活性的影响及干预作用。

一、材料与方法

1. 实验动物及材料

（1）动物：6 周龄健康、未育 SD 系雌性大鼠 72 只，清洁级。

（2）试剂：即用型 SABC 试剂盒、DAB 二氨基联苯胺显色试剂盒、二抗试剂盒、兔抗大／小鼠 Fas 多克隆抗体（bs－0215R）、兔抗人／鼠 FasL 多克隆抗体（bs－0216R）、兔抗人／鼠 bcl－2 多克隆抗体（bs－0032R）。

（3）药品：二甲基苯蒽，5 g／支，按 10 mg：1 mL 比例溶于 500 mL 芝麻油，备用；莪术油注射液（0.1 g／10 mL）；康莱特注射液（每瓶 100 mL）：三苯氧胺（枸橼酸他莫昔芬片，10 mg×60 片／瓶），按 10 mg：50 mL 比例溶于生理盐水，备用。

2. 实验方法　将 72 只大鼠随机分为 5 组，初始一次性经胃灌服 7，12－二甲基苯并蒽（DMBA）100 mg／kg 造模，各治疗组第 2 天开始用药 4 周，常规饲养 10 周后取大鼠乳腺组织。实验共 14 周。①空白对照组（12 只）：一次性灌胃生理盐水 1 mL／100 g，第 2 天开始给予生理盐水

1 mL/100 g腹腔注射4周;②疾病模型组(15只):造模第2天开始生理盐水2 mL/100 g腹腔注射4周;莪术油组(15只):造模第2天开始莪术油2 mL/100 mg腹腔注射4周;④康莱特组(15只):造模第2天开始康莱特2 mL/100 g腹腔注射4周;⑤三苯氧胺组(15只):造模第2天开始三苯氧胺2 mL/100 g灌胃4周。

3. 免疫组化操作方法及评定方法 阳性细胞在胞浆、胞核、胞膜表达棕黄色颗粒。每一切片在200倍光学显微镜下选择阳性细胞较多的区域采集3~5个光镜视野,输入到HPIAS-1000高清晰度彩色病理图文分析系统内,在相同的背底和倍体条件下选择相应的参数,进行计算机完全定量分析。阳性细胞阳性率=阳性目标面密度÷(阳性目标面密度+阴性目标面密度)×100%。

4. 统计方法 方差分析或t检验,应用SPSS统计软件。

二、实验结果

1. 大鼠乳腺组织病理形态学表现 至实验结束大鼠存活情况为空白组10只、病模组11只、莪术油组10只、康莱特组11只、三苯氧胺组10只,共52只。大鼠乳腺组织病理形态结果显示,空白组与疾病模型组比较,结构比存在明显差异,后者出现癌前病变比例明显高于空白组($P < 0.01$)。治疗组与疾病模型组比较,一般增生比例增高,癌前病变比例下降($P < 0.05$ 或 $P < 0.01$)。与莪术油治疗组比较,康莱特组癌前病变百分比高($P < 0.05$),三苯氧胺组癌前病变百分比低($P < 0.05$),其他无明显差异。见表4-5。

表4-5 大鼠乳腺组织病理形态分布表

分组	n	正常(只)	百分比(%)	一般增生(只)	百分比(%)	癌前病变(只)	百分比(%)	浸润性癌(只)	百分比(%)
空白组	10	8	80.0	2	20.0	0	0.0	0	0.0
病模组	11	1	9.1	3	27.3	7	63.6	0	0.0
莪术油组	10	1	10.0	5	50.0	3	30.0	1	10.0
康莱特组	11	1	9.1	5	45.5	4	36.4	1	9.1
三苯氧胺组	10	1	10.0	5	50.0	2	20.0	2	20.0

2. 大鼠不同类型乳腺组织中 Ki67 表达的阳性细胞阳性率　各组非典型增生组织中 Ki67 表达的阳性细胞率明显高于普通增生（$P < 0.05$）。各组非典型增生样本中，各干预组 Ki67 阳性细胞阳性率均明显低于造模对照组（$P < 0.05$）。莪术油组低于康莱特及三苯氧胺对照组（$P < 0.05$）。三苯氧胺与康莱特组之间无显著性差异（$P > 0.05$）。见表 4 – 6。

表 4 – 6　　　大鼠不同类型乳腺组织中 Ki67 表达的阳性细胞阳性率（$\bar{x} \pm s$）

	正常乳腺	普通增生	非典型增生	癌
莪术油组	4.07 ± 1.53	4.38 ± 1.52	10.77 ± 7.93	40.65 ± 46.13
康莱特对照组	4.74 ± 1.92	5.85 ± 1.39	19.05 ± 17.16	63.59 ± 0
三苯氧胺对照组	4.58 ± 1.37	4.87 ± 1.61	19.46 ± 20.16	70.28 ± 0
造模对照组	5.19 ± 1.85	6.75 ± 1.36	45.41 ± 35.03	66.04 ± 9.54
空白对照组	3.03 ± 1.09	3.72 ± 1.83		

3. 大鼠乳腺组织 Fas、FasL 和 bcl – 2 的蛋白表达情况　与空白组比较，疾病模型组的 FasL 和 bcl – 2 蛋白表达的细胞阳性率明显低，Fas 蛋白表达的细胞阳性率明显高（$P < 0.01$）。与疾病模型组对照，各治疗组的 FasL 和 bcl – 2 蛋白表达的细胞阳性率明显低，Fas 蛋白表达的细胞阳性率明显高（$P < 0.05$ 或 $P < 0.01$）。与莪术油治疗组比较，康莱特组的 Fas 蛋白表达的细胞阳性率偏低（$P < 0.05$），其他无明显差异。见表 4 – 7。

表 4 – 7　　　大鼠乳腺组织 Fas、FasL 和 bcl – 2 的蛋白表达情况（%）

分组	n	Fas 细胞阳性率	FasL 细胞阳性率	bcl – 2 细胞阳性率
空白组	10	89.3	10.5	21.4
病模组	11	43.6	56.7	48.2
莪术油组	10	72.4	37.6	35.6
康莱特组	11	58.8	40.1	32.1
三苯氧胺组	10	74.7	35.3	37.8

三、讨论

20 世纪 70 年代提出的 Wellings – Jensen 模型展示了乳腺癌演变从终末导管小叶单位→增生开放的小叶→普通增生→非典型增生→原位

癌→浸润性癌→转移癌的组织学连续谱系。WHOZ003 乳腺肿瘤组织学分类明确地将非典型增生归属为乳腺癌前驱病变。细胞增殖升高和细胞凋亡减少是这一阶段的显著生物学特性。本研究采用中药莪术油、康莱特及三苯氧胺,早期干预 DMBA 诱导的大鼠乳腺癌癌前病变造模组织中 Ki67、Fas/FasL、Bcl-2 的表达,从细胞增殖与凋亡的角度阐述中医药早期干预或逆转乳腺癌癌前病变,降低乳腺癌发生风险的机制。

莪术油的多靶点抗肿瘤机制包括直接细胞毒作用、抑制肿瘤血管生成、抑制肿瘤细胞 DNA 合成及核酸代谢、诱导细胞凋亡、提高机体免疫保护效应等。国内研究认为,莪术油可以降低小鼠 HepA 肝癌细胞 Ki67 蛋白的表达,并可明显抑制 DMBA 诱导的大鼠乳腺癌芽体、实团、乳头状增生和核分裂相的形成,促进乳腺癌细胞凋亡,但未降低 DMBA 对乳腺癌的诱导率。我们既往的研究发现,莪术油能够降低 DMBA 诱导大鼠乳腺癌癌前病变模型的血液黏度,提高微循环灌注量,其效果优于康莱特和三苯氧胺对照组。

1. 莪术油对大鼠乳腺癌癌前病变 Ki67 的调节作用　大鼠癌前病变造模乳腺组织中,Ki67 表达阳性率从正常、普通增生、非典型增生、癌组织中呈递增趋势,不同类型乳腺组织中 Ki67 表达的强度即阳性细胞阳性率也呈递增趋势,尤其非典型增生组织 Ki67 表达的阳性细胞阳性率明显高于普通增生,提示 Ki67 表达增强可能是乳腺癌发生的早期事件,抑制乳腺导管上皮细胞增殖活性是早期干预、阻断乳腺癌组织学演变的有效靶点。本研究结果显示,莪术油对于正常乳腺组织及普通增生乳腺组织中 Ki67 的表达无影响,但能够显著降低非典型增生乳腺组织中 Ki67 表达阳性强度。在降低 Ki67 表达强度方面,莪术油组效果优于康莱特和三苯氧胺组,为临床治疗乳腺非典型增生提供了一个有效的方法。

2. 莪术油对大鼠乳腺癌癌前病变 Fas、FasL 的调节作用　从本实验中观察到,空白组大鼠乳腺组织学形态主要表现为正常组织或一般乳腺增生,未出现癌前病变或癌变。莪术油治疗组、康莱特治疗组及三苯氧胺治疗组与疾病模型组比较,一般增生比例增高,癌前病变比例下降,说明中西药均具有预防或治疗乳腺癌变的作用。免疫组化结果显示,与空白组比较,疾病模型组的 Fas 蛋白表达的细胞阳性率明显低,FasL 蛋白表达的细胞阳性率明显高;与疾病模型组对照,各治疗组的 Fas 蛋白表达的细胞阳性率明显高,FasL 蛋白表达的细胞阳性率明显低;与莪术油治疗组比较,康莱特组的 Fas 蛋白表达的细胞阳性率偏低,其他无明显差异。由此推断,莪术油、康莱特及三苯氧胺在预防治疗乳腺癌变的同时,可能具有调节细胞凋亡因子 Fas、FasL 的作用。在药物作用下,机体启动凋亡机制,淘汰过度增生的细胞和具有突变倾向的细胞,从而尽可能地防止过度增生及恶变,且莪术油的作用优于康莱特,与三苯氧胺比较无差异。

3. 莪术油对大鼠乳腺癌癌前病变 bcl－2 的调节作用　　实验结果显示,疾病模型组大鼠乳腺 bcl－2 蛋白表达的细胞阳性率为 48.2%,与空白组(21.4%)比较明显高($P < 0.01$);莪术油组、康莱特组及三苯氧胺组的 bcl－2 蛋白表达的细胞阳性率分别为 35.6%、32.1%、37.8%,与疾病模型组对照明显低($P < 0.05$);康莱特组和三苯氧胺组与莪术油治疗组比较,无明显差异。表明随着乳腺癌的发展,bcl－2 的表达逐渐上升,中药莪术油治疗可以减轻病变的程度,降低 bcl－2 的表达,通过诱导癌细胞凋亡维持细胞数量的增加,保持肿瘤细胞生长与凋亡间的平衡,从而达到预防治疗乳腺癌的目的。

莪术油能抑制细胞增殖,诱导细胞凋亡,预防治疗乳腺癌癌前病变,且优于康莱特,但其调节机制是否有其他基因的参与或受到某些基因的直接调控有待进一步研究。

第三节　莪术油对乳腺癌癌前病变造模大鼠血液流变学及乳房微循环的影响

乳腺癌癌前病变主要指乳腺非典型增生、乳头状瘤病、小叶原位癌及导管原位癌等,是乳腺癌发生的重要阶段,属中医学“乳癖”“乳衄”范畴。中国抗癌协会中医诊断协作组观察发现,癌症患者多呈瘀象,而癌前病变阶段也以“瘀”为主要病机和表现。现代研究证实,随着乳腺增生程度的加重,患者的血液黏稠度增加,微循环障碍也随之加重,乳房彩超显示,血流信号检出率增加。中医认为,乳腺癌癌前病变是在肝气郁结的基础上,出现气机郁滞、气滞血瘀,辨证多为"血瘀证",这为疏肝理气、活血化瘀法治疗乳腺癌癌前病变的研究提供了理论依据。目前,对活血化瘀中药制剂莪术油的研究较多,且已广泛应用于肝癌、大肠癌及白血病、胃癌癌前病变的治疗中,但国内尚未开展其在乳腺癌癌前病变的应用。

本实验即采用活血化瘀中药制剂莪术油对 DMBA 造模乳腺癌癌前病变大鼠血流动力学及血液流变学的影响进行观察,探讨乳腺癌癌前病变与血瘀证的关系,以及莪术油对乳腺癌癌前病变的干预作用机制。

一、实验动物及材料

1.实验动物　健康未育 SD 系雌性大鼠72 只,鼠龄为出生后6 周,体重190～235 g。常规饲养1 周,适应环境后开始实验。

2.实验药品　二甲基苯蒽,5 克/支,按10 mg:1 mL 比例溶于500 mL 芝麻油,备用。莪术油注射液(0.1 g/10 mL)。康莱特注射液(每瓶100 mL)。三苯氧胺(TAM,枸橼酸他莫昔芬片,10 mg×60 片/瓶),按10 mg:50 mL 比例溶于生理盐水,备用。脱毛膏,80 克/支。

3.实验试剂　0.9% 生理盐水、酒精、二甲苯、苏木素、伊红、福尔马林等。

4.实验仪器　OLYMPUS(BH-2)照像显微镜、光学显微镜;隔水式电热恒温培养箱(PYX-DHS);LEICA RMZ135 切片机;游标卡尺;英国 Moor 公司 IEC601-1 型激光多普勒微循环分析仪;Moor LAB Measurement Statistics 软件系统;WT11001R 型电子天平;重庆大学维多研究所全自动血液流变快测仪 FASCO 型。

二、实验方法

1.分组　将72 只大鼠随机分为5 组:空白对照组12 只,疾病模型组15 只,莪术油组15 只,康莱特组15 只,三苯氧胺组15 只。

2.造模及给药方法

(1)空白对照组(12 只):初始一次性灌胃生理盐水1 mL/100 g,第10 周开始给予生理盐水1 mL/100 g 腹腔注射,每日1 次,常规饲养14 周。

(2)疾病模型组(15 只):初始一次性灌胃 DMBA100 mg/kg

（1 mL/100 g），第 10 周开始给予生理盐水 1mL/100g 腹腔注射，每日
1 次，常规饲养 14 周。

（3）莪术油组（15 只）：在造模的基础上，第 10 周开始给予莪术油
2 mL/100 g腹腔注射，每日 1 次，常规饲养 14 周。

（4）康莱特组（15 只）：在造模的基础上，第 10 周开始给予康莱特
2 mL/100 g腹腔注射，每日 1 次，常规饲养 14 周。

（5）三苯氧胺组（15 只）：在造模的基础上，第 10 周开始给予三苯氧
胺2 mL/100 g 灌胃，每日 1 次，常规饲养 14 周。

3. 观察项目与方法

（1）一般情况观察：每日观察大鼠一般生理情况、乳房外形大小变化
及体表有无结节，每周称重一次。

（2）血流动力学检测：实验前一天用脱毛剂将大鼠胸部鼠毛去除，实
验当天用 1% 戊巴比妥钠按 40 mg/kg 经腹腔注射麻醉后，置入恒温箱内
10 分钟，取大鼠腋前第 5 对乳房为研究对象，由同一操作者以相同的压
力将激光探头放在大鼠乳房上，测试大鼠乳腺微循环的灌注量。

（3）血液流变学检测：从大鼠下腔静脉抽取 6 mL 静脉血，注入已加
肝素的试管，摇匀，2 小时内送血液流变室做血液流变学检测。

（4）病理组织学观察：无菌条件下取大鼠胸腹部第 4、5、6 对乳腺及
其周围皮肤、皮下组织约 1 cm×1 cm，共 6 个。标本中性福尔马林固定，
梯度乙醇脱水，石蜡包埋，切片，HE 染色光镜观察组织学情况。

（5）HE 染色方法：①操作方法：烘片，37℃过夜。脱蜡，二甲苯Ⅰ，
5 min；二甲苯Ⅱ，15 min；无水酒精，1 min；95% 酒精，1 min；80% 酒精，
2 min；自来水洗，3 次。染色，苏木素染液，5 min；自来水洗，3 次；伊红酒
精，2 min。透明、固封，80% 酒精，1 min；95% 酒精Ⅰ，2 min；95% 栖精Ⅱ，
5 min；无水酒精Ⅰ，10 min；无水酒精Ⅱ，10 min；二甲苯Ⅰ，5 min；二甲苯
Ⅱ，5 min；树胶封片。②实验结果评定：导管上皮普通性增生（UDH）的组
织学图像表现为不规则的窗孔，边缘窗孔，伸展或扭曲的细胞桥，流水状
的细胞排列，核不均匀分布、相互重叠等；细胞学图像表现为上皮细胞表
现多样，细胞边界不清，核表现多样等。乳腺导管内乳头状瘤病表现为复

杂分支的乳头连接成密集的网状或腺样结构,乳头拥挤,被覆腺上皮层以上或形成实性细胞区。乳腺非典型增生(ADH)表现为导管高度扩张,上皮层次增多,细胞为单一型或两型(存在少数肌上皮细胞),导管腔隙可为增生的细胞所充塞,细胞间有推挤及重叠现象,细胞大小形态可不同,染色质增加,偶尔可见核分裂象。

导管内癌(DCIS)Ⅰ级表现为小的单形性细胞组成,核大小一致,染色质均匀核仁不明显,核分裂象罕见,呈拱桥、微乳头、筛状及实体型等组织构型排列;Ⅱ级表现为在低级别的基础上有坏死,钙化;Ⅲ级表现为高度异型细胞组成,坏死多见。

4.统计学方法 采用 SAS8.0 软件进行数据结果分析,计量资料用 $(\bar{x} \pm s)$ 表示,用 t 检验分析,等级资料用 Ridit 分析。

三、结果

1.大鼠一般情况观察

(1)大鼠存活情况:大鼠胃管灌注 DMBA2 周后各组均出现死亡情况,第3、4、5周为高峰,第6周后逐渐稳定,死亡原因考虑与肺部感染及致癌药有关。至实验结束大鼠存活情况为空白组 12 只、病模组 10 只、莪术油组 9 只、康莱特组 10 只、TAM 组 8 只,共 49 只。

(2)大鼠体重变化情况:造模大鼠用药干预后,包括实验结束前死亡的大鼠,从第3周出现疾病模型组及各用药组体重较空白对照组低($P < 0.05$);第9周后恢复正常。整个实验中 TAM 组体重增长速度较各组慢,考虑可能与长期灌胃给药,影响食欲有一定关系。见表4-8。

表4-8　　　　　　　　　　大鼠体重观察表$(\bar{x} \pm s, g)$

组别	n	第2周	第3周	第4周	第9周
空白组	12	234.67 ± 16.36	255.67 ± 12.01	259.08 ± 19.62	300.83 ± 19.55
病模组	15	220.07 ± 18.67	229.08 ± 19.36	238.69 ± 26.45	279.08 ± 27.57
莪术油组	15	219.27 ± 23.72	222.62 ± 37.02	226.08 ± 36.09	285.22 ± 23.55
康莱特组	15	213.93 ± 25.01	221.46 ± 32.59	228.50 ± 40.24	297.89 ± 24.62
TAM 组	15	222.07 ± 13.86	234.27 ± 22.00	244.14 ± 22.23	285.07 ± 19.04

（3）大鼠乳房直径的变化情况：疾病模型组大鼠第 5 对乳房直径较空白组明显增高（$P < 0.05$）；经药物干预后莪术油组有所缩小（$P < 0.05$），TAM 组、康莱特组无统计学差异。见表 4 - 9。

表 4 - 9 　　　　　　　　　　大鼠乳房直径对照表（$\bar{x} \pm s$, mm）

组别	n	第 5 对乳房直径
空白组	12×2	1.09 ± 0.16
病模组	10×2	1.20 ± 0.14
莪术油组	9×2	1.08 ± 0.15
康莱特组	10×2	1.19 ± 0.20
TAM 组	8×2	1.13 ± 0.11

（4）大鼠乳房肿瘤出现情况：实验开始时大鼠乳房较小，不易触及。7 周后乳房渐突出，触及小乳头。第 9 周造模大鼠发现乳腺内结节，直径 0.3 ~ 0.5 cm，肿瘤渐大至第 11 周出现 1 只大鼠多发肿瘤。实验结束时共 11 只大鼠出现 18 处肿瘤，莪术油组仅 1 只大鼠肉眼见肿瘤（多发），少于其他组。肿瘤最大者达 4 cm × 5 cm × 5cm，肿瘤实性或囊实性，侵袭性生长，与皮肤粘连，边界清或不清，质韧硬，活动性差，大的肿瘤占据整个乳腺或超出乳腺范围，侵犯皮肤形成溃疡。见表 4 - 10。

表 4 - 10 　　　　　　　　　　肉眼可见大鼠肿瘤情况（个）

	空白组	病模组	莪术油组	康莱特组	TAM 组	合计
单发肿瘤大鼠	0	2	1	4	2	9
多发肿瘤大鼠	0	1	1	0	0	2
乳房部位肿瘤	0	4	6	4	2	16
其他部位肿瘤	0	1	1	0	0	2

2. 大鼠乳房病理学改变　　疾病模型组的病理表现主要以乳腺增生、非典型增生、原位癌为主，与空白组比较差异显著（$P < 0.01$）。莪术油组非典型增生、原位癌及浸润癌的数量明显低于病模组（$P < 0.05$），比例为 11.11%。而疾病模型组、康莱特组、TAM 组均为 50%。莪术油组正常乳

腺的比例为 44.44%，高于疾病模型组的 10%、康莱特组的 30.00% 和 TAM 组的 12.50%。说明莪术油治疗效果明显，而康莱特组、TAM 组与疾病模型组比较，病理形态改变无统计学差异。见表 4 - 11。

表 4 - 11　　　　　　　　　　大鼠乳房病理学改变

组别	n	正常	一般增生	非典型增生	原位癌	浸润癌
空白组	12	12	0		0	0
病模组	10	0	2	2	5	1
莪术油组	9	4	4	0	0	1
康莱特组	10	3	2	3	1	1
TAM 组	8	1	3	2	2	0

3. 大鼠乳房血流动力学变化　激光多普勒微循环血流计探测结果显示，疾病模型组大鼠乳房微循环血流灌注量显著低于空白组（$P < 0.01$）；莪术油组的大鼠乳房微循环血流灌注量明显增加，显著高于疾病模型组（$P < 0.01$），基本接近空白组水平，且治疗效果优于康莱特组（$P < 0.01$）及 TAM 组（$P < 0.05$）。见表 4 - 12、图 4 - 3。

表 4 - 12　　　　　　　大鼠第五对乳房微循环灌注量改变（$\bar{x} \pm s$, AU）

组别	n	微循环灌注量
空白组	12 × 2	110.49 ± 19.18
病模组	10 × 2	80.82 ± 29.79
莪术油组	9 × 2	107.22 ± 21.71
康莱特组	10 × 2	85.62 ± 15.65
TAM 组	8 × 2	87.97 ± 10.76

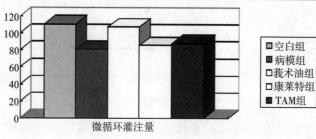

图 4 - 3　大鼠微循环灌注量比较图

4.大鼠血液流变学变化　　各组的血液流变学改变以全血黏度、血浆黏度、还原黏度为主。疾病模型组中切还原黏度、低切还原黏度、血浆黏度明显高于空白组（$P < 0.05$），其余指标无显著性差异；莪术油组、康莱特组、TAM 组治疗后均有改善（$P < 0.05$），以莪术油组效果最为明显（$P < 0.05$），康莱特组作用最差。见表 4 - 13、表 4 - 14。

表 4 - 13　　　　　　　　　大鼠血液流变学改变（$\bar{x} \pm s$,mPa·s）

组别	n	高切全血黏度(200/S)	中切全血黏度(30/S)	低切全血黏度(1/S)
空白组	12	5.76 ± 0.39	7.19 ± 0.51	13.92 ± 0.82
病模组	10	5.71 ± 0.38	7.29 ± 0.44	14.1 ± 0.5
莪术油组	9	5.35 ± 0.4	6.49 ± 0.59	12.41 ± 0.84
康莱特组	10	5.91 ± 0.69	7.4 ± 0.91	12.9 ± 1.68
TAM 组	8	5.52 ± 0.53	6.81 ± 0.69	12.53 ± 1.18

表 4 - 14　　　　　　　　　　大鼠血液流变学改变（$\bar{x} \pm s$）

组别	n	血浆黏度	高切还原黏度	中切还原黏度	低切还原黏度
空白组	12	1.36 ± 0.22	11.4 ± 0.99	14.81 ± 1.28	30.93 ± 2.26
病模组	10	1.49 ± 0.2	11.65 ± 0.85	15.75 ± 1.02	32.29 ± 2.07
莪术油组	9	1.36 ± 0.15	11.42 ± 1.94	14.86 ± 2.35	29.68 ± 2.3
康莱特组	10	1.49 ± 0.31	12.12 ± 1.39	15.77 ± 1.8	31.78 ± 3.08
TAM 组	8	1.56 ± 0.20	11.92 ± 1.39	15.3 ± 1.8	30.2 ± 2.01

四、讨论

1.现代医学对乳腺癌癌前病变的认识　　20 世纪,"乳腺癌多阶段发生模式"被提出,表明正常乳腺上皮细胞向恶性转化经历了"正常→增生→非典型增生→原位癌→浸润性癌"的渐进过程。在发展成为浸润性癌之前,非典型增生和原位癌可能很长时间处于相对稳定状态,称为乳腺癌癌前病变。癌前病变是癌变过程的必经阶段,这是一个谱带式的连续过程。这一阶段在某些因素持续作用下,可以由量变到质变,转化成为恶性肿瘤;而在另外一种情况下,则是可逆的。可见,癌前病变绝非全部必然转化为癌,而只是较多可能性发展成为癌,而且癌变的间隔时间长短不一，长者可达几年、几十年，而在某些病例则很短。乳腺癌癌前病变很难在临床检查中直接确诊，必须依靠活检病理诊断结果。临床实践中，只有通过活检镜下组织学观察，才能鉴别一般乳腺增生、非典型增生和原位癌。

WHO 规定发展成为恶性的可能性超过 20% 的病变即属于癌前病变，是出现于恶性肿瘤之前、形态学上出现某些程度的非典型增生而本身尚不具备恶性特征性改变或某些较容易发展成为癌的病变。乳腺上皮内瘤样病变是一组形态学和遗传学方面均有改变的疾病，被认为是癌前病变，其中包括上皮增生（EH）、非典型增生（AH）、小叶原位癌（LCIS）、导管原位癌（DCIS）。也有将乳腺巨大纤维腺瘤归入癌前病变范畴的说法。

2. 中医对乳腺癌癌前病变的认识

（1）古代医家对乳癖的论述：乳腺癌癌前病变与中医古代文献中"乳癖"的描述相符合。古代医家对乳癖的较为系统和清晰的认识是从明代开始的。龚居中在《外科活人定本》中首次提出"此症生于正乳之上，乃厥阴、阳明经之所属……何谓之癖，硬而不痛，如顽核之类，过久则成毒"，不仅描述了乳癖的症状、所属经络，也指出乳癖日久可致恶变。正如《外科真诠》所说："宜节饮食、息恼怒、庶免乳岩之变。"陈实功在《外科正宗》中指出"乳癖乃乳中结核，形如丸卵，或重坠作痛，或不痛，皮色不变，其核随喜怒而消长"，并认为本病"多由思虑伤脾，恼怒伤肝，郁结而成也"，进一步描述了乳癖的临床表现，并指出本病的发生主要是肝脾损伤，与情志改变有关。祁坤在《外科大成》中将乳癖描述为"乳中结核，如梅如李，虽患日浅，亦乳岩之渐也"，且提出辨证论治应从肝脾着手，理气解郁、活血化瘀，"由肝脾虚者，四君子汤加芎、归、升麻、柴胡；由郁结伤脾者，用归脾汤"。余听鸿在《外证医案汇编》中提出"乳中癖核，乃肝脾二经气凝血滞而成"，又因"少阳行经之地，气血皆薄，加以情怀失畅，气血痹郁，故难治，日久恐成岩证"，治疗时亦从调和肝脾、疏通乳络入手。《医宗金鉴·外科心法要诀》中亦称乳癖的成因为"木郁不达，乳房结癖""结核如梅李，症由肝脾郁结而成"。

综上所述,古代医家对乳癖的认识为:乳癖以乳中结核和乳痛为主要临床表现,且与情绪改变有关;由于乳癖的发生责于肝脾郁结,治疗应以调理肝脾、理气解郁、活血化瘀为主;乳癖若迁延失治,日久气血痹郁,痰瘀互结,会逐渐发展成乳岩。

(2)病因病机认识:肝郁脾虚、肾虚冲任失调是乳腺癌癌前病变的基本病机。乳房通过与十二经脉及奇经八脉之间的纵横联系,与机体内部脏腑形成有机整体,其生长、发育和分泌功能与脏腑、经络、气血的生理功能是密切相关的,当脏腑、经络、气血出现功能失调时必然会影响乳房而产生疾病。因此,乳腺增生虽然是局部病变,但其发生根源多为全身脏腑功能失调。

从妇女的生理、心理特点而言,女子属阴,以血为本,在生理上有经、孕、产、乳的特点,使机体处于"有余于气,不足于血"的欠平衡状态,肝体阴而用阳,体阴者,主藏血,用阳者,主疏泄。肝病的特点即是体用失调、气血失和。肝失疏泄则气机不畅,肝气郁结则易出现乳胀、乳痛、胸闷等症。肝气的疏泄又与情志有关,肝的疏泄功能正常则气机调畅,血运畅通,情志舒畅,若肝失疏泄,肝气郁结,则心情抑郁、多愁善感或烦躁易怒。叶天士在《临证指南医案》中提出"女子以肝为先天"之说,强调了肝郁在妇女疾病中特殊、重要的地位。肝气郁滞,最易克乘脾土,引起脾的功能失调,因为肝脾同居中焦,共司气化,"肝脾者,相助为理之脏也",肝气一动,即乘脾土。肝郁脾虚则气血郁滞,痰湿留聚。

肾为先天之本,内寓元阴元阳,为肾 – 天癸 – 冲任性轴核心,肾中精气的盛衰决定着乳房生长、发育及分泌功能。若肾气不充,天癸迟至,冲脉失养,任脉不通则不能濡养乳房或因阳虚不能驱散阴寒痰湿之邪而发病。同时,肾藏精为人体之先天,肝藏血为女子之先天,精血同源,肝肾同源,二者在生理上互相联系。肝之疏泄及藏血功能有赖肾气温煦资助,肾中精气充盛,有赖血液滋养填充;在病理上二者互相影响,肝郁化火可以下及肾阴,肾气不充则肝失所养、疏泄失职。故认为肝郁气滞、肾虚、冲任失调是乳腺癌癌前病变的根本病机。

日久肝郁血瘀、痰瘀互结乳络是乳腺癌癌前病变的最终病机。唐容川云"瘀血在经络脏腑之间,则结为癥瘕,是指妇人癖",王清任云"气无形不能结块,结块者,必有形之血也。"因此,乳房出现肿块必为瘀血所为。肝郁气结,气不行血,日久必致血运不畅,瘀血内停,与痰湿相搏结,凝滞乳络,发为乳房包块。瘀血又可进一步阻滞气机,加重津液的输布障碍,使痰浊内停加重,痰浊重浊腻滞难化,又可能影响气血畅行,使瘀血加重。《血证论》云:"病血者未尝不病水,病水者亦未尝不病血。"《灵枢·百病始生》篇云:"湿气不行,凝血蕴里而不散,津液涩渗,著而不去,而积皆成矣。"湿瘀互阻,缠绵难化,进一步影响肝的疏泄、脾的运化功能,使疾病反复发作,造成乳腺增生迁延难愈。

瘀血、痰湿是乳腺癌癌前病变病机的主要特征,肝气郁滞是形成痰浊、瘀血的主要机制。此病是由于肝失疏泄、脾失健运、冲任失调所引起的一系列功能失调的表现和病理产物的积聚。肝气郁滞,瘀血内生;脾失健运,痰湿不化;瘀血、痰湿互阻乳络,故形成乳房肿块;不通则痛,瘀血有形实邪内生,故乳房固定性刺痛;水湿浸渍,湿邪重浊黏滞,故双乳沉重、水肿;肝郁情志不畅,故患者性情急躁或抑郁;脾虚血无以化生,肝郁失于调摄冲任,血脉不利,故月经色黑挟有血块或先后不定期。舌黯或舌质紫有瘀斑,脉象涩为肝郁脾虚所致的瘀血征象。钱丽旗等认为本病基本按照气滞→痰凝→血瘀的规律演进,肾虚贯穿病程演变的全过程,冲任失调是各证型共同的病机核心。陆德铭认为本病的发生与冲任二脉关系至为密切,肾气不足、冲任失调为发病之本,肝气郁结、痰瘀凝滞为发病之标。姜兆俊认为肝郁肾虚是发病之本,早期以肝郁为主,晚期以肾虚为主;气滞、痰凝、血瘀为发病之标,是产生乳房疼痛和肿块的直接原因,并提出阴毒内结是乳腺肿块发病的病理关键。林宗广等认为本病的发生与七情内伤有关,主要为肝胃两经病变,常因气郁血结日久致肝阴耗损或肝脾两虚,表现为肝病及肾、肝肾阴虚或肾阴肾阳不足、冲任失调等不同虚损病变,致虚实互见证。田明涛等认为血虚是该病的发生基础,痰凝血瘀是其基本病机变化。综上,本病的发病与情志、劳累、饮食、体质等多方面因素有关,病机关键在于气滞血瘀痰湿凝聚,与肝、脾、肾三脏及冲任二脉关系最为密切。

综上所述,中医辨证认为乳癖的病机为肝郁脾虚,肾虚冲任失调,以致日久气滞痰凝,瘀血阻络,血脉不利,痰瘀互结于乳络。乳癖日久则血瘀证表现明显:肿块、固定性疼痛、月经色黯,舌有瘀斑,脉涩,呈重度乳腺增生、乳腺癌癌前病变改变,乳腺癌癌前病变日久痰瘀互结,化毒为乳腺癌。

第四节　莪术油干预治疗肿瘤的研究及应用概况

肿瘤是危害人类生命的疾病之一,我国肿瘤引起的死亡率在所有疾病中居第2位。目前,肿瘤治疗主要有手术、化疗、放疗、免疫、生物、中药等综合措施,中医药已成为综合性治疗中的主流手段。大量临床及实验研究证实,中医药在调节全身整体内环境、对放化疗增效减副、抗肿瘤复发转移等多方面具有确切作用。中药抗肿瘤提取物莪术油广泛应用于肿瘤干预治疗的临床及实验研究中。本文总结、归纳近年莪术油干预治疗肿瘤的实验研究及临床应用等方面概况,为今后研究提供参考依据。

一、中医对肿瘤的认识及活血化瘀法在治疗肿瘤疾病中的意义

中医学中的"岩""瘤"等都属于肿瘤的范畴。隋·巢元方《诸病源候论·石痈候》中首先提出了岩的病机为气血凝滞,有"石痈者,亦是寒气客于肌肉,折于血气,结聚所成"的记载。血瘀证的出现影响着手术、放疗、化疗对恶性肿瘤的疗效,而在进行手术、放疗、化疗治疗的同时又会增加血瘀的程度。众多研究表明,血瘀证(即血液高凝状态)是造成肿瘤转移与复发的危险因素之一。因此,活血化瘀法对于肿瘤的治疗和康复具有重要意义,应当贯穿肿瘤治疗的始终,而活血化瘀药物抗肿瘤机制及应用研究将是中医药干预治疗肿瘤疾病的突破点。《全国中草药汇编》记载,莪术性温味辛苦,有活血破瘀、消积止痛、抗肿瘤的功效。莪术油是经温莪术蒸汽蒸馏得到的挥发油,占莪术根茎的 1% ~1.5%,其主要成分为多种倍半萜类,含有 20 余种化学成分,其中莪术醇、榄香烯、莪术酮和莪术二酮具有抗肿瘤作用,其药用价值一直备受重视,尤其近年来莪术油在肿瘤治疗中的意义逐渐被人们发现。时继慧等于 1981 年首次报道了利用莪术挥发油治疗宫颈癌的研究,自此莪术油在肿瘤治疗领域的作用得到广泛研究。

二、莪术油抗肿瘤作用机制研究

1. 直接细胞毒作用 莪术油具有细胞毒作用,可直接导致细胞变性坏死。施广霞等观察了β-榄香烯、莪术油及 tween80 在体外对 L615 细胞的直接作用。结果表明,莪术油及其提取物β-榄香烯对 L615 白血病细胞均有直接细胞毒作用,可致肿瘤细胞变性,细胞膜及核膜发生变化,细胞内容物呈均匀的颗粒状、块状或絮状,水分进入细胞,细胞胀大坏死,最后崩解,仅留一絮状或颗粒状残迹,实验证明了莪术油可通过细胞毒达到抑制肿瘤的作用。

2. 抑制肿瘤血管生成 肿瘤是典型的血管依赖性病变,肿瘤的生长、浸润与转移依赖血管生成。同时,新生血管又提供了肿瘤细胞的转移通道,为肿瘤生长、转移扩散创造了有利条件。VEGF、碱性成纤维细胞生长因子(bFGF)在多种肿瘤中均有表达,在新血管生成中起重要作用,与人类多种肿瘤的浸润和转移有密切关系,而评价肿瘤血管生成程度的最客观标准是肿瘤组织内微血管数目(MVD)。莪术油通过对肿瘤血管调控因子及其作用环节进行干预,调节血管生成因子的表达,抑制血管生成,从而控制肿瘤的生长转移。冯刚等探讨莪术油对肿瘤血管形成的抑制作用,建立动物肿瘤模型,应用莪术油治疗,免疫组化法检测其抑瘤率、肿瘤 MVD、VEGF、bFGF 表达的改变。结果显示,莪术油对小鼠 S_{180} 肉瘤有一定的抑制作用,对肿瘤 MVD 均有明显抑制作用,并可降低 VEGF 和 bFGF 的表达。

3. 抑制癌细胞 DNA 合成及核酸代谢 莪术油能有效抑制细胞增殖,从而起到临床抑瘤的效果,其可能的机制包括上调视网膜母细胞瘤蛋白(RB)表达、抑制细胞增殖核抗原(PCNA)表达、抑制肿瘤细胞 DNA 合成及增殖活性。汪伟民等采用 Lewis 肺癌瘤小鼠腹水于小鼠右腋皮下接种造模,以 5-Fu 作为阳性对照,观察小鼠瘤重,免疫组化法检测 PCNA 和 RB 蛋白的表达。结果显示,莪术油能有效抑制 Lewis 肺癌细胞,抑制细胞增殖、抑制 PC-NA 表达、上调 RB 蛋白表达是其可能的作用机制。吴万垠等用莪术油进行 2 次抑制小鼠肝癌 HepA 实验,用病理细胞图像分析莪术油对小鼠肝癌细胞核 DNA 含量的影响。结果显示,莪术油能降低小鼠 HepA 肝癌细胞的 DNA 光密度值、核面积及 DNA 指数,同时能提高肝癌细胞中二倍体细胞的比例并降低超五倍体细胞比例,因此认为莪术油抗肝癌的作用机制可能与其抑制肿瘤细胞 DNA 合成及增殖活性有关。

4. 诱导细胞凋亡　肿瘤的发生发展取决于细胞增殖与死亡的平衡协调,细胞凋亡及凋亡相关基因从细胞死亡角度反映出肿瘤的演变规律。诱导肿瘤细胞发生凋亡是莪术油抗肿瘤的重要分子机制。宋利琼等通过莪术油、莪术油联合干扰素作用于小鼠宫颈癌细胞,比较各组间端粒酶活性和细胞凋亡率,探讨莪术油、莪术油联合 α - 2b 干扰素抑制宫颈癌细胞的分子机制及其协同作用。结果显示,莪术油可明显抑制宫颈癌细胞端粒酶活性和诱导肿瘤细胞凋亡,并有一定的剂量依赖性。唐渊等研究莪术油和莪术醇酯质体对肝癌细胞系 $HepG_2$ 的作用及机制,通过 MTT 法观察莪术醇和莪术油对 $HepG_2$ 细胞生长的影响;用 Hoechst33258/PI 双染色、激光共聚焦法观察细胞凋亡情况;采用 RT - PCR 法测定 $HepG_2$ 细胞中 COX - 2 mRNA 和 VEGF mRNA 表达情况。结果显示,莪术油和莪术醇能明显抑制体外培养的 $HepG_2$ 细胞生长,诱导其凋亡,其机制可能是通过抑制 $HepG_2$ 细胞 COX - 2 和 VEGF 基因表达而发挥作用。王娟等用荧光显微镜观察药物作用前后细胞形态学的变化,采用 MTT 法检测莪术油对细胞生长的抑制作用,并用流式细胞仪检测细胞周期的阻滞及凋亡率。结果表明,莪术油浓度与细胞生长抑制率成正比;荧光显微镜观察结果显示莪术油可有效诱导肝癌细胞凋亡,细胞形态产生明显的凋亡特征,细胞核凹陷或固缩成均一的致密物;流式细胞仪检测结果显示,莪术油作用后细胞凋亡率可达 28.15% ,细胞周期被阻滞在 S 期。

5. 提高免疫保护效应　肿瘤的发生和发展与宿主的免疫状态密切相关,T 细胞亚群是免疫调节的中心枢纽,在人体抗肿瘤免疫反应中具有极其重要的作用。莪术油可明显提高免疫保护效应,从而达到抗肿瘤作用。陈剑群等以榄香烯乳注射液治疗中晚期消化系肿瘤患者时发现,榄香烯可显著提高患者体内 T 淋巴细胞亚群及功能,对辅助性 T 细胞和杀伤/抑制性 T 细胞均有促进作用,可改善肿瘤患者的细胞免疫功能。热休克蛋白(HSP)70 结合的多肽能激发特异的肿瘤免疫,经 β – 榄香烯处理的瘤苗可诱导小鼠 H_{22} 肝癌细胞 HSP70 表达,且显著高于丝裂霉素 C 及热休克处理的瘤苗,说明莪术瘤苗可增强瘤细胞的免疫原性,提高机体抗肿瘤的特异性主动免疫效应。

三、莪术油干预治疗肿瘤的临床研究

1. 直接抗肿瘤　莪术油单纯应用或配合二线化疗药物治疗肿瘤的临床研究取得了一定的进展。韩铭钧等使用油性复方莪术油经肝动脉栓塞治疗 84 例原发性肝癌并进行了 3 年随访,结果发现肿瘤平均缩小率为 39.2%,1、2、3 年生存率分别为 80%、43.4% 和 24%,两项指标均接近或超过国内外报道的最好水平,且无因治疗引起肝功能恶化和骨髓抑制现象。陈春永等对 28 例大肠癌术后肝转移患者采用 Seldinger 技术经股动脉插管,选择进入肝动脉,行血管造影以明确肿瘤供血动脉,超选择进入肿瘤供血动脉后,予 100% 莪术油 1 mL、超液化碘油 10 mL 行灌注栓塞治疗,每 4 周重复 1 次,每 2 次为 1 个疗程;配合口服中药甘露消毒丹加减。结果显示,6 例达到部分缓解,13 例稳定,9 例进展,缓解率为 21.5%,且无患者发生肝肾功能损害、骨髓抑制等并发症。李智勇等用莪术油等中药制剂经植泵区域灌注治疗姑息性切除术后晚期大肠癌,将 42 例晚期大肠癌姑息切除术后患者分为治疗组 22 例和对照组 20 例,治疗组用莪术油、生脉散和羟喜树碱等中药制剂经植泵区域灌注治疗,对照组用 5 – Fu 和羟喜树碱经植泵区域灌注治疗;比较两组近期效果,包括症状改善、食欲、体质量、生活质量及远期效果。结果显示,治疗组在近期效果和远期效果上都优于对照组。潘群雄等用榄香烯乳保留灌肠治疗晚期直肠癌,以 5 – Fu 为对照,发现二者在症状改善、瘤体缩小方面无显著性差异,但榄香烯乳治疗患者未出现骨髓抑制,无心肝肾损害。证明莪术油是一种有效、低毒的干预治疗恶性肿瘤的药物。

2. 联合化疗增效减毒　在肿瘤综合治疗中,化疗的不良反应一直是影响患者顺利完成治疗及治疗效果的重要因素。莪术油在放疗的减毒增效作用中取得了一定的进展。谭立欣等用榄香烯乳注射液加联合化疗作为治疗组,与单纯化疗做对照,观察其对晚期消化道肿瘤(包括胃癌、食管癌、肝癌)的疗效。结果显示,治疗组近期总有效率为65.7%,对照组为45.1%($P<0.05$),治疗组患者的生存质量Kamefsky评分优于对照组($P<0.05$),显示出莪术油可辅助化疗,很好地改善症状,提高生存质量。

四、小结

莪术油不仅能直接抑制、破坏肿瘤细胞,还可诱导细胞凋亡、抑制肿瘤血管生成、增强机体自身的免疫功能,促进机体对肿瘤的免疫反应等,可较好地直接干预或辅助治疗恶性肿瘤。目前,莪术油作为传统中药逐渐引起了医药界的重视,并在其实验、临床等方面进行了系统研究,证实莪术油是一种药理活性强、高效、安全的抗肿瘤药物。虽然莪术油及其活性化合物的抗肿瘤机制研究取得了一定进展,但未阐明这些化合物的结构活性部位和体内的相互协同作用机制,不能从分子结构层面上解释其生物活性机制,远落后于挥发油类药物的市场开发,这也是限制此类药物广泛应用的主要原因。莪术油的主要抗肿瘤成分β-榄香烯和莪术醇等活性化合物在体内的作用位点均未被发现,尚无法以其作为先导化合物进行酶或受体结合的高通量筛选。鉴于其临床疗效确切,研究此类药物的构效关系,并以其为先导物进行合理的药物设计与筛选、开发更加高效低毒的新药,值得进一步深入研究。

第五节 榄香烯乳对乳腺癌细胞株 MDA-MB-231 及 MCF-7 凋亡的影响

乳腺癌的发病率居女性恶性肿瘤的首位,且不断上升,并有年轻化趋势,严重危害女性健康。虽然近年来其治疗已取得长足进展,但部分恶性程度较高的类型及复发转移的晚期患者预后较差。其中三阴性乳腺癌发病率约占乳腺癌所有类型发病率的17.27%,且由于其生物学特性,对内分泌治疗不敏感。寻找有效的治疗药物是目前研究的热点之一。榄香烯乳系中药莪术提取物,是我国具有独立产权的抗癌新药,对肺癌、肝癌、食管癌、鼻咽癌和妇科肿瘤等多种恶性肿瘤的体内外增殖具有抑制作用,并可增强临床多种抗癌药物的疗效,降低放化疗的不良反应;临床上主要用于介入、腔内化疗及癌性胸腹水的治疗,具有良好的应用前景。但目前关于榄香烯乳作用于乳腺癌的效果及机制的研究较少。我们既往研究表明,莪术油(其主要抗肿瘤成分为榄香烯乳)可以降低乳腺癌及癌前病变造模大鼠成瘤率、肿瘤组织血管生成,促进肿瘤细胞凋亡等。2012 年 7 月—2013 年 1 月,我们在既往研究的基础上,观察榄香烯乳对乳腺癌细胞株生长及凋亡的影响,以探索榄香烯乳抗乳腺癌的机制。

一、材料与方法

1. 材料　选用 ER、PR、HER－2 均阴性的高侵袭乳腺癌细胞系 MDA－MB－231 及 ER 阳性、PR 阳性、HER－2 阴性的低侵袭乳腺癌细胞系 MCF－7。榄香烯乳注射液(100 mg/20 mL)、胎牛血清、DMEM/Ham's F12、Tri－reagent 试剂、Caspase－3、Caspase－8、Caspase－9 及 GAPDH 的 Q－PCR 引物。

2. 方法

(1)MDA－MB－231 及 MCF－7 细胞系的培养:用含 10% 胎牛血清和 DMEM/Ham's F12 的培养液在 37℃、5% CO_2、饱和湿度的培养箱中培养细胞,选用对数生长期细胞进行实验。

(2)结晶紫法检测细胞生长速率:将对数生长期的 MDA－MB－231 及 MCF－7 细胞接种于 96 孔板,每孔种 2 000 个细胞(200 μL),每组重复 5 孔,重复 3 板,分别标记"0 h""48 h"和"96 h"。分别设空白对照组及不同浓度的榄香烯乳处理组。空白对照组加入榄香烯乳的普通培养基,榄香烯乳处理组分别加入终浓度含 10、20、40、80、160 μg/mL 的榄香烯乳注射液的培养基。放入孵育箱培养(37℃、5% CO2、饱和湿度),于种植后第 1 天(0 h)、第 3 天(48 h)、第 4 天(96 h)分别取出,去掉培养液,加入 4% 甲醛固定过夜,0.5% 结晶紫染色 10 min 后冲洗晾干,10% 醋酸溶液溶解后,置于 540 nm 分光光度计(BIO－TEK,ELx800)读取吸光值(OD 值)。细胞生长速率表示为($OD_{48 h}$ 或 $OD_{96 h}$ － OD_{0h})/$OD_{0 h}$ × 100%。细胞抑制率表示为(1 － $OD_{处理组}$/$OD_{对照组}$) × 100%。实验重复 3 次。应用药物浓度计算软件(LOGIT 法)计算中位抑制浓度(IC_{50})。

(3)RNA 提取及 cDNA 逆转录:标记培养瓶 MDA－MB－231 或

MCF - 7空白对照、榄香烯乳处理组,分别种植对数生长期的细胞1×10^6于培养瓶中,加入普通培养基孵育过夜($37℃$、$5\% CO_2$、饱和湿度)。待细胞贴壁后,分别换入新鲜普通培养基或含$40 \mu g/mL$榄香烯乳的培养基,培养$48 h$,显微镜下拍照记录细胞形态。Tri - reagent 试剂提取细胞RNA,质量检测后,逆转录获取 cDNA。

(4)Caspase - 3、Caspase - 8、Caspase - 9 检测:采用 Q - PCR 法。分别取榄香烯乳处理后的及空白对照的 MDA - MB - 231 细胞的 cDNA,分别制备 Caspase - 3、Caspase - 8、Caspase - 9 及 GAPDH 的 Q - PCR 反应液,应用 Icycler IQ5 system(Bio - Rad,Hammel Hem - stead,UK) Real - time PCR 系统获取不同组间的 Caspase 及内参 GAPDH 的表达值。引物序列如下:Caspase - 3 正向引物为 5' - GGCGTGTCATAAAATAC - CAG - 3',反向引物为 5' - ACTGAACCTGACCGTACAA - CAAAGCGACTGGAT-GAA - 3';Caspase - 8 正向引物为 5' - AGAAAGGAGGAGATGGAAAG - 3',反向引物为 5' - ACTGAACCTGACCGTACAGACCTCAATTCTGAT - CT-GCT - 3';Caspase - 9 正向引物为 5' - AAGCCCAAGC - TCTTTTTC - 3',反向引物为 5' - ACTGAACCTGACCG - TACAGTTACTGCCAGGGGACTC - 3';GAPDH 正向引物为 5' - CTGAGTACGTCGTGGAGTC - 3',反向引物为 5' - ACTGAACCTGACCGTACACAGAGATGACCCTTT - G - 3'。反应条件如下:$95℃ 15 min$ 预变性,然后按 $95℃ 20 s$、$55℃ 30 s$、$72℃ 20 s$(共 60 个循环),最后 $72 ℃ 10 min$ 延伸。反应结束后确认 Real - time PCR 的扩增曲线和融解曲线,并对结果进行分析:相对定量 = 目的基因的表达×内参基因表达的修正比值。

(5)统计学方法:采用 SPSS13.0 统计软件。所有实验均重复 3 次以上,实验结果采用 $\bar{x} \pm s$ 表示,计量资料的组间比较采用 t 检验,$P < 0.05$为差异有统计学意义。

二、结果

1.榄香烯乳对细胞生长速率的影响 分别用不同终浓度的榄香烯乳处理细胞48、96 h后,与对照组($0 \mu g/mL$)比较,榄香烯乳浓度达到一定剂量时,细胞的生长速率明显下降,且呈时间-剂量依赖性。48 h 时对

MDA - MB - 231 细胞的 IC_{50} 为 58 $\mu g/mL$，对 MCF - 7 细胞的 IC_{50} 为 148 $\mu g/mL$。见表 4 - 15。

表 4 - 15   榄香烯乳对细胞生长速率的影响($\bar{x} \pm s$,%)

榄香烯乳	MDA - MB - 231		MCF - 7	
	48 h	96 h	48 h	96 h
0 $\mu g/mL$	252 ± 13	641 ± 11	404 ± 50	1 022 ± 111
10 $\mu g/mL$	271 ± 9	624 ± 29	451 ± 64	1 178 ± 100
20 $\mu g/mL$	254 ± 9	540 ± 29	435 ± 54	1 200 ± 96
40 $\mu g/mL$	214 ± 15	557 ± 17	400 ± 33	1 074 ± 51
80 $\mu g/mL$	48 ± 12	160 ± 27	326 ± 41	897 ± 69
160 $\mu g/mL$	− 25 ± 5	− 45 ± 6	181 ± 34	277 ± 137

2. 榄香烯乳对细胞形态的影响   终浓度为 40 $\mu g/mL$ 的榄香烯培养基处理 MDA - MB - 231 和 MCF - 7 细胞 48 h 后，与对照组比较，应用榄香烯乳的细胞由黏附状态变圆，细胞核固缩、崩解，可见凋亡小体，呈现典型的细胞凋亡表现。见图 4 - 4。

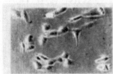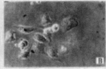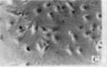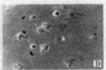

图 4 - 4   榄香烯乳处理组与对照组 MDA - MB - 231、MCF - 7 细胞的形态(× 400)
注:A 为对照组 MDA - MB - 231 细胞形态;B 为榄香烯乳处理组 MDA - MB - 231 组胞形态;C 为对照组 MCF - 7 细胞形态;D 为览香烯乳处理组 MCF - 7 细胞形态

3. 榄香烯乳对 MDA - MB - 231 细胞 Caspase 表达的影响   空白对照组 Caspase - 3、Caspase - 8、Caspase - 9 表达量(× 10⁷ 拷贝量)分别为 56.7 ± 15.7、140.3 ± 25.6、13.1 ± 4.4,经榄香烯乳处理后分别为 812.2 ± 222.6、327.8 ± 50.1、5.7 ± 1.5,与空白对照组比较,经榄香烯乳处理后 Caspase - 3、Caspase - 8 表达量升高(均 $P < 0.05$),Caspase - 9 表达量无明显变化($P > 0.05$)。

三、讨论

乳腺癌是临床常见的恶性肿瘤,目前以手术、化疗、放疗的综合治疗为主,但仍有复发转移的治疗失败者,尤其三阴性乳腺癌对内分泌治疗不敏感,且目前缺乏相应的靶向治疗药物。榄香烯乳作为Ⅱ类非细胞毒性抗肿瘤药,具有化疗增敏、逆转肿瘤多药耐药和提高机体免疫功能等多重作用,且不良反应较轻,因而在乳腺癌的临床治疗上有良好的应用前景。经文献检索,既往已进行了榄香烯乳对多种恶性肿瘤的体内及体外实验,但针对榄香烯乳治疗三阴性乳腺癌的效果及机制的报道较少。

既往研究证明,榄香烯乳可抑制多种肿瘤细胞的生长,诱导其凋亡是其主要的途径之一。本研究选择 ER 阳性、PR 阳性、Her－2 阴性的低侵袭性细胞株 MCF－7 及 ER、PR、Her－2 均阴性的高侵袭性细胞株MDA－MB－231,采用榄香烯乳进行干预,观察其对 MDA－MB－231 细胞生长速率及凋亡诱导的影响。实验结果表明,当榄香烯乳达到一定浓度时,可抑制乳腺癌细胞的生长,且呈浓度依赖性;相对于低侵袭性的 MCF－7 细胞系,对高侵袭性 MDA－MB－231 细胞系的抑制作用更为明显;经过榄香烯乳处理后,两种细胞系均呈现出细胞凋亡的形态特征;针对榄香烯乳作用后的 MDA－MB－231 细胞凋亡因子的检测显示,榄香烯乳可能是通过诱导了乳腺癌细胞的凋亡从而达到抑制其生长的作用。

细胞凋亡亦称程序性细胞死亡,是一种受遗传学机制调控的为维持内环境稳定的细胞自杀过程。现代肿瘤学认为,逃避免疫监视是肿瘤发生与发展的重要机制之一。随着对肿瘤细胞凋亡研究的深入,科研人员发现细胞凋亡在肿瘤免疫逃逸中起着重要作用。越来越多的实验证实,Caspases 在细胞凋亡调节过程中起关键作用。细胞凋亡受到严格调控,在正常细胞 Caspase 处于非活化的酶原状态,凋亡程序一旦开始,Caspase被激活,随后凋亡蛋白酶的层叠级联反应以不可逆的形式发生。目前,已经发现 Caspase 家族至少有 14 个成员,其中 Caspase－2、8、9、10、11 主要负责对执行者的前体进行切割,从而产生有活性的执行者;Caspase－3、6、7 主要负责切割细胞核内、细胞质中的结构蛋白和调节蛋白。细胞凋亡的途径有死亡受体路径、线粒体路径等。在死亡受体路径中,Caspase

－2、8 被激活,最终激活其效应器酶(通常 Caspase－3)而导致细胞死亡;在线粒体路径中,Caspase－9 被激活,然后激活下游的效应 Caspase 如 Caspase－2、3、6、7、8、10,启动 Caspase 的级联反应,引起细胞凋亡。本研究中,经榄香烯乳处理后的 MDA－MB－231 细胞 Caspase－3、Caspase－8 上调,而 Caspase－9 与对照组比较无统计学差异,提示榄香烯乳诱导的乳腺癌细胞凋亡可能是通过死亡受体路径引起的。

综上所述,榄香烯乳抑制乳腺癌细胞生长速率的可能机制是通过激活死亡受体途径诱导细胞凋亡。本次实验结果为后续研究提供了良好的前期基础,同时也为临床选择三阴性乳腺癌治疗方案提供了一些思路及实验支持。

第六节　榄香烯乳注射液对血管内皮细胞株 HECV 功能影响的体外研究

榄香烯乳注射液的主要成分为 β、γ、δ－榄香烯(El－emene),系中药莪术提取物,是我国具有独立知识产权的抗癌新药,对肺癌、肝癌、食道癌、鼻咽癌和妇科肿瘤等多种恶性肿瘤的体内外增殖具有抑制作用,临床上广泛应用于多种肿瘤的治疗。肿瘤的血管生成在肿瘤的发生发展过程中具有重要作用。本研究通过观察榄香烯乳作用于 HECV 细胞的细胞功能体外实验,探讨其对血管内皮细胞生物学行为的影响,以期从血管生成角度阐释榄香烯乳注射液抗肿瘤的作用靶点。

一、材料与方法

1. 材料　选用血管内皮细胞株 HECV、榄香烯乳注射液(100 mg/20 mL)、胎牛血清和 DMEM/Ham's F12 培养基及 HEPES 培养基、Matrigel。

2. 方法

(1)HECV 细胞的培养:用含 10% 胎牛血清和 DMEM/Ham's F12 的培养液在 37℃、5% CO_2、饱和湿度的培养箱中培养细胞,选用对数生长期细胞进行实验。

(2)结晶紫法检测细胞生长速率:将对数生长期的 HECV 细胞接种

于 96 孔板,每孔种 2 000 个细胞/200 μL,重复 3 板,分别标记为 0 h、48 h 和 96 h。分别设空白对照组及不同浓度的榄香烯乳处理组,每组重复 5 孔。空白对照组加入普通培养基(不含榄香烯乳),榄香烯乳处理组分别加入终浓度含 10、20、40、80、160 μg/mL 榄香烯乳的培养基。放入孵育箱培养(37 ℃、5% CO_2、饱和湿度)过夜,于 0 h(种植细胞后第 1 天)、48 h、96 h 分别取出,去掉培养液,加入 4% 甲醛固定,0.5% 龙胆紫染色,10% 醋酸溶液溶解后,置于 540 nm 分光光度计(BIO – TEK、ELx800)读取吸光值(A 值)。计算细胞生长速率,公式为($A_{48 h}$ 或 $A_{96 h}$ – $A_{0 h}$)/$A_{0 h}$ ×100%。

(3)ECIS 法检测细胞黏附及迁徙能力:ECIS 法使用 ECIS 9600 模式仪器检测细胞的黏附及迁徙能力。96W1E 板每孔种 1×10^5 个细胞/200 μL 含 10% 胎牛血清的 HEPES 培养基,每种浓度做 8 个复孔。96W1E 板每孔基底部表面有一个金属膜电极片,ECIS 可以记录细胞与电极片接触后,电极片上电阻值的变化。种植后,细胞逐渐贴壁,引起电阻值的改变。记录前 3 h 电阻值的变化,可以反映细胞的黏附能力。种植 10 h 后,细胞将贴满 96W1E 板的基底部,形成单细胞层,同时电阻值进入平台期。此时给予细胞持续 30 s、电压为 6 V 的电击,细胞电击后死亡,引起电阻值降低。此后底部存活的细胞向周围延伸、增殖、爬行,电阻值再一次逐渐升高。电击后 4 h 记录的电阻值变化反映了细胞的迁徙能力。

(4)新生血管形成实验检测血管生成能力:96 孔板每孔内包被 250 μg Matrigel,溶于 50 μL 的无血清培养基中,并置于孵育箱孵育 40 min。每孔种植 4×10^4 个细胞,并加入 200 μL 含终浓度为 0、10、20、40、80、160 μg/mL 的榄香烯乳培养基。放入孵育箱继续孵育 4 h,置于倒置显微镜下(10×10)拍照,每孔拍 5 个视野,应用 Image J 软件进行新生血管管腔周长的计算。

(5)细胞聚集实验检测细胞聚集能力:收集对数生长期的细胞,BSS 清洗,加入含 0.01% 胰酶及 2 mM $CaCl_2$ 的 HCMF 溶液(160 mM NaCl,0.6 mM Na_2HPO_4,0.1% w/vglucose 及 0.01 M HEPES,pH7.4)在孵育箱内消化 30 min。离心细胞,用含 $CaCl_2$ 的 HCMF 溶液清洗并稀释。标记 2

个 1.5 mL 艾氏管,每管加入 1×10^5/mL 个细胞,分别加入含 0 μg/mL(空白对照组)及 160 μg/mL(榄香烯处理组)榄香烯乳的含 $CaCl_2$ 的 HCMF 溶液至 1 mL,置于旋转摇床上。分别于 0、10、30、60、90 min 时段于每管中取出 50 μL 细胞悬液于 96 孔板中,并加入 50 μL 的 4% 甲醛溶液固定。于倒置显微镜(10×10)下拍照,每孔拍 5 个视野,应用 Image J 软件进行细胞计数(聚集在一起的细胞作为单个计数)。细胞聚集率公式为(N_0 - N_t)/N_0×100%,此处 N_0 为 0 min 时段细胞数目,Nt 为其他相应时段细胞数目。

3. 统计学方法　所有实验均重复 3 次以上,应用 SPSS13.0 分析软件对实验数据进行 t 检验统计学方法分析,结果采用 $\bar{x} \pm s$ 表示,$\alpha < 0.05$ 认为有统计学差异。

二、结果

1. 榄香烯注射液对细胞生长速率的影响　分别用不同终浓度的榄香烯(0、10、20、40、80、160 μg/mL)处理细胞 48 h 及 96 h 后,结果显示,与对照组比较,低浓度的榄香烯乳(20 μg/mL 时,$P < 0.05$)可促进血管内皮细胞的生长,而高浓度的榄香烯乳(≥ 80 μg/mL 时,$P < 0.05$),可抑制细胞的生长速率。见表 4 - 16、图 4 - 5。

表 4 - 16　　　　　　　　榄香烯注射液对细胞生长速率的影响

时间	0 μg/mL	10 μg/mL	20 μg/mL	40 μg/mL	80 μg/mL	160 μg/mL
48 h	464 ± 35	423 ± 38	486 ± 51	425 ± 32	316 ± 36	231 ± 44
96 h	532 ± 13	567 ± 40	645 ± 20	574 ± 60	455 ± 60	290 ± 80

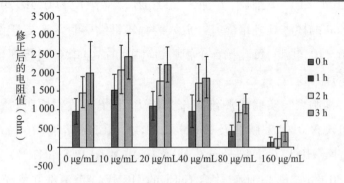

图 4 - 5　榄香烯注射液对细胞生长速率的影响

2. 榄香烯乳注射液对细胞黏附功能的影响　分别用不同终浓度的榄香烯（0、10、20、40、80、160 μg/mL）处理细胞后，记录前 3 h 电阻值的改变，反映了榄香烯乳注射液作用于细胞后，对细胞黏附能力的改变，电阻值越小，表明细胞贴壁情况越差，黏附力越小。结果显示，与对照组比较，低浓度的榄香烯乳（10 μg/mL 时，$P < 0.05$）可以增强细胞的黏附能力，而当榄香烯乳达到一定浓度时，HECV 细胞黏附能力降低（浓度为 80 μg/mL 时，$P < 0.01$；浓度为 160 μg/mL 时，$P < 0.001$）。见表 4 – 17、图4 – 6。

表 4 – 17　　　　　　　榄香烯乳注射液对细胞黏附功能的影响

时间	0 μg/mL	10 μg/mL	20 μg/mL	40 μg/mL	80 μg/mL	160 μg/mL
1 h	946 ± 344	1530 ± 411	1080 ± 383	935 ± 435	418 ± 160	111 ± 123
2 h	1457 ± 423	2067 ± 661	1774 ± 426	1705 ± 498	914 ± 268	233 ± 293
3 h	1984 ± 838	2420 ± 615	2199 ± 465	1848 ± 563	1120 ± 273	402 ± 277

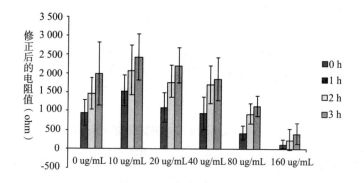

图 4 – 6　榄香烯乳注射液对细胞黏附功能的影响

3. 榄香烯乳注射液对细胞迁徙功能的影响　种植细胞 10 h 后，给予细胞电击（6 V、30 s），因细胞死亡而电阻值下降。之后，因残余细胞生长、迁徙而电阻逐渐增大。记录连续 4 h 的电阻值，反映细胞迁徙能力。从结果中看出，与对照组比较，经低浓度榄香烯乳（10 μg/mL）处理过的HECV 细胞迁徙能力明显增强（$P < 0.05$）；而当浓度≥80 μg/mL 时，细胞的迁徙能力受到抑制（80 μg/mL 时，$P < 0.01$；160 μg/mL 时，$P < 0.01$）。见表 4 – 18、图 4 – 7。

表 4 – 18　　　　　　　　　榄香烯乳注射液对细胞迁徙功能的影响

时间	0 μg/mL	10 μg/mL	20 μg/mL	40 μg/mL	80 μg/mL	160 μg/mL
1 h	72 ± 32	190 ± 47	132 ± 24	85 ± 29	222 ± 47	40 ± 26
2 h	523 ± 60	733 ± 182	733 ± 182	525 ± 232	381 ± 74	97 ± 36
3 h	1155 ± 219	1654 ± 480	1654 ± 480	1003 ± 460	580 ± 220	45 ± 56
4 h	1842 ± 430	2639 ± 687	2240 ± 616	1754 ± 545	644 ± 235	23 ± 70

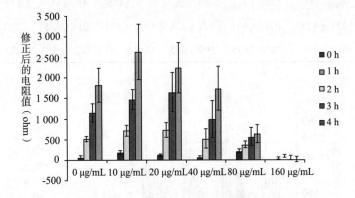

图 4 – 7　榄香烯乳注射液对细胞迁徙功能的影响

4. 榄香烯乳注射液对细胞血管生成能力的影响　内皮细胞有可在 Matrigel 上形成管腔的能力,通过计算每个视野管腔的周长之和,判断榄香烯乳作用于 HECV 细胞后,对其血管形成能力的改变。结果显示,低浓度(20 μg/mL 时,$P < 0.05$)的榄香烯乳有促进 HECV 细胞新生血管形成的能力,而高浓度的榄香烯乳(80 μg/mL 时,$P < 0.05$;160 μg/mL 时,$P < 0.01$)则有抑制作用。见表 4 – 19、图 4 – 8。

表 4 – 19　　　　　　　　　榄香烯乳注射液对细胞血管生成能力的影响

0 μg/mL	10 μg/mL	20 μg/mL	40 μg/mL	80 μg/mL	160 μg/mL
6266 ± 1486	8978 ± 992	11510 ± 480	6406 ± 2181	3588 ± 422	1272 ± 640

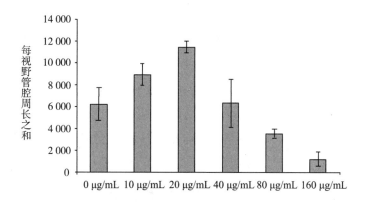

图 4 - 8　榄香烯乳注射液对细胞血管生成能力的影响

5. 榄香烯乳注射液对细胞聚集能力的影响　应用细胞聚集实验检测榄香烯乳注射液对血管内皮细胞聚集能力的影响。结果显示,相比于对照组,终浓度 160 μg/mL 的榄香烯乳作用于细胞后,在 90 min 时段时,HECV 细胞的聚集能力受抑制,$P < 0.05$。见表4 - 20、图4 - 9。

表 4 - 20　　　　　　　　　榄香烯乳注射液对细胞聚集能力的影响

时间	0 μg/mL(control)	160 μg/mL
10 min	12.3 ± 3.1	11.4 ± 2.2
30 min	15.6 ± 4.1	13.5 ± 5.6
60 min	19.6 ± 3.7	16.1 ± 3.2
90 min	36.7 ± 2.9	23.0 ± 3.2

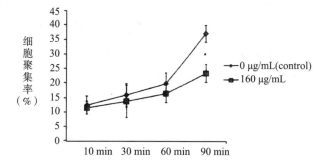

图 4 - 9　榄香烯乳注射液对细胞聚集能力的影响

三、讨论

榄香烯作为Ⅱ类非细胞毒性抗肿瘤药,具有化疗增敏、逆转肿瘤多药耐药和提高机体免疫功能等多重作用,且不良反应较轻,因而在肿瘤的临床治疗上有良好的应用前景。既往研究证明,榄香烯可抑制多种肿瘤细胞的生长,诱导细胞凋亡,增强化疗敏感性、逆转化疗耐药等作用,并可影响细胞的 Caspase、VEGF、MMP2 等的表达,影响 MAPK/ERK、PI3K/Akt/mTOR 细胞信号通路等,还可以增强临床多种抗癌药物的疗效,降低放化疗的不良反应。临床上广泛用于各种肿瘤介入治疗、腔内化疗及癌性胸腹水的治疗,具有良好的应用前景。有文献报道,榄香烯可下调肿瘤组织内的 VEGF 表达,抑制大鼠和兔的眼部新生血管的形成。

既往研究表明,莪术油(主要成分含榄香烯)可以降低乳腺癌及癌前病变造模大鼠成瘤率,通过下调肿瘤组织微血管密度、VEGF、bFGF 表达实现抑瘤目的,提示榄香烯可能有抑制血管生成的效用。本实验旨在在既往研究的基础上,研究榄香烯对血管内皮细胞株生长、黏附、迁移、新生血管生成及细胞聚集能力的影响,从血管生成角度探索榄香烯抗肿瘤的效用及机制。本研究结果显示,不同浓度的榄香烯乳注射液对血管内皮细胞功能影响的效果不同。高浓度榄香烯乳(80、160 μg/mL)可以抑制HECV 细胞的生长速率、黏附能力、迁徙能力、新生血管形成能力及细胞聚集能力;而低浓度的榄香烯乳(10、20 μg/mL)则对 HECV 细胞的生长速率、黏附能力、迁徙能力、新生血管形成能力显示出了促进作用。

本次实验结果显示,榄香烯乳注射液可以改变血管内皮细胞的生物学行为,为后续研究提供良好的前期基础,同时也为临床应用提供了一些思路及理论支持。但对于榄香烯乳注射液改变血管内皮细胞的功能是通过哪些机制达到的,不同浓度的榄香烯的不同效果是基于什么原因等问题,仍需进一步深入研究。

第七节　乳宁霜的抗炎、镇痛及改善微循环作用研究

乳宁霜系山东中医药大学附属医院乳腺科依据传统中医药理论及多年临床经验研制的外用中药制剂,药物组成有丁香、红花、元胡、王不留行、冰片、麝香等,具有理气活血、化瘀止痛、消肿散结的作用,主要用于治疗乳腺增生,临床应用效果良好。本实验通过其对动物的抗炎、镇痛和微循环改善的作用进行研究,以了解乳宁霜的药效学。

一、材料

1. 仪器　LDF－2激光微循环血流仪。

2. 试药　乳宁霜(30克/盒);乳宁霜稀释膏(将乳宁霜用水稀释至浓度为0.5 g/mL,4℃保存);散结乳癖贴膏(5克/片);散结乳癖贴膏稀释膏(将散结乳癖贴膏用水稀释至浓度为0.5 g/mL,4℃保存);凡士林软膏;垂体后叶素注射液;琼脂;醋酸、二甲苯为优级纯。

3. 动物　健康昆明小鼠,2月龄,体重(20±2.0)g;Wistar大鼠40只,雌雄各半,体重(180±20)g,常规方法饲养1周,适应环境后开始实验。

二、方法与结果

1. 乳宁霜对二甲苯致小鼠耳郭肿胀的影响　取体重(20±2.0)g的昆明种小鼠60只,雌雄各半,随机分为4组,每组15只。对照组小鼠左耳内、外涂抹凡士林软膏0.2 g,乳宁霜低剂量组给予小鼠左耳涂乳宁霜0.2 g,乳宁霜高剂量组给予小鼠左耳涂乳宁霜0.4 g,散结乳癖贴膏组给予小鼠左耳涂散结乳癖贴膏0.2 g,均以右耳作为自身对照。给药1 h后,清除药物并擦干鼠耳,于左耳内、外滴二甲苯0.04 mL,滴后0.5 h,按上述方法再给药1次,2 h后处死小鼠。擦干鼠耳,取双耳用0.9 cm打孔器打下耳片,在分析天平上称重,计算炎症肿胀抑制率[炎症肿胀抑制率(%)=1－观察组左右耳片重量差/对照组左右耳片重量差×100%],并进行统计(组间比较采用方差分析,各治疗组与对照组的比较采用t检验),结果详见表4－21。

表4-21　　　　　乳宁霜对二甲苯致小鼠耳郭肿胀的影响($\bar{x} \pm s$)

组别	n	药物剂量(g)	左右耳片重量差(mg)	炎症肿胀抑制率(%)
对照组	15	0.2	20.9±5.4	
乳宁霜低剂量组	15	0.2	11.8±3.7	43.1
乳宁霜高剂量组	15	0.4	11.2±2.7	46.2
散结乳癖贴膏组	15	0.2	10.2±5.1	51.3

2. 乳宁霜对大鼠慢性肉芽肿炎症的影响　取健康雌性 Wistar 大鼠 40 只,体重(180±20)g,随机均分为 4 组。大鼠均背部皮下注射2%琼脂 2 mL。将每组大鼠背部分别涂抹凡士林软膏、贴散结乳癖贴膏、乳宁霜,1 次/天,连续 14 天。实验第 15 天时处死大鼠,剥离已长入肉芽组织的琼脂块,称重。该重量的多少表示肉芽组织生长的快慢,并进行数据统计 (组间比较采用方差分析,各治疗组与对照组的比较采用 t 检验),结果详见表4-22。

表4-22　　　　　乳宁霜对大鼠慢性肉芽肿炎症的影响($\bar{x} \pm s$)

组别	n	药物剂量(g)	肉芽组织重量(g)	P
对照组	10	0.2	0.960±0.124	
乳宁霜低剂量组	10	0.2	0.490±0.158	<0.01
乳宁霜高剂量组	10	0.4	0.401±0.116	<0.01
散结乳癖贴膏组	10	0.2	0.638±0.110	<0.01

3. 乳宁霜对醋酸致小鼠扭体反应的影响　取体重(20±2.0)g 的昆明种小鼠 48 只,雌雄各半,随机分为 4 组,每组 12 只。乳宁霜低、高剂量组分别灌服乳宁霜稀释膏 0.2、0.4 mL/20 g,散结乳癖贴膏组灌服散结乳癖贴稀释膏 0.2 mL/20 g,对照组灌服生理盐水 0.2 mL/20 g,共给药 3 d,末次给药 30 min 后,腹腔注射1%冰醋酸 0.2 mL/20 g,观察 10 min 内各组小鼠出现扭体反应的次数,并进行数据统计(组间比较采用方差分析,各治疗组与对照组的比较采用 t 检验),结果详见表4-23。

表 4－23 乳宁霜对醋酸致小鼠扭体反应的影响($\bar{x} \pm s$)

组别	n	药物剂量(g)	10 min 扭体次数(次)	扭体出现最早时间(min)
对照组	12	0.2 mL/20 g	37.5 ± 9.8	1.29 ± 0.55
乳宁霜低剂量组	12	0.2 mL/20 g	7.4 ± 6.0	4.79 ± 1.02
乳宁霜高剂量组	12	0.4 mL/20 g	6.2 ± 5.5	5.33 ± 0.67
散结乳癖贴膏组	12	0.2 mL/20 g	7.0 ± 11.1	2.71 ± 1.71

4. 乳宁霜对小鼠热板法致痛的影响 取体重(20 ± 2.0)g 健康雌性昆明种小鼠,于实验前在(56 ± 0.50)℃的热板上测定每只鼠的痛阈值,以小鼠弹后足为出现疼痛反应的指标,凡 3 s 内出现(痛觉过于敏感)或 3 s 不出现者(痛觉不敏感)均舍弃不用,选择痛阈值合格的小鼠 40 只,随机分为 4 组。乳宁霜低、高剂量组涂乳宁霜,散结乳癖贴膏组涂抹散结乳癖贴膏,对照组涂凡士林软膏。将小鼠双足放在膏药上 10 min,清除药物,擦干后 5 min,再放到(56.0 ± 0.5)℃热板上,测定用药后小鼠的痛阈值,痛阈值超过 60 s 者,按 60 s 计算,并进行数据统计(组间比较采用方差分析,各治疗组与对照组的比较采用 t 检验),结果详见表 4－24。

表 4－24 乳宁霜对小鼠热板法致痛的影响($\bar{x} \pm s$)

组别	n	药物剂量(g)	痛阈提高值(s)
对照组	10	0.2	10.8 ± 4.8
乳宁霜低剂量组	10	0.2	21.2 ± 5.5
乳宁霜高剂量组	10	0.4	27.4 ± 7.6
散结乳癖贴膏组	10	0.2	20.6 ± 6.4

5. 乳宁霜抗垂体后叶素致小鼠微循环障碍的影响 取体重(20 ± 2.0)g 健康昆明种小鼠 48 只,雌雄不限,随机分为 4 组。乳宁霜低、高剂量组分别灌服乳宁霜稀释膏 0.2、0.4 mL/20 g,散结乳癖贴膏组灌服散结乳癖贴稀释膏 0.2 mL/20 g,对照组灌服生理盐水 0.2 mL/20 g,1.5 h 后将小鼠固定,暴露尾部。调节微循环血流仪,频率为 4 kHz,时间常数 0.22 s,增益 10。将探头置于尾巴中部,测定血流量为正常值。小鼠均尾

静脉注射垂体后叶素 0.1 mL(内含 0.05 IU),2 min 后重复以上测定,并进行数据统计(组间比较采用方差分析,各治疗组与对照组的比较采用 t 检验),结果详见表 4 – 25。

表 4 – 25　　　　乳宁霜抗垂体后叶素致小鼠微循环障碍的影响($\bar{x} \pm s$)

组别	n	药物剂量(mL)	微循环血流量(AU)		血流减少率(%)
			正常	注射垂体后叶素后	
对照组	12	0.2	0.740 ±0.094	0.192 ±0.067	74
乳宁霜低剂量组	12	0.2	0.756 ±0.092	0.462 ±0.090	39
乳宁霜高剂量组	12	0.4	0.762 ±0.039	0.467 ±0.147	38
散结乳癖贴膏组	12	0.2	0.763 ±0.083	0.445 ±0.112	42

三、讨论

乳宁霜方选丁香、元胡为君药,丁香性温、味辛,温肾助阳,行气止痛;元胡性温、味辛苦,能行血中气滞、气中血滞。二药既行气滞,又通血瘀,共达理气活血止痛之功。红花、王不留行为臣药,红花性温、味辛,活血祛瘀,通经止痛;王不留行性平、味苦,活血通经,下乳消肿,乃阳明冲任之药。二药合用,助君药以活血消肿止痛。冰片微寒、味辛苦,通诸窍,消肿止痛;麝香性温、味辛,开窍止痛、活血散结。二药共为佐使药,配合君药加强行气活血止痛之功,配合臣药可加强化瘀消肿之用,并能开达腠理,引药直达病所。诸药合用,温经活血,理气止痛,散结消肿。本方选用透皮性强的霜剂,既能使药物直接进入血液循环,又能通过经络刺激调节全身气血运行。

本实验结果显示,给动物使用一定剂量的乳宁霜外用(0.2 及 0.4 g),可明显抑制二甲苯所致的急性渗出性炎症,产生良好的抗急性炎症的作用;其显著的抗慢性炎症作用体现在可减少肉芽组织增生、减慢肉芽组织的生长方面。在醋酸扭体镇痛实验中,应用乳宁霜的动物在注射醋酸后,不但疼痛出现时间明显延迟($P < 0.01$),而且在单位时间内动物疼痛反应次数明显减少($P < 0.01$);热板法致痛实验中,应用乳宁霜后,能够显著提高小鼠的痛阈值,表明乳宁霜具有较好的非特异性镇痛作用。通过微循环实验可以看出,乳宁霜具有良好的拮抗垂体后叶素所致微循环障碍作

用,可明显增加微循环血流量,呈现改善微循环作用。以上乳宁霜抗急慢性炎症、镇痛、改善微循环作用有助于说明该方药临床改善症状的作用。

第八节　乳腺癌术前中医辨证与肿瘤增殖因子相关性研究

乳腺癌是女性常见恶性肿瘤之一,已位居女性恶性肿瘤发病率之首,严重危害女性的健康。中医的辨证论治在其综合治疗中起着重要作用。乳腺癌的 DNA 倍体情况、S 期细胞比例及 Ki - 67 的表达是常用的反映肿瘤增殖的指标,可以提示预后。研究乳腺癌术前中医辨证与肿瘤增殖因子的关系,可反映乳腺癌各中医证型的预后特点,也是肿瘤治疗的切入点。

一、资料与方法

1. 临床资料　来源于山东中医药大学附属医院乳腺科病房部 2003 年 1 月—2007 年 1 月收治的原发乳腺癌术前患者,共 160 例,均为女性,年龄为 24 ~ 84 岁,平均年龄(47.74 ± 11.14)岁。详细采集患者一般情况及症状、体征等信息。

2. 中医辨证　主要根据国家中医药管理局颁布的《中医病症诊断疗效标准》,综合乳腺癌患者术前的临床表现,对其进行中医辨证。辨证结果见表 4 - 26。

表 4 - 26　　　　　　　　　　中医辨证分布

中医辨证（证型）	n	症状体征
肝郁痰凝型	85	情志抑郁或性情急躁,胸闷胁胀或伴经前期乳房做胀或少腹做胀。乳房部肿块皮色不变。苔薄,脉弦。
冲任失调型	39	经事紊乱,经前期乳房胀痛。婚后从未生育或有多次流产史。舌质淡,苔薄,脉弦细。
正虚毒炽型	36	肿块扩大,溃后愈坚,渗流血水,不痛或剧痛。精神萎靡,面色晦暗或苍白,饮食少进,心悸失眠,苔黄,脉弱无力。

3. 指标检测　取手术切除女性乳腺经病理学确诊为乳腺癌标本 160 例,检测 DNA 倍体及 S 期细胞比例,其中 40 例进行 Ki-67 检测。标本经 10% 福尔马林固定,石蜡包埋,制成 4 μm 薄切片,进行常规 HE、免疫组织化学染色及 DNA 图像分析的检测。

4. 统计方法　采用 SPSS13.0 统计软件进行卡方检验,$P < 0.05$ 认为具有统计学意义。

二、结果

1. 乳腺癌术前中医辨证与 DNA 倍体的相关性　结果见表 4-27。3 组患者之中,正虚毒炽组出现异倍体的概率最高,冲任失调组次之,肝郁痰凝组最低。3 组比较有显著差异($P < 0.05$)。

表 4-27　　　　　　　　　　乳腺癌中医辨证与 DNA 倍体的关系

| 中医辨证 | n | DNA 倍体 | | 异倍体 |
		二倍体	异倍体	百分率(%)
肝郁痰凝组	85	65	20	23.5
冲任失调组	39	23	16	41.0
正虚毒炽组	36	9	25	69.4

2. 乳腺癌中医辨证与 S 期细胞比例的关系　结果见表 4-28。3 组患者之中,正虚毒炽组 S 期细胞比例为高度的概率最高,冲任失调组和肝郁痰凝组无显著差异,正虚毒炽组 S 期细胞比例明显高于其他 2 组,有显著差异($P < 0.05$)。

表 4-28　　　　　　　　　　乳腺癌中医辨证与 S 期细胞比例关系

| 中医辨证 | n | S 期细胞比例 | | 高度百分率(%) |
		低度	高度	
肝郁痰凝组	85	69	16	23.2
冲任失调组	39	32	7	17.9
正虚毒炽组	36	15	21	58.3

3. 乳腺癌中医辨证与 Ki-67 表达的关系　结果见表 4-29。3 组患

者之中,正虚毒炽组出现 Ki - 67 阳性的概率最高,冲任失调组次之,肝郁痰凝组最低。3 组比较有显著差异(P < 0.05)。

表 4 - 29　　　　　　　　　乳腺癌中医辨证与 Ki - 67 关系

中医辨证	n	Ki - 67		阳性百分率(%)
		(-)	(+)	
肝郁痰凝组	16	14	2	12.5
冲任失调组	12	5	7	58.3
正虚毒炽组	18	1	11	94.4

三、讨论

随着对乳腺癌的研究,人们认识到乳腺癌的发生发展和转归是多因素、多机制共同作用的结果,对乳腺癌生物学行为的认识也不断深入。乳腺癌的 DNA 倍体情况、S 期细胞比例及 Ki - 67 的表达是乳腺癌常用的反映肿瘤增殖的指标,可以提示预后。

恶性肿瘤的重要特征之一就是细胞无限制地恶性生长、细胞核增大、核内染色质增多,其实质是细胞核内 DNA 的不断复制。细胞 DNA 异倍体的出现代表了核染色质数量和结构发生的改变,这种改变不但加速了细胞分裂增殖,同时导致细胞内特异性多肽核蛋白的合成失败,使细胞不能从增殖状态转变为分化状态。研究发现 DNA 倍体也与肿瘤的分期(大小、淋巴结状况)有关,异倍体更多见于体积大、淋巴结转移率高的肿瘤中。细胞 DNA 倍体反映细胞生长及分化状态,其倍体的测定对判断肿瘤性质、预后具有重要意义。

S 期细胞比例反映了肿瘤的增殖活性,其数值与肿瘤细胞的倍体相关:二倍体较异倍体的 S 期细胞比例低。许多文献报道,高 S 期细胞比例乳腺癌的复发率明显增高。此外还有报道测定细胞增殖率有助于预测肿瘤对化疗及内分泌治疗的反应性。有些作者认为治疗后异倍体肿瘤的退缩率较低。DNA 倍体联合 S 期细胞比例作为预后评估指标与腋淋巴结阳性及阴性患者的复发与生存情况有密切的关系。

Ki - 67 是目前公认的肿瘤细胞增殖的特异性指标,是由 Hodgkinps

淋巴瘤所产生的 L428 细胞系的粗制核部的鼠单克隆抗体,其高表达与肿瘤患者的不良预后相关,由 Gerdes 等首先报道。研究表明 Ki-67 表达能可靠而迅速地反映恶性肿瘤增殖率,与多种恶性肿瘤的发展、转移、预后有关。

此外还有报道检测肿瘤细胞增殖率有助于预测肿瘤对化疗及内分泌治疗的反应性,如有些作者认为治疗后异倍体肿瘤的退缩率较低。以上提示,这些肿瘤增殖因子既反映乳腺癌的预后,又是肿瘤治疗的切入点。

中医药的治疗手段在乳腺癌的综合治疗中有重要地位。大量临床和实验研究表明,乳腺癌患者配合中医药辨证论治,应用扶正与祛邪中药,可调整机体阴阳、气血、脏腑和经络功能,改善机体物质代谢,增强机体免疫功能和抗病力,减轻放化疗不良反应,提高手术切除率及放化疗成功率。中医药疗法对减少复发和转移,提高乳腺癌患者的生存率和生存质量,延长生存期限具有重要作用。辨证论治是中医药治疗的核心内容,中医治疗疾病,选药要根据辨证的结果,如果从现代客观的肿瘤发展机制角度反映乳腺癌证候的特点,对于指导中医各证型的预后及对症治疗可提供更切实的依据和更广阔的思路。

本文对 160 例乳腺癌术前患者进行中医辨证,手术标本检测肿瘤细胞 DNA 倍体、S 期细胞比例,其中 40 例检测 Ki-67 表达情况,分析之间相关性,探讨中医辨证在判断乳腺癌预后中的价值,从肿瘤增殖角度观察乳腺癌中医证候特点,从而为进一步的中医治疗、研究乳腺癌提供新的思路和切入点。

本研究发现乳腺癌术前辨证与 DNA 倍体、S 期细胞比例相关。乳腺癌患者术前辨证为正虚毒炽者 DNA 倍体异倍体、Ki-67 阳性出现率最高(69.4%、94.4%),冲任失调组次之(41.0%、58.3%),肝郁痰凝组最低(23.5%、12.5%),经统计学处理,3 组之间有显著差异($P < 0.05$)。正虚毒炽组 S 期细胞比例为高度的概率最高(58.3%),冲任失调组和肝郁痰凝组无显著差异(17.9%、23.2%)。3 组比较,正虚毒炽组 S 期细胞比例明显高于其他 2 组,有显著差异($P < 0.05$)。反映出乳腺癌发展到正虚毒炽阶段,肿瘤增殖较其他 2 个证型明显增强,预后较差。研究表

明,乳腺癌术前中医辨证与肿瘤增殖因子 DNA 倍体、S 期细胞比例及 Ki-67表达确有相关性,反映出随着中医证型分为肝郁痰凝证、冲任失调证到正虚毒炽证的不同,肿瘤的增殖能力依次增强,预后也更差,从而从肿瘤增殖角度反映了乳腺癌证候的预后特点。

目前中医药治疗乳腺癌已经越来越受到重视,而中医用药需要依据辨证的结果。判断中医各证型与乳腺癌增殖因子的相关性,有助于指导对各证型预后的判断,针对性选择中医治疗的方法及用药,继而从生物学角度辅助指导乳腺癌的中医治疗。

中医治疗乳腺癌的另一热点是通过中药阻断、逆转乳腺癌的进展,而本研究的结果显示了乳腺癌术前辨证与肿瘤增殖因子有相关性,随着证候的发展,肿瘤细胞的增殖能力进一步增强。提示可通过早期对症治疗,减缓、阻断、逆转乳腺癌的证候演变,达到减缓肿瘤增殖的可能,为下一步的研究开阔了思路。

第九节　乳腺增生血流动力学变化的研究及应用

乳腺增生是育龄期妇女最常见的疾病,病程长,进展缓慢,易复发,并且重度乳腺增生、非典型乳腺增生患者易发生癌变,现代对乳腺癌的治疗强调Ⅱ级预防为主,中医的宏观辨证认为乳癖病机为肝郁气滞血瘀,肝郁脾虚痰凝,肾虚冲任失调,因虚致瘀,久病必瘀,以致血脉不利,瘀血阻络,痰瘀互结为乳癖的最终病机。重度乳腺增生、非典型增生日久痰瘀互结,化毒为乳腺癌,其血瘀证表现明显:肿块、固定性疼痛、月经色黯、舌有瘀斑、脉涩。微观征象上,在乳腺增生阶段已有促血管新生因子表达的增强。乳腺重度及不典型增生(血瘀型乳癖)由于病因病机差异能否在声像图及血流量化指标上体现不同中医辨证分型,不同病理组织学分类之间的联系与差别是我们本篇探索的新方向。同时,探讨乳腺增生由轻度到重度典型乳腺增生到隔界性病变——非典型增生过程中血管生成的作用及其规律,以及血管生成与增生程度的关系。

一、临床资料

将临床上能触及腺体片状、片块状及肿块状增厚的乳腺增生患者按照中医辨证分型分为 3 型:肝郁气滞型、肝郁血瘀型、肾虚血瘀(冲任失调)型。各收集 300 例女性患者,根据 B 超声像图特点分为:单纯性增生(Ⅰ型)、腺性增生(Ⅱ型)、纤维硬化性增生(Ⅲ型)、囊性增生(Ⅳ型)。主要症状分析见表 4 - 30。

表 4 - 30　　　　　　　　　　　　主要症状

	乳房痛			疼痛与月经		性质			月经不调	
	轻	中	重	有关	无关	胀痛	刺痛	隐痛	量多	色不定
肝郁气滞型	60	213	27	271	29	230	13	57	79	98
肝郁血瘀型	100	179	21	111	189	67	203	30	113	68
冲任失调型	83	167	50	97	203	20	156	128	91	110

二、诊断及检测标准

1. 辨证分型诊断标准

(1)肝郁气滞型:乳房周期性疼痛,经前加重,乳房腺体局限性或弥漫性增厚,呈结节颗粒感。情志抑郁,易怒,月经紊乱或痛经,舌淡红,苔薄白,脉弦细。

(2)肝郁脾虚、血瘀痰凝型:绝经前妇女,乳房肿块,乳腺局限性或弥漫性增厚,呈片块、团块样,疼痛多为胀、刺痛,随月经变化不明显,乳头有溢液,淡黄色或透明浆液,月经不调,提前或拖后,量少,色黯,舌黯有瘀斑,苔薄,脉弦涩。

(3)肾虚血瘀、冲任失调型:多见于绝经期前后妇女,乳房肿块呈片块条索状或肿块状,疼痛可为持续性,隐痛或刺痛,与月经周期无关,绝经或月经不调,量少色淡,腰膝酸软,心悸乏力,畏寒肢冷,舌黯有瘀斑,苔薄,脉细涩。

2. 乳腺增生声像图、病理分型标准

(1)单纯性增生(Ⅰ型):为末梢导管和腺叶内滤泡上皮增生,腺体结构基本正常,回声增粗较强光点,呈颗粒状,临床触诊为无明显界限的片状增厚的乳腺组织,颗粒结节感,质地略硬。

（2）腺性增生（Ⅱ型）：是腺体导管、滤泡上皮及周围间质纤维结缔组织增生,从而腺体小叶失去正常结构,小叶增大至互相融合成块,腺体内多个边界不清相对低回声区,大小 < 2 cm,内部回声不均,光点分布呈小结节状。

（3）纤维硬化性增生（Ⅲ型）：由于周围间质纤维结缔组织重度增生,压迫腺叶组织,故腺体导管、滤泡上皮增生不明显,被压迫萎缩退化,小叶失去正常结构,增生结缔组织包绕腺体组织成质地坚韧的片块状腺体甚至形成边界较清的肿块。腺体结构紊乱,回声不均,呈粗大光点,肿块呈实质性低回声团,边界清,规则或不规则,无包膜。

（4）囊性增生（Ⅳ型）：导管上皮增生,管腔扩张成大小不等的囊肿,囊肿内容物为淡黄色或透明浆液,触之有质地较硬的腺体小团块,表面欠光滑,边界清,可移动。超声见乳腺结构紊乱,见多个液性暗区,边界清,壁薄光整。

3.彩超多普勒血流信号密度分级标准　0级:无血流。Ⅰ级:微量血流,为一个或两个点状,细线状彩色像素。Ⅱ级:少量血流,为一条血管供应病灶或同时在病灶内探及 3～4 个不连续的血流。Ⅲ级:中量血流,2～3条连续血流信号进入病灶区。Ⅳ级:丰富血流,为 4 条以上供应血管,从病灶四周延伸于肿物内继续分支。

三、检测方法

观察检测肿块声像图特点,并观察肿块周围及内部彩色多普勒血流情况,如有血流形态学、血流动力学指标检测显示血流信号显示率、血流信号密度分级、收缩期最高流速（V_{max}）、阻力指数（Ri）等量化指标。

四、检测结果

见表 4 - 31 ~ 表 4 - 34。

表 4 - 31　　　　　　　　　　肝郁气滞型血流信号

声像图分型	例数	血流信号分级				血流信号显示率(%)
		0	I	II	III	
I 型	211	200	10	0	0	0.4
II 型	89	75	14	0	0	15.7
III 型	0	0	0	0	0	0
IV 型	0	0	0	0	0	0
合计	300	276	24	0	0	8

表 4 - 32　　　　　　　　　　肝郁血瘀型血流信号

声像图分型	例数	血流信号分级				血流信号显示率(%)
		0	I	II	III	
I 型	89	75	14	0	0	15.7
II 型	175	145	30	0	0	17.1
III 型	21	13	6	2	0	38
IV 型	15	11	4	0	0	33.3
合计	300	253	54	3	0	18

表 4 - 33　　　　　　　　　　冲任失调型血流信号

声像图分型	例数	血流信号分级				血流信号显示率(%)
		0	I	II	III	
I 型	70	59	11	0	0	15.7
II 型	152	121	30	1	0	20.2
III 型	25	18	5	2	0	28
IV 型	53	37	10	5	1	28.3
合计	300	235	56	8	1	21.6

表 4 - 34　　　　　　　　　　血流信号显示($n = 300$)

	肝郁气滞型	肝郁血瘀型	冲任失调型
血流信号显示率(%)	8	18	21.6

五、讨论

肝郁血瘀型、肾虚血瘀型（冲任失调型）在声像图分型构成、血流信号显示率、收缩期最高流速（V_{max}）、阻力指数（Ri）方面均有显著性差异（$P < 0.01$ 或 $P < 0.05$），较肝郁气滞型，血流信号显示率、收缩期最高流速（V_{max}）、阻力指数（RI）均增高，血流频谱形态由低阻力型向高阻力型演变。声像图显示Ⅰ型、Ⅱ型、Ⅲ型、Ⅳ型乳腺增生程度加重的不同阶段，新生血流的显示率也相应逐渐增加，每一分型之间都有显著差异，呈阶段性质的改变，$P < 0.05$。

中医认为乳癖由于肝郁气滞、脾肾亏虚、冲任失调等，日久导致气滞痰凝血瘀、痰瘀互结阻于乳络而成肿块，反映了乳癖病机程度也有不同的变化演变过程，各辨证分型病变也代表着不同的程度和阶段。肝郁血瘀型、肾虚血瘀型（冲任失调型）乳癖对应中、重度乳腺增生阶段，甚至包含非典型增生这一癌前病变阶段，随着肝郁、肾虚、日久血瘀痰凝的病机演变，乳腺肿块增生程度加重，新生血管增多，流速及阻力增大。与西医乳腺增生的病理变化一致，大致体现了乳腺增生的各个病理阶段。结合血流动力学的量化指标有助于提高对非典型增生癌前病变的早期诊断。

第十节　乳腺增生与血管生成因子表达关系的临床研究

乳腺增生是育龄期妇女最常见的乳房疾病，其中非典型增生与乳腺癌关系密切，属于癌前病变范畴，是乳腺癌Ⅱ级预防的重点。血管生成与肿瘤的发生、发展、转移、预后密切相关，并且与良性疾病恶变有关。因此，临床筛选重度乳腺增生患者，观察其血管生成情况及相关因子表达情况对探讨乳腺增生的实质、探索有效治疗方法具有重要意义。本研究收集临床确诊为乳腺增生同时可触及明显肿块的患者 140 例进行肿块穿刺活检，采用 HE 染色、免疫组化 ABC 法检测其病理类型、分级及 VEGF、bFGF 水平，探讨各项检测指标与乳腺增生的关系。

一、材料与方法

1. 临床资料　病例来源于 2001 年 3 月—2003 年 3 月山东中医药大

学附属医院乳腺科门诊收治的乳腺增生患者,临床均可触及明显肿块,随机抽取140例。乳腺增生诊断标准参2002年中华中医外科学会乳腺病专业委员会第八次会议标准。

2.实验材料

(1)实验取材:距离肿块边缘约1 cm处,局麻后取长约0.3 cm切口,在X线立体定位下空芯针穿刺活检;亦可在腋前线位置局麻后取长约0.5 cm切口,在B超引导下用mammotome微创旋切活检,沿不同方向取病变组织≥3条,福尔马林固定。

(2)试验试剂:兔抗人VEGF、bFGF多克隆抗体、即用型SABC试剂盒、DAB显色试剂盒、兔抗人VⅢ-RAg多克隆抗体。

3.实验方法　标本石蜡包埋,常规HE染色。免疫组化切片厚4 μm,常规脱蜡、消化、封闭。严格按SABC试剂盒操作说明,分别用兔抗人VEGF、bFGF、VⅢ-RAg多克隆抗体(工作浓度1:100)进行染色。用PBS液代替一抗作阴性对照。

4.实验结果评定标准

(1)乳腺增生病理诊断:将乳腺增生分为两大类,即一般增生(包括小叶增生、囊性增生、腺病、纤维硬化病)和非典型增生(分为Ⅰ、Ⅱ、Ⅲ3个等级)。

(2)VEGF、bFGF免疫组化评价标准:阳性效应产物为棕黄色颗粒,分布于胞浆,以细胞浆着色程度(浅、中、深)及计数100个细胞中的阳性细胞数判定。阴性(-),细胞无着色;弱阳性(+),细胞轻度着色染成淡黄色,阳性细胞数<20%;阳性(++),细胞着色成黄色,阳性细胞数占20%~50%;强阳性(+++),细胞明显着色,呈棕黄色,阳性细胞数>50%。

5.统计方法　等级资料采用SAS8.0版统计软件进行CMH卡方检验。检验水准α=0.05。

二、结果

1.乳腺增生大体病理分布情况　大体病理结果显示,一般增生的构成比高于非典型增生;在一般增生内,以小叶增生和腺病最常见;在非典型增生内,以Ⅰ级非典型增生最常见,Ⅱ、Ⅲ级逐渐减少。说明临床可触及肿块的乳腺增生患者以一般增生为主,Ⅱ、Ⅲ级(重度)非典型增生的发生率尚低(<18%)(表4-35)。

表4-35　　　　　乳腺增生病肿块大体病理情况(n=140)

大体病理	n	百分比(%)
一般性增生	92	65.7
小叶增生	28	20.0
囊性增生	22	15.7
腺病	29	20.7
纤维硬化病	13	9.3
非典型增生	48	34.3
Ⅰ级非典型增生	24	17.1
Ⅱ级非典型增生	15	10.7
Ⅲ级非典型增生	9	6.5

2.乳腺增生 VEGF、bFGF 表达与病理参数间的关系　VEGF、bFGF 在乳腺增生不同病理分级的表达强度存在相关性($P<0.01$),即从一般增生→Ⅰ级非典型增生→Ⅱ级非典型增生→Ⅲ级非典型增生,随着增生程度的逐渐加重,VEGF、bFGF 的表达强度逐渐升高,其表达强度随增生程度的增高呈增强趋势(表4-36)。见图4-10~图4-17。

表4-36　　乳腺增生 VEGF、bFGF 表达与病理分级间的关系(n=140)

病理分级	VEGF				bFGF			
	(-)	(+)	(++)	(+++)	(-)	(+)	(++)	(+++)
一般增生	92	0	0	0	92	0	0	0
Ⅰ级非典型增生	16	8	0	0	14	10	0	0
Ⅱ级非典型增生	0	2	13	0	0	3	12	0
Ⅲ级非典型增生	0	0	3	6	0	0	5	4

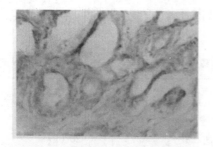

图 4-10　一般增生 VEGF 表达（×400）

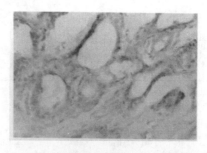

图 4-11　Ⅰ级非典型增生 VEGF 表达（×400）

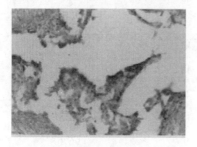

图 4-12　Ⅱ级非典型增生 VEGF
表达（×400）

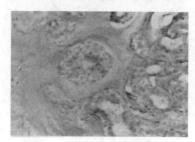

图 4-13　Ⅲ级非典型增生
VEGF 表达（×400）

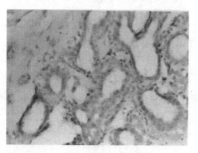

图 4-14　一般增生 bFGF 表达
（×400）

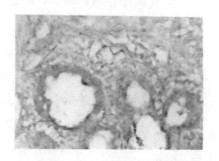

图 4-15　Ⅰ级非典型增生
bFGF 表达（×400）

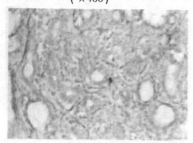

图 4-16　Ⅱ级非典型增生 bFGF
表达（×400）

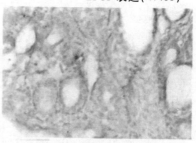

图 4-17　Ⅲ级非典型增生 bFGF
表达（×400）

三、讨论

血管生成是指源于已经存在的有毛细血管和毛细血管后微静脉的新生毛细血管形成,其形成过程是一个多步的级联式反应过程。在正常的生理条件下,血管生长与抑制相对平衡,血管生成受到严格调控。

肿瘤的发生、发展对血管生成有强烈的依赖性。刘胜春等研究血管生成在乳腺非典型增生病变过程中的作用,认为乳腺非典型增生过程中已有血管生成,并随非典型增生程度的增加而增多;乳腺增生→非典型增生→乳腺癌的发生发展过程对血管生成具有强烈的依赖关系。目前已有多种血管生成因子被分离纯化,其中血管内皮生长因子和碱性成纤维细胞生长因子是促进内皮细胞生长作用较强、特异性较高的 2 种因子,是诱导血管生成的主要调节因素。VEGF 与 bFGF 在促血管新生过程中有着良好的协同作用,共同发挥多种生物效应:对血管内皮细胞具有显著的促增殖作用,诱导内皮细胞形成血管;参与肿瘤的生长和发展。促进肿瘤血管新生,因而增加血液供应,向肿瘤细胞提供氧、营养物质并输出废料;使肿瘤组织各种蛋白酶及胶原酶分泌增加,不仅满足血管新生对基质降解的要求,而且有助于肿瘤细胞组织的脱落,从而加速肿瘤细胞转移过程。

本研究结果表明,乳腺增生患者乳房肿块不同病理分级 VEGF、bFGF 的表达之间存在显著性差异($P < 0.01$),VEGF、bFGF 在一般增生中均不表达,而在非典型增生中其表达强度随增生程度的增加而增强,即乳腺增生组织血管活性由一般增生→Ⅰ级非典型增生→Ⅱ级非典型增生→Ⅲ级非典型增生逐渐增高。因此,临床对于 VEGF、bFGF 高表达的患者,应予以重视并加强观测治疗,预防其癌变,可采用 VEGF、bFGF 结合病理分级作为筛选癌前病变的重要检测指标,以及治疗效果、病情进展的研究观测指标。

本研究结果提示,在乳腺发生非典型增生后,病变组织即具有生血管活性,且随增生程度的增加作用逐渐明显,对于病变恶化、发展为癌有一定的促进作用。因此,如果能在此阶段采用不同的治疗方法,尤其中医药治疗方法,抑制生血管活性,逆转新血管形成,对预防乳腺癌具有重要意义。

第五章　薪火相传

第一节　宋爱莉名老中医治疗乳腺增生经验拾粹

乳腺增生是育龄妇女常见的乳房疾病，以乳房疼痛和乳房肿块为主要临床表现，病程长，易反复发作，为临床疑难病、多发病。宋爱莉教授是山东省名中医药专家、博士生导师，从事外科临床、教学、科研工作40余载，尤其对乳腺病研究颇深，学验俱丰。本文仅就宋教授对乳腺增生的认识和辨治经验总结如下。

一、肝郁气滞、脾失健运、冲任失调为发病之本

女子乳头属肝，肝主疏泄，畅达气机，喜升发条达而恶抑郁。如《疡医大全·乳癖门》所说："乳癖多由思虑伤脾，恼怒伤肝，郁结而成也。"一旦情志被伤，肝气郁滞，疏泄失常，气滞则血凝而成瘀血，津停而成痰浊；气、血、痰浊交互凝聚乳络，引发乳腺增生。肾为先天之本，藏精，主生殖，调节冲任。冲任下起胞宫，上连乳房，其血气促使胞宫和乳房的发育及其功能活动。肝肾同源，肝藏血及主疏泄功能有赖肾气的资助。肾气不足，肝失所养，肝之疏泄功能失常，肝气郁结，以致冲任失调，痰瘀凝结而成乳癖。《外科医案汇编》说："乳中结核，虽云肝病，其本在肾。"说明肾对乳癖发病具有重要影响。《外科医案汇编》言："乳癖皆云肝脾郁结，则为癖核。"女子乳头属肝，乳房属胃，脾胃为气血生化之源。脾虚不运则导致气血失化，痰湿聚积；怒则肝阴易伤，筋脉失养，肝络拘急则胁痛乳胀，肝络不畅则气结于乳。在五行生克乘制关系上，肝气一动，即乘脾土，无形之气与有形之痰相互蕴结而发病。

二、痰瘀互结为标

1. 痰瘀的成因及二者的关系　痰是人体内津液不归正化所变生的病理产物。清·陈修园云："痰之成，气也，贮于肺。痰之动，湿也，主于脾。痰之本，水也，原于肾。"故痰的生成主要是因肺、脾、肾三脏运化水液功能失调和肝气失于疏泄，导致三焦气化失宣，经络壅闭，津液失于运行，积聚为痰。《血证论》云："离经之血为瘀血。"瘀包括血瘀和瘀血，前者是血液循行迟缓、血流不畅的病果。血瘀之甚可在局部造成瘀血，一旦瘀血形成，阻滞经脉，又可成为致病因素。瘀血的形成可由多种内外致病因素造成，如忧思郁怒、感受外邪、出血、外伤等，影响血液正常运行或使血液离经溢于脉外，停积为瘀，成为致病因素。瘀既是某种病因所形成的病理产物，又是导致多种病症的病理因素，故明代王肯堂《证治准绳》云："百病由污血者多。"

古人有"痰瘀同源、同病""痰瘀同治"之说。《内经》认为"津血同源"，然痰乃津血所成，这是痰瘀同源、同病的最早记载。瘀多生于气机不利，痰多成于气化失司，二者的生成具有同源性，又二者皆属于阴。血液中有津液成分，津液和血液同源于水谷精微，故有"津血同源""津液调和，变化而赤为血"。瘀可滞津生痰，痰可黏血成瘀，生成之后又有互结性，痰与瘀具有特殊的亲和性。痰与瘀互结的病理特性黏滞凝涩，痰瘀互结之后，滞经滞络，阻气阻血阻津，形成复杂的病理改变，久之便成顽病痼疾，酿成难治之病。故清代唐容川的《血证论》指出："血积既久，亦能化为痰水"，《丹溪心法》曰："痰夹瘀血，遂成窠囊。"进一步明确了痰瘀互结为害的病理机制。由此可见，或痰生于先，影响气机，病殃及血，血行滞瘀；或瘀血为先，变生痰浊，两者终致痰交瘀结，兼夹为患，使病情更为错综复杂，难以痊愈。

2. 痰瘀互结的致病特点

（1）疼痛：痰瘀互结阻滞于乳络，闭塞气机，使气血运行不畅，气机郁滞，"不通则痛"，此为因实而痛，若情志不调，气滞加重则疼痛甚，故乳房疼痛与情志变化相关；若痰瘀阻滞日久，病情迁延难愈，邪气渐却，耗伤人体气血津液，致气血不足，阴精亏损，乳房经络组织失养，"不荣则痛"，此乃因虚而痛,女子月经时或劳累后阴血亏虚加重,故乳房疼痛常与月经周期有关。

(2)肿块:痰浊性黏稠沉重,瘀血为血运失常所致,两者在临床上均可形成有形之物。若痰瘀凝聚于乳络多形成肿块,可表现为乳房结节、片块及条索样改变等。

(3)病程缠绵、证型复杂:痰浊与瘀血的形成常是气滞、气血虚等病机为先,病久演变而成;痰瘀互结一旦形成,又可成为致病因素,产生新的病机变化,既可致气滞又可加重阴血亏虚。故痰瘀互结则胶固难化,而使病程延长,迁延难愈。在乳腺增生患者中主要表现为反复发作的乳房疼痛及结块等,且表现为肝气郁滞型、气郁痰凝型、脾虚痰凝型、肝肾不足型、冲任失调型等多元化证型。

三、行气活血、化痰散结治其标,疏肝理气、健脾胜湿、温补肝肾、调摄冲任其本

宋爱莉教授根据乳腺增生痰瘀互结的临床发病特点,结合肝郁气滞、脾虚湿盛、冲任失调等证候之不同,提出以行气活血、化痰散结治其标,疏肝理气、健脾胜湿、温补肝肾、调摄冲任治其本的治疗原则,这一原则符合本病的发生发展规律。情志不遂,久郁伤肝或精神刺激,急躁恼怒,导致肝气郁结,疏泄失职,气机凝滞,阻滞于乳房胃络,引起乳房疼痛;思虑太过伤脾或肝郁横逆犯脾,肝脾两伤,运纳失司,生湿聚痰,痰郁互结,阻滞乳络,亦可形成癖核;肝肾不足,冲任失调,致使气血瘀滞或脾肾阳虚痰湿内结,经脉阻塞。气滞则血液瘀滞脉中,搏结于乳络而成有形之肿块,伴有疼痛,位置固定不移。痰瘀互结日久则可化热生毒,发生岩变。

临床上宋爱莉教授独创开郁散结颗粒,方药组成为香附、柴胡、瓜蒌、浙贝母、当归、郁金、白芍、延胡索、莪术。在此基础上,根据病情变化随证加减:偏肝郁气滞者,辅以疏肝理气,加青皮、枳壳;偏脾虚湿盛者,辅以健脾胜湿,加猪苓、薏苡仁;偏冲任失调者,辅以温补肝肾、调摄冲任,加鹿角霜、淫羊藿。通过上述治疗,既调整了肝、脾、冲任失调的全身因素,又消除了气滞、血瘀、痰凝的局部病理变化,整体与局部并重,标本兼治,故疗效显著。其中香附、柴胡、郁金疏肝行气、解郁止痛;当归、白芍、莪术养血活血、柔肝,改善血液循环,促进组织修复;延胡索活血行气止痛;浙贝母、瓜蒌化痰软坚、散结通络,相互配合。全方共奏行气活血、化痰散结之功。

现代医学认为,乳腺增生的发生主要由内分泌紊乱、性激素水平失衡、雌激素过剩、孕激素平衡失调所致,香附、柴胡能有效调整乳腺增生患者的内分泌紊乱状态,降低乳腺组织对雌激素的敏感性,使本病从根本上得到治疗。药理研究表明,疏肝理气、活血化瘀药具有调节自主神经功能,抑制交感和副交感神经兴奋,改变血液凝、黏、聚的病理状态,改善微循环障碍,降低泌乳素水平,调整卵巢功能等作用,且能抑制组织内单胺氧化酶活力,抑制胶原纤维合成,改善局部(肝脏、乳腺)及全身血液循环,有利于激素在体内的代谢,增加肝脏灭活卵巢性激素的能力,促进组织修复;软坚散结化痰药能促进黄体生成素的分泌,从而抑制垂体促性腺激素,拮抗雌激素分泌过多。

四、痰瘀互结是乳腺癌及癌前病变发生发展的主要病机

乳腺癌是各种致病因素影响机体脏腑功能,日久脏腑蓄毒不化而致"癌毒内生"所致。癌毒内生是由内、外因长期反复刺激,使经脉阻滞、气血不和、脏腑失调、痰瘀互结,而最终癌变。宋教授认为本病中医基本按照"气滞→痰凝→血瘀→痰瘀互结"的规律演变及转化。若癌毒既生,往往在脏腑功能失调的基础上,进一步影响气血津液的运行,使脉络瘀阻、水湿凝聚,致痰、瘀内生,癌毒与痰、瘀互结又促进病情的发展。《疡科心得集·辨乳癖乳痰乳岩论》中有"夫乳岩之起也,由于忧郁思虑,积想在心,所愿不遂,肝脾气逆,以致经络痞塞结聚成核"的记载,指"七情郁毒"长期不解,横逆犯脾,导致脾失健运,清阳不升,浊阴不降,留于中焦,滞于膈间,则生湿聚痰,若结于乳络,则致乳络阻塞不通而成乳岩。另外,"七情郁毒"长期内伏,气滞日久,血行不畅,瘀血内停,日久形成乳房肿块,也可发为乳岩。正如《外科正宗》所云:"忧郁伤肝,思虑伤脾,积想在心,所愿不得志者,致经络痞涩,聚结成核。"癌毒是痰、瘀形成的重要因素。癌毒留结则脏腑功能障碍,津液不得正常输布代谢,滞留体内,凝聚而为痰,形成痰毒互结。癌毒内生,阻滞气机,气不行血,血脉凝滞为瘀或癌毒郁久化热,也可煎炼血液成瘀。痰瘀互结,郁久腐化,凝聚成毒,痰瘀毒相互交结而发生乳腺癌。综上所述,痰瘀互结既可导致乳腺癌癌毒内生,又可因癌毒而生,而促进病情进一步发展。

现代医学认为,乳腺癌癌前病变是指出现于恶性肿瘤之前、形态学出现某种程度的非典型增生。20世纪末学者提出"乳腺癌多阶段发生模式"学说,认为正常乳腺上皮细胞向恶性转化经历了"正常上皮→单纯性增生→非典型性增生→原位癌→浸润癌"的谱带式渐进性连续过程。非典型增生是癌变过程中的必经阶段。中医古代文献中无乳腺癌癌前病变记载,有关其认识散见于乳腺增生即"乳癖"的描述中。余听鸿在《外证医案汇编》中提及本病为"乳中癖核,乃肝脾二经气凝血滞而成",并认识到"少阳行经之地,气血皆少。加以情怀失畅,气血痹郁有形而痛……非痈脓之候,恐年齿日加,必成岩症",阐明了乳癖岩变的发展过程。故按照中医学传统理论,乳腺癌癌前病变应归属于中医"乳癖"范畴。但癌前病变又不同于一般的乳腺增生,与乳腺癌是量变与质变的关系。

第二节　宋爱莉从中医体质论治乳腺增生

乳腺增生是常见的乳腺疾患,属于中医学乳癖范畴。由于该病病机复杂、缺乏客观统一的辨证量化标准,故目前该病中医辨证分型多元化,且临床大多数病例证候兼杂。宋爱莉教授根据多年治疗乳腺增生的经验,认为痰瘀互结为乳腺增生的主要病机。

一、气滞血瘀、痰浊结聚为乳腺增生的共有病机

乳腺增生的发生与情志、饮食、先天不足等多方面因素有关。情志不遂,久郁伤肝或精神刺激,急躁恼怒,导致肝气郁结,疏泄失职,气机凝滞,阻滞于乳络,引起乳房疼痛;脾主运化、主统血,若饮食不节、思虑太过伤脾或肝郁横逆犯脾,肝脾两伤,运化失司,聚湿生痰,脾不统血,血溢脉外而成瘀,痰瘀互结,阻滞乳络,亦可形成癖核;冲任隶属于肝肾,冲任之本在肾,肾气盛则冲任足,若肝肾不足,冲任失调,则肾不主水,水液输布排泄异常聚而生痰,以致乳房水肿等。又女子以肝为先天,肝藏血,主疏泄,可直接调节冲任血海之盈亏,若忧思恼怒,则肝郁不达,冲任之气血失于

条达,气滞血瘀,经脉壅阻。由上可见,气滞血瘀、痰浊结聚是乳腺增生的共有病机。

1. 肝郁气滞、情志内伤是发病关键　乳头属肝,肝主疏泄,畅达气机,喜升发条达而恶抑郁。正如《疡医大全·乳癖门》所说:"乳癖多由思虑伤脾,恼怒伤肝,郁结而成也。"情志被伤,肝气郁滞疏泄失常,气滞则血凝而成瘀血,津停而成痰浊;气滞、血瘀、痰浊交互凝聚乳络,引发乳腺增生。

2. 肾气不足、冲任失调为发病之本　肾为先天之本,藏精,主生殖,调节冲任。冲任下起胞宫,上连乳房,其血气促使胞宫和乳房的发育及其功能活动。肝肾同源,肝藏血及主疏泄功能有赖肾气的资助。肾气不足,肝失所养,肝之疏泄功能失常,肝气郁结,以致冲任失调,痰瘀凝结而成乳癖。《外科医案汇编》说:"乳中结核,虽云肝病,其本在肾。"说明肾对乳癖发病具有重要影响。

3. 脾失健运是湿聚成痰成肿的原因　《外科医案汇编》言:"乳癖皆云肝脾郁结,则为癖核"。乳头属肝,乳房属胃,脾胃为气血生化之源。脾虚不运则导致气血失化,痰湿聚积;怒则肝阴易伤,筋脉失养,肝络拘急则胁痛乳胀,肝络不畅则气结于乳。在五行生克乘制关系上,肝乘脾,无形之气与有形之痰相互蕴结而发病。

二、中医体质与乳腺增生中医证型的关系

体质与证型关系密切,体质决定证型,证型在体质基础上发生、演变和发展。《外科正宗》记载:"忧郁伤肝,思虑伤脾,积想在心,所愿不得志者,致经络痞涩,聚结成核。"说明了气郁质与形成肝郁气滞证的相关性。《外科医案汇编》云:"乳中结核,虽云肝病,其病在肾。"《圣济总录》认为:"妇人以冲任为本,若失于将理,冲任不和,或风邪所客,则气壅不散,结聚乳间,或硬或肿,痛病有核。"指出本病的发生与肾气不足、冲任失调有关。本病患者出现冲任失调,一般认为主要是由肾阳或肾阴亏虚所致,而体质类型则主要为虚性偏颇体质。

三、从体质论治

乳腺增生患者体质的稳定性是相对的,具有可变性,早在20世纪90

年代就有学者开展了食物对体质形成和调整病理性体质的研究,这为中医改善体质提供了理论依据。现代研究表明,几乎所有药物都是直接或间接地通过修饰、改变人类基因的表达及表达产物的功能而生效。中医对体质的治疗作用在影响基因的调控、表达,特别是表达产物的标识方面可能更为重要。中医药对体质的调整作用有可能是在调控、修饰疾病的相关(易感)基因表达及表达产物上发挥重要作用。在治疗乳腺增生时,根据体质的差异,恰当地选择药物的种类并确定药物剂量,调整其体质,改善体质状况,可降低发病率。气郁质患者易形成肝郁气滞和痰瘀互结的中医证型,而气虚质易形成冲任失调证,痰湿质患者多形成脾虚湿盛证。事实上,乳腺增生的证型和体质之间往往相互交叉,通过体质可早期发现乳腺疾病,同时可针对不同体质进行干预治疗,在辨证分型的基础上,结合体质辨识。对肝郁气滞和痰郁互结证患者应在疏肝理气的同时佐以补阴、补气、理气活血治疗;对冲任失调证患者在调摄冲任的基础上加以化痰祛湿、清热利湿、活血化瘀等治疗,在辨证分型和体质辨识间找出结合点,发挥中医学早发现、早诊断、早治疗之优势。

宋教授根据乳腺增生痰瘀互结为主证兼肝郁气滞证、脾虚湿盛证及冲任失调证的观点,创立了开郁散结颗粒方,药物组成为香附、柴胡、瓜蒌、浙贝母、当归、郁金、白芍、延胡索、莪术。在此基础上,根据病情变化随证加减。近年来,中医体质学说的理论、方法不断完善与发展,在病因预防、临床前期预防、临床预防方面起着指导作用,并显示出"辨体保健"的特色。气滞、血瘀、痰凝等体质更容易发生乳腺增生,也更容易由非典型增生向乳腺癌发生转化。

宋教授从中医体质角度治疗本病,既能从整体出发,又体现了个体化治疗的特色,具有多途径、多靶点、整体调节的优势,这也为从纠正体质的偏盛偏衰预防疾病提供了一个思路。临床观察表明,行气活血、化痰散结治其标,疏肝理气、健脾胜湿、温补肝肾、调摄冲任治其本的治疗原则符合本病的发生发展规律。在了解患者的主要病理体质类型后,可以对乳腺疾病高危人群进行干预,调整其体质,改善体质状况,从而降低发病率,提高人们的健康水平,达到"治未病"的效果。

第三节　宋爱莉教授活血散瘀化痰法治疗
腺体增生病学术思想探析

宋爱莉教授业医近四十载,在乳腺、甲状腺疾病及外科疮疡疾病的诊治方面积累了丰富的临床经验,形成了自己特有的理论体系。本文拟对宋爱莉教授活血化痰学术思想进行系统的总结,以利于其学术的传承和发展。

宋爱莉教授认为,气滞血瘀、痰浊凝聚是腺体增生疾病的基本病机,疼痛与肿块为其主要临床表现。宋教授以综合脏腑调理为治疗原则,以活血散瘀化痰为主要治疗方法,整体与局部合参、辨证与辨病结合,标本兼治,取得了良好的疗效,故探析如下。

一、气滞血瘀、痰浊凝聚为基本病机

《灵枢·刺节真邪》云:"邪气居其间而不反,发为筋溜……津液久留,合而为肠溜。久者,数岁乃成,以手按之柔。已有所结,气归之,津液留之,邪气中之,凝结日以易甚,连以聚居,为昔瘤,以手按之坚。"说明积聚的形成是气滞津停、血结痰凝的病理过程。情志内伤、气行不畅,病久瘀血、内阻气机,欲念不遂、败精阻滞,年老肾虚,推动无力,脾伤湿滞、聚而为痰,均可导致气滞、血瘀、痰凝等病理产物。精神抑郁,烦躁易怒,久致肝气郁结,肝脏疏泄失职,气机不畅,气滞则血停,瘀血阻滞于经脉则其循行部位胀闷疼痛;气郁化热,灼津炼液为痰,痰气互结;先天脾胃虚弱或思虑伤脾、肝气犯脾,可致运化失司,生湿聚痰,痰郁互结;肾气亏虚,三焦气化不利,津液不行,与痰、气、血相合。由此可见,气滞、血凝、津停、湿聚、痰结既为病理因素,又是病理产物,互相作用,结于经络或其循行部位,表现为局部肿块并伴随疼痛,后期成为结节,位置固定不移。所以气滞血瘀、痰浊凝聚为腺体增生病的基本病机。

二、活血散瘀化痰法为主要治疗方法

1.活血散瘀化痰法对肿块的治疗作用　《素问·至真要大论》云"坚者削之""结者散之",可知肿块性疾病应以活血软坚、化痰散结为治疗原则。按之柔软者多因情志内伤,肝失疏泄,气机郁滞,横逆犯脾,脾失运化,湿邪由生,常伴有局部肿胀闷痛又或见边界不清,应治以行气化湿以防气滞血凝、聚湿生痰;按之坚硬者多因气滞血停,凝于筋脉组织,阻遏气机,湿邪凝聚化痰,痰气血相搏结,局部刺痛青紫以瘀血为主,应治以活血化瘀;局部皮色不变,边缘可及者多由痰湿凝聚引起,治以祛湿化痰;坚硬如石,凹凸不平或有溃烂渗液,则为痰血瘀结,应治以化痰散结。

宋爱莉等采用中药开郁散结颗粒,药选香附、瓜蒌、柴胡、浙贝母、郁金、当归、白芍、莪术、延胡索为基础方,并据患者不同兼症加减药物。记录乳腺增生患者用药前后乳房肿块的变化情况,通过多种临床研究方法,观察主症(包括乳房疼痛、触痛、肿块大小、肿块分布、肿块数目、肿块质地等)的变化情况,以中医证候疗效(腰膝酸软、头晕、耳鸣、神疲倦怠、胸胁胀满、失眠多梦、纳差、烦躁易怒、腹胀)作为参考标准。结果显示,对照组和试验组服药4周后,乳房肿块(分布、数目、质地、大小及总积分)无明显差异。治疗8周后,肿块质地、分布及数目评分无统计学差异。而试验组肿块大小评分和肿块总积分明显优于对照组;8周后,除肿块数目外,试验组其余各项均优于对照组。临床服药结果表明,开郁散结颗粒对改善乳腺增生乳房肿块,多于服药8周后起效,停药8周后疗效最明显,但未见减少乳房肿块数目的疗效表现。朱丹溪有"凡人身上、中、下有肿块者,多是痰"的论述,表明痰浊凝聚致气血不畅,易成肿块。故对于腺体增生疾病肿块的治疗,不应单纯活血散瘀,还应同时治痰。

2.活血散瘀化痰法对疼痛的治疗作用　疼痛是腺体增生疾病的常见临床表现之一,中医辨证以血瘀为主要病因病机,亦可兼有气滞、痰凝等,故其疼痛程度主要受到瘀血程度的影响,但和气滞、痰凝有密切联系。临床常见乳癖患者生气后乳房疼痛加重,分析其病机应为情志不遂,气机不畅,气滞则病情加重。又如精癃患者,食用辛辣刺激后,排尿异常或小腹疼痛明显加重,究其原因应为辛辣食物助湿生热,阻滞气机,且易炼液为痰,加重病情。由此可知,活血散瘀化痰法治疗腺体增生疾病肿块和疼痛中医理论依据充分。宋爱莉等利用现代医学的客观指标,通过多种研究方法,观察活血散瘀化痰法对疼痛的作用疗效,结果显示,用药4周后试验组疼痛评分、总积分(疼痛＋触痛)及总积分减少均低于对照组;用药8周后试验组疼痛评分、总积分(疼痛＋触痛)及总积分减少均明显低于对照组;停药8周后上述结果更加明确。采用安全性指标分析提示本药无明显不良反应。表明活血散瘀化痰法对腺体增生疾病的疼痛有持续性治疗或缓解作用。

3.活血祛瘀化痰法在男科中的应用　良性前列腺增生系老年男性常见病、多发病,发病率为50%～80%,临床上良性前列腺增生引起的下尿路症状主要表现为尿频、排尿困难,严重影响患者的身体健康和生活质量。还可出现血尿、尿路感染、膀胱结石、肾功能损害等并发症。陈洪延等认为,前列腺增生亦属腺体增生性疾病,本在肾虚,标为瘀阻或有湿热,属于本虚标实之证。根据"治病必求其本""标本兼治"的原则,应用宋爱莉教授活血化痰思想,自拟祛瘀化痰汤(熟地黄30 g、桂枝15 g、炒桃仁12 g、水蛭6 g、三棱9 g、莪术9 g、酒大黄9 g、陈皮12 g,柴胡9 g、茯苓15 g、泽泻12 g、车前子12 g、桔梗9 g、通草6 g)治疗前列腺增生属血瘀痰凝证者60例,取得良好疗效,结果显示,祛瘀化痰汤可有效改善前列腺增生引起的尿频、尿急、排尿困难等下尿路症状,显著改善患者的生活质量。

三、活血散瘀化痰法的临床研究成果

宋教授认为腺体增生疾病的治疗应以"气滞→痰凝→血瘀→痰瘀互结"的基本病因病机演变规律为出发点,遵循中医"整体观念"和"辨证论治"思想,各脏腑综合调理,运用于活血散瘀化痰的治疗方法中。以行气活血、散瘀化痰治其标,佐以疏肝理气、健脾化湿、调摄冲任、滋阴温阳等治其本。在这一治疗原则指导下,创立了开郁散结汤和乳宁霜,内服结合外用临床疗效显著。

开郁散结汤整方如下:香附、莪术、柴胡、浙贝母、郁金、元胡、当归、白芍、瓜蒌。方中香附主行于肝、脾、三焦经,主行血分,又可开郁,为血中之气药,调血中之气,且能消痞满、痰饮、积聚,功擅理气活血,散瘀止痛,故为君药。莪术破血行气散结,消积止痛;瓜蒌行气宽胸、化痰散结;浙贝母化痰散结通络,共为臣药。郁金理气解郁除热,延胡索活血行气、偏走血分,当归活血补血,白芍养阴柔肝,防止香附、瓜蒌之辛燥药物耗伤阴血,为佐药。柴胡走肝、脾经,条达一身之气机,引药直达病所,为使药。纵观全方,祛邪扶正,攻补兼施,共奏行气活血、散瘀化痰之功。

乳宁霜由丁香、红花、玄胡、王不留行、冰片、麝香等组成,具有理气活血、消肿散结的功效,是依据传统中医药理论及多年临床经验研制的外用中药制剂。本方以丁香性温温肾助阳,味辛行气止痛;玄胡味辛苦行血中之气滞、气中之血滞,共为君药,使气滞可行,瘀血得通。红花、王不留行为臣药,红花活血祛瘀、通经止痛,王不留行活血通经、下乳消肿,二药合用为臣,助君药以活血散瘀止痛。冰片微寒、味辛苦,用以通诸窍,消肿止痛;麝香性温、味辛,用以散结开窍、活血止痛。二药一寒一热,共为佐使引药直达病所。诸药合用,具温经理气止痛、活血散结消肿之功。

第四节　温阳散结法在乳腺癌癌前病变中的应用

乳腺癌癌前病变指出现于恶性肿瘤之前、形态学出现某种程度的非典型增生而本身尚不具备恶性特征改变或某些较容易发展成为癌的病变,主要包括乳腺非典型增生、乳腺导管内乳头状瘤病及原位癌。近几十年来许多学者对乳腺癌的发生发展进行了深入研究,至 20 世纪末,提出了"乳腺癌多阶段发展模式"假说,认为乳腺癌存在"正常上皮→单纯性增生→非典型性增生→原位癌→浸润癌"的谱带式渐进性连续过程。这个假说通过形态病理学、动物实验、分子遗传学和流行病学追踪随访,已逐步被证实。乳腺癌变过程中,在某些因素的持续作用下,可以由量变到质变,转化成为恶性肿瘤,而在另外一些因素的作用下,则是可逆的。因此对癌前病变采取干预治疗手段,可以有效降低乳腺癌的发生率。

一、中医对乳腺癌癌前病变病因病机的认识

中医学认为,乳腺癌癌前病变属于"乳癖"范畴,但又不能等同于一般的乳腺增生。中医古代文献中无乳腺癌癌前病变记载,有关其认识散见于乳腺增生即乳癖的描述中。如龚居中《外科活人定本》曰"此症生于正乳之上,乃厥阴、阳明经之所属……何谓之癖,硬而不痛,如顽核之类,过久则成毒",首次指出本病有恶变倾向。余听鸿在《外证医案汇编》中

提及本病"乳中癖核,乃肝脾二经气凝血滞而成",并认识到"少阳行经之地,气血皆少。加以情怀失畅,气血痹郁,有形而痛……非痈脓之候,恐年齿日加,必成岩症",精辟地阐明了乳癖岩变的病因病机发展过程。

中医认为肾为先天之本,为肾-天癸-冲任性轴核心,肾中精气盛衰决定着乳房生长、发育及分泌功能。肾气不充,冲任失养,水湿津液失于温煦,输注失常,不能灌养乳络,则寒痰凝结,瘀血内生,经络凝滞,结于乳房,故乳房内出现肿块、痛或不痛,伴腰膝酸软、月经失调、脉沉或弦涩等。因此,瘀血、痰湿是乳腺癌癌前病变病机的主要特征,肾阳亏虚、冲任失调是形成痰浊、瘀血的主要机制。陆德铭认为本病的发生与冲任二脉的关系至为密切,肾气不足、冲任失调为发病之本,肝气郁结、痰瘀凝滞为发病之标。姜兆俊提出阴毒内结是乳腺肿块发病的病理关键。

乳腺癌癌前病变是在肾阳亏虚、冲任失调的基础上,气机凝滞,寒痰凝结,瘀血内阻,搏结于乳络而成有形之肿块,治疗以温肾助阳、调摄冲任、化痰散结、活血化瘀为基本原则。现代研究认为,中医药干预乳腺癌癌前病变可以从多个靶点发挥综合效应,包括调节激素的分泌或激素受体的表达、抑制血管生成、诱导细胞凋亡、促进细胞分化、抑制细胞增殖等。既往我们在乳腺癌癌前病变临床常用中药方面进行总结,如温肾补阳类的鹿角、淫羊藿、仙茅,活血化瘀类的莪术、三棱、川芎、丹参、当归、斑蝥、地龙,疏肝理气类的柴胡、香附、郁金,化痰散结类的山慈菇、皂角刺、穿山甲、昆布、海藻、牡蛎、僵蚕、天南星等。

在我们的"乳腺增生病血流动力学变化的临床研究"课题中,以疏肝理气、调摄冲任、活血化瘀为主要治则,组建有效方药乳增汤、乳复汤辨证论治乳腺癌癌前病变,实验结果显示中药对乳腺增生及癌前病变有干预、逆转作用,能够下调 VEGF、bFGF、PCNA、Bcl-2 的表达,具有抑制血管生成、促进细胞凋亡的作用。

二、阳和化岩汤干预治疗乳腺癌癌前病变机制探讨

阳和化岩汤出自清·高思敬《外科医镜》,原文记载其治妇人乳岩(破则不治)。药用鹿角胶(五钱消岩圣药)、土贝(三钱)、白芥子(二钱)、甘草(一钱生)、上桂(一钱)、炮姜炭(五分)、麻黄(三钱)、胡桃肉

（三个），酒水煎服。本方系《外科证治全生集》"阳和汤"的化裁，在兼顾阳和汤温阳补血、散寒通滞的基础上，重加土贝化痰散结而成。阳和化岩汤功效补血散寒通滞，主要用于治疗阳气虚弱，营血不足，寒凝湿滞，痹阻于肌肉、筋骨、血脉，患部漫肿无头，皮色不变，酸痛无热，脉沉细或迟。

本课题根据乳腺癌癌前病变肾阳亏虚、痰瘀互结的病因病机特点，结合临床辨证规律，对阳和化岩汤进行加减，全方如下：鹿角胶 12 g、土贝母 9 g、山慈菇 15 g、莪术 12 g、三棱 12 g、肉桂 6 g、白芥子 3 g、生甘草 6 g。方中鹿角胶温补肝肾、填精补髓以治其本，为君药；肉桂补火助阳，引火归元，温通血脉，散寒温阳，土贝母化痰散结，排痈消肿，莪术破血行气，消积止痛，共为臣药；山慈菇化痰散结，排痈消肿，三棱破血行气，消积止痛，白芥子化痰逐饮，散结消肿，祛一切皮里膜外之痰，共为佐药；生甘草解毒，调和药性，为使药。全方温肾助阳与化痰散结、活血祛瘀并用，主要用于乳腺增生、乳腺癌癌前病变及早期乳腺癌乳房内肿块，疼痛或不痛，伴有腰膝酸软、月经不调、舌淡或紫暗、脉沉细或弦涩者。

目前阳和汤广泛用于乳腺慢性炎症、浆细胞性乳腺炎、乳腺增生、乳腺良性肿瘤及乳腺癌的治疗，近年来可见多处报道，部分学者在抗肿瘤方面也进行了实验研究。高永翔观察阳和汤对动物移植性肿瘤的抑制作用和可能的作用机制，发现阳和汤可明显抑制人小细胞肺癌在裸鼠体内的生长，其抑瘤率为 30.1% ~59.2%，对体外培养的肿瘤细胞增殖有明显的抑制作用，认为其抑瘤作用机制与对癌细胞直接杀伤及干扰其细胞生长周期、诱导细胞凋亡有着紧密的联系。杜钢军的研究结果认为阳和汤血清对 MCF-7 细胞有抑制增殖、促进分化及诱导凋亡作用。

本课题借助现代细胞分子生物学的先进研究方法和手段，致力于对中医药在癌前病变干预治疗的价值和机制进行评估和研究，为乳腺癌的防治开辟了新的领域。尽管对乳腺癌癌前病变生物学特征的研究仍有限，但已经受到重视，并在快速发展，有关研究表明，乳腺癌癌前病变可出现某些基因的改变和生物标记物水平的提高，如血管生成、细胞增殖和凋亡、细胞周期的调节性生物标记等均发生了明显变化。通过免疫组化、原位杂交、流式细胞仪等方法，从抑制细胞增殖、促进细胞凋亡、抑制癌基因表达等角度研究中药防治乳腺癌癌前病变的作用机制,可为中医药治疗乳腺癌癌前病变提供基础理论依据,开拓中医药治疗前景。

第五节　数据挖掘技术在乳腺增生中医辨证用药规律的应用研究

乳腺增生是以乳房部肿块和疼痛为两大主症的疾病,是乳腺实质和间质不同程度的增生及复旧不全所致的乳腺结构在数量和形态上的异常,常形成可触及的肿块,既非肿瘤,也非炎症。本病属中医"乳癖"范畴,是育龄妇女常见的乳腺疾病,癌变率为 10% ~ 20%,发生乳癌的危险比健康妇女高 1.4~2.5 倍。现代医学对乳腺增生尚无令人满意的治疗方法,大量临床与实验研究表明中医药治疗本病疗效确切,作用持续稳定,不易反弹,不良反应少,有独特优势及广阔前景。从古至今中医药治疗乳腺增生已积累了大量的文献资料,其中蕴含着丰富的证治经验和辨证用药规律,需要我们整理挖掘,这就需要引用数据挖掘技术这一工具,它可以从海量数据中发现先前关心却未曾知悉的有价值信息。目前国内对乳腺增生用药规律的相关研究较少,资料、文献较为匮乏,无临床指导性的结论,尤其是缺乏对乳腺增生药物配伍关系的研究,这不利于中医药疗效的最大发挥及经验的整理保存。能否寻找到本病的用药规律及配伍原则对指导本病临床用药意义重大,也是未来乳腺增生中医药治疗客观化、规范化的研究方向。

本文正是着眼于此,通过对乳腺增生古代及现代治疗方药进行全面系统的整理,建立相关数据库,运用数据挖掘技术及现代统计学等科学方法和手段分析其药物频谱、药物配伍,寻找药物应用规律,优化中医证治方案,弥补中医药规范化治疗体系的不足,为乳腺增生的中医临床研究提供新的思路和方法。

一、乳腺增生中医辨证论治基础及现状

（一）乳腺增生的中医治疗特点及优势

乳腺增生又称乳腺结构不良，属中医"乳癖"范畴，是妇女常见病、多发病，癌变率为10%～20%，发生乳癌的危险比健康妇女高1.4～2.5倍。因此防治本病有重要的临床意义。现代医学认为本病与女性内分泌失调有关，由于性腺器官卵巢的功能发生紊乱，体内黄体素分泌减少，而雌激素相对增多，使乳腺导管及乳腺小叶上皮发生随月经来潮而出现的增生和复旧不全，目前以内分泌或手术治疗为主要措施，缺乏特效药物和理想治疗手段。鉴于本病治疗现状，人们的注意力越来越多地转向中医药治疗。中医药治疗本病有着独特的优势和潜力，从整体出发，辨病与辨证相结合，根据证型选定针对性强的治疗方案，标本兼顾，坚持整体与局部相结合，内治与外治相结合，长期治疗与短期治疗相结合，能从多方面、多角度起到调整内分泌、增强机体免疫功能的作用，疗效确切，不良反应少，复发率低，乳腺增生的中医治疗研究前景广阔，潜力巨大。

（二）乳腺增生中医辨证论治基础

1. 病因病机为辨证诊断基础　　中医认为乳腺增生的病因与情志、饮食、劳倦等因素有关。情志不畅，郁久伤肝，致气机郁滞；肝郁横逆犯脾，痰湿内生；肾虚冲任失调致气滞、痰凝、血瘀结聚乳房成结块发为本病。如陈实功所著《外科正宗》曰："乳癖乃乳中结核，形如丸卵，或坠重作痛，或不痛，皮色不变，其核随喜怒消长，多由思虑伤脾，怒恼伤肝，郁结而成也。"清楚地描述了本病肿块的临床特点，阐明了本病的主症是乳房肿块和疼痛，与情志有周期性变化的相关性，为肝脾损伤所致。高秉钧在《疡科心得集》中说："由肝气不舒，郁积而成，若以为痰气郁结，非也，夫乳属阳明，乳中有核，何以不责阳明而责肝，以阳明胃土最畏肝木，肝气有所不舒，胃见木之郁，唯恐来克，伏而不扬，气不敢舒，肝气不舒，而肿硬之形成，胃气不敢舒，而畏惧之色现，不疼不赤，正见其畏惧也。"指出本病之成因不在阳明，主要由于肝气郁结。窦汉卿《疮疡经验全书》云："乳癖此疾，因女子十五六岁，经脉将行或一月二次或过月不行，致成此疾，多生寡薄，气体虚弱。"窦氏已认识到本病和月经不调的相关性，冲任失调是发

病的重要因素,这与现代医学认为本病是由内分泌失调、性激素代谢紊乱导致相一致。《外科医案汇编》云:"乳中结核,虽云肝病,其本在肾。"重视先天之本肾在本病发病学上的重要地位,为温补肾阳以调摄冲任的治法提供依据。《圣济总录》对此病的病因病机亦进行了详细描述,认为"妇人以冲任为本,若失于将理,冲任不和,阳明经热,或为风邪所客,则气壅不散,结聚乳间,或硬或肿,疼痛有核",表明认为冲任为发病之本。王清任《医林改错》云:"气无形不能结块,结块者,必有形之血也。"说明本病常有瘀血存在。

现代医学一般认为本病属于内分泌障碍性疾病。有些研究已阐明内分泌状态与乳腺增生之间的关系,雌激素过剩、黄体激素不足和雄性激素或甲状腺激素的变化皆与本病有关联。近年又有一些研究发现催乳素、甲基黄嘌呤物与乳腺增生有一定相关性,故而认为,该病极可能是多种激素长期共同作用的结果。与妊娠哺乳史、饮食成分及精神因素等其他因素的关系目前尚不肯定。

总之,对病因病机的正确认识为乳腺增生的治疗提供了理论基础。

2. 中医辨证分类及研究概况 在临床治疗过程中,由于对疾病发病规律及其病因病机的认识不尽相同,辨证分型也大为不同。《中医外科学》将其分为肝郁痰凝型、冲任失调型。2002 年中华中医外科学会乳腺病专业委员会第八次会议通过的乳腺增生病辨证标准将乳腺增生分为肝郁气滞证、痰瘀互结证、冲任失调证 3 型。各医家根据自己的临床诊疗经验又有不同分型,差别很大。如胥桂生将本病分为 3 型:寒痰凝滞型、冲任失调型、阴虚郁结型。罗玉华将本病分为 4 型:肝气郁结、冲任不调、气郁痰瘀、心脾两虚。李邦中分为肝郁痰凝、阴虚痰凝、阳虚痰凝 3 型。李廷玉将本病分为肝郁痰凝、冲任失调、肝肾阴虚 3 型。陈英将本病分为肝郁痰凝、肝郁脾虚、肝肾阴虚 3 型。阙华发等将本病分为肝气郁结、肝郁化火、气滞血瘀、冲任失调、痰瘀交阻、气血两虚 6 型。因为分型认识不同,就可能出现同一患者在不同医生心中属不同证型的情况,这不利于乳腺增生的客观性研究和治疗准确性评价。因此,结合现代科学技术出现了许多乳腺增生辨证客观化研究,探讨红外线、乳腺 B 超、钼靶 X 线、病理、神经递质、内分泌激素水平等与中医辨证分型之间的关系,取得了一定的成绩。如宋爱莉等研究认为乳腺增生的中医证型与血管活性及增生程度有相关性,病理特征、VEGF、bFGF、MVD 表达可作为乳腺增生中医证型研究、疗效判定的客观化指标。传统中医辨证分型与现代科学技术相结合必然使乳腺增生的辨证更加客观与准确,辨病和辨证相结合,宏观辨证和微观辨证相结合等已成为中医学辨证体系的发展趋势。

3. 中医辨证论治用药特点

(1)方证对应:用药证候是疾病状态的某种反映,最初是疾病的"验证"。证者,机也,有征兆、苗头之意。故言证于内而象于外。临床表现是内在疾病状态的反映。方即方剂、复方,是在辨证审因、决定治法之后,选择适宜药物,按照组方原则,酌定用量、用法、妥善配伍而成。如乳腺增生肝郁气滞型可对应使用逍遥散、柴胡疏肝散、四逆散等;冲任失调型可用二仙汤;瘀血明显者用血府逐瘀汤、桃红四物汤、桂枝茯苓丸等;痰湿者用海藻玉壶汤、二陈汤、开郁散、清肝解郁汤、逍遥蒌贝散等。阙华发等将本病分为 6 型辨证治疗:肝气郁结型治以疏肝解郁、理气止痛,方以逍遥散合金铃子散加减;肝郁化火型治以清肝泻火、活血止痛,方以丹栀逍遥散加减;气滞血瘀型治以理气活血止痛,方以桃红四物汤合失笑散加减;冲任失调型治以补肾温阳、调摄冲任,方以二仙汤加减;痰瘀交阻型治以活血化瘀、化痰软坚,方以桃红四物汤、蒌贝散、消癖丸加减;气血两虚型治以益气养血、健脾软坚,方以八珍汤加减。

(2)专方结合辨病辨证用药:这是以在实践中总结出的治疗某病、某证的专方为主,结合辨病、辨证进行加减治疗疾病的方法,包括经典著作中的成方和期刊文献中的自拟方。成方应用方面,运用柴胡疏肝散、逍遥散、桂枝茯苓胶囊、血府逐瘀胶囊等经方治疗乳腺增生取得了良好疗效,如陆明山以柴胡疏肝散为主治疗乳腺增生,肝郁气滞型加川楝子、合欢皮、夜交藤,冲任失调型加仙茅、淫羊藿、杜仲。自拟方应用中,宋爱莉自拟抗增汤加减治疗肝郁脾虚型乳腺增生,发现其具有调整内分泌、抑制腺体增生、改善微循环和局部血运、消肿镇痛等作用,治疗组在临床症状、体征及钼靶 X 线片、激素、红外线扫描等方面均有明显改善,特别是在减轻乳房疼痛、消除腺体水肿和溢液方面效果最为显著。

（3）分周期论治用药：中医认为，乳房与胞宫通过冲任二脉的维系而上下连通。乳房在月经周期中的生理变化表现为经前充盈、经后疏泄，且这一变化由冲任所主。肾气、天癸、冲任密切联系，相互作用构成一个性轴。肾气是这个性轴的核心，乳房和胞宫同是性轴的靶器官。在肾气－天癸－冲任这个性腺轴调控下完成经前到经后阴阳消长转化，经前期属阳，行经期、经后期属阴。若冲任失调，乳房、胞宫同时受累，致月经失调，乳房挺柔失度，促成乳腺增生。根据月经周期变化治疗本病，经前重在疏肝气、补肾阳，以柴胡、郁金、淫羊藿、巴戟天等为主药；经后重在滋肾益脾，兼理气化痰散结，以女贞子、熟地、柴胡、昆布为主药。潘立群以二至丸为基本方，经前期以补肾助阳为主，药用仙茅、淫羊藿、巴戟天、菟丝子等，经后期以补肾养阴为主，药用生熟地黄、女贞子、旱莲草、黄精等，经间期在调补肾阴的同时兼加补阳之品，行经期用活血通脉之法，药用全当归、泽兰叶、益母草等，强调要长期治疗。

（4）基于不同学术观点的遣方用药：《疮疡经验全书》认为"此疾症不成脓，结毒，莫用凉剂敷贴"，这是乳癖为阴证毒邪内结的较早论述。邹五峰在《外科真诊·乳癖》中认为："乳癖乳房结核坚硬，始如钱大，渐大如桃、如卵，皮色如常，遇寒作痛，总由形寒饮冷，加以气郁痰饮，流入胃络，积聚不散所致。"提出寒邪、气郁、痰饮等为致病因素。姜兆俊在此基础上提出阴毒内结是乳腺肿块发病的病理关键，采用王洪绪"阳和通腠、温补气血"的治则，方用阳和汤加减，采用熟地黄、仙茅、淫羊藿、巴戟天、肉苁蓉、何首乌、锁阳、肉桂、炮姜、鹿角霜等温补药；麻黄、白芥子、桂枝等开腠理药。宋爱莉认为"女子以肝为先天"，肝气郁滞最易克乘脾土，引起脾的功能失调，肝郁脾虚，冲任二脉濡润温养之功受滞，会影响到胞宫和乳腺的生理，发生月经紊乱、乳腺增生，因此，本病以肝郁脾虚、湿瘀互阻为基本病机，治宜疏肝健脾、活血利湿，既通过调理肝脾调整全身功能状态以扶正，又通过祛除湿瘀等病理产物的积聚解除症状、预防复发以祛邪。李茂林宗王孟英"治肺法"调畅气机治疗各种气病之法，认为肺主气，司肃降，主一身之治节，为气机升降之转枢，运用润肺降气通络法治疗乳腺增生。若肺气清肃,一身治节之令得行,则"肝胆逆升之火,胃腑逗留之浊,枢机郁遏之热,水饮凝滞之痰,咸得下驱",使病去而无伤津劫液之弊,以沙参、麦冬、浙贝母润肺益气;苏子降肺气,半夏降胃气,桃仁降大肠之气。

(5)与现代中药药理研究相结合的遣方用药:在中医宏观传统辨证的基础上,结合实验室检测结果和现代中药药理研究结果,成为一种全新的遣方用药方法。宋爱莉应用疏肝、健脾、利湿、活血法治疗乳腺增生,因疏肝理气药物可调整自主神经的功能,抑制交感或副交感神经的兴奋性,改善血液高"凝、黏、聚、浓"的病理状态,改善微循环,降低过高的垂体泌乳素,调整卵巢功能,增强肝脏灭活卵巢性激素的能力。健脾药具有促进大脑皮层兴奋,增强垂体肾上腺皮质和交感肾上腺髓质系统的功能活动,增强细胞内 CAMP 含量,提高机体的耐寒、耐缺氧、耐疲劳能力,促进细胞的合成代谢,改善微循环,提高机体免疫功能和抑制肿瘤生长的作用。活血药具有改善全身和乳腺局部的血液循环,减轻结缔组织增生的作用。祛湿药如茯苓、白术、薏苡仁可抑瘤并提高肿瘤宿主的免疫功能。楼丽华等通过实验证明具有疏肝理气、调摄冲任、化痰活血作用的乳腺康除了针对乳房局部病变,更能调整垂体－性腺轴的内分泌功能并改善肝脏对激素的灭活功能,特别是淫羊藿、仙茅等药具有雄激素样作用,通过提高垂体对促黄体释放激素和卵巢对黄体生成激素的反应性而增强下丘脑－垂体－性腺轴的促黄体功能,提高血中黄体酮含量,进而调节两种激素在血中的相对平衡。这些结论在揭示药物药理作用、证明药物有效性的同时,给临床用药提供了指导。

综上所述,中医药在治疗乳腺增生方面经验丰富,疗效确切,有广阔的发展前景,但不足之处在于虽然有丰富的临床经验及治疗方药,但由于缺乏系统化、规范化的用药规律研究,目前的临床用药始终停留在个人经验用药或对单个方剂的功效研究方面,对治疗没有很好的指导作用,需要在用药规律方面进行进一步探索,寻找核心药物及药对、药组以更好地指导临床用药。

二、数据挖掘技术在中医辨证用药研究中的应用

（一）数据挖掘技术简介

随着数据库管理系统的广泛应用，数据的丰富带来了对强有力的数据分析工具的需求，人们希望能够认识隐藏在数据背后的重要信息，以便更好地利用这些数据。这就需要开发新的技术和工具来帮助人们自动地提取和分析隐藏在这些数据中的知识。数据挖掘就是一门致力于在大量数据中提取或"挖掘"知识的学科。数据挖掘也称数据库中知识发现，这一术语出现于1989年，Frayyad U. 对数据挖掘的定义中：数据挖掘是从数据库中识别出有效的、新颖的、潜在有用的、并且最终可理解的模式的非平凡过程。数据挖掘具有分类、估计与预测、聚类、关联和序列发现、描述等功能，理论技术可分为传统技术与改良技术两支。从大量的数据中挖掘有价值的模式或规律，常应用改良技术中的决策树理论、人工神经网络及关联规则等。挖掘到的知识和规律是否有用，除去相关领域专家的指导和评价外，数据本身统计方面的特性也是必不可少的，特别是对挖掘到的模式和关系进行解释和评价时，将更多地应用到统计学的方法和思想，传统技术即以统计分析为代表，包括描述统计、概率论、回归分析、时间序列分析等，多元统计中的因子分析、对应分析及聚类分析等，在数据挖掘技术过程中特别常用。数据挖掘的多种方法，能够从不同侧面反映事物的本质。因此，在数据挖掘过程中多种方法交互、混合使用，比单一方法更能有效挖掘出所需要的知识。数据挖掘技术应用于中医药研究，成为促进中医药科研发展和实现中医药现代化的重要组成部分。

（二）数据挖掘技术在中医辨证用药规律中的应用研究概况

中医方剂是千百年临床治疗事件的重要记录，反映了中医组方用药的原理、规则、经验和技巧，有效数据的沉集极丰厚，大量用药规律隐藏其中。对古今临床验方所蕴含的用药规律进行研究，可以揭示中医治疗的深层内涵，完善中医理论体系，指导临床优化配伍用药，有助于提高治疗效果。但因缺乏科学的信息处理方法，大量方剂处于分散流失状态，难以进行系统和深入研究。也正是由于这一研究层面的薄弱，传统方药理论难以突破和发展。直接采用实验方法进行有效方药研发，针对的只能是

个方或个药,且多围绕其现代药理作用进行研究,脱离了中医理论这一土壤,其结果常常难以切合中医临床实际。采用数据挖掘技术进行基于中医药理论的方剂配伍规律研究可以为大量古今验方研究探索出一条有价值的研究途径,指导中医新药的临床和实验研究,提供目标和思路,减少盲目性,缩短研究周期。

数据挖掘适用于方剂配伍及用药规律研究的原因有以下几点。其一,方剂是集中医之理、法、方、药为一体的数据集合,具有以"方、药、证"为核心的多维结构,数据之间环环相扣,交相关联,知识集约程度高,信息量巨大,在技术上只有数据挖掘才能应付和处理。其二,方剂配伍本质上表现为方与方、方与药、药与药、药与剂量,以及方药与证交叉错杂的关联与对应。配伍研究就是揭示这些关联与对应的模式性和规律性,数据挖掘正是通过数据的特征、关系、聚类、趋向、偏差和特殊现象的深层多维分析,揭示数据间复杂的特殊关系,发现其隐含的规则、模式和规律。其三,方剂是中医辨证论治的完整体现,中医辨证充满非线性思维,"方-药-证"间的多层关联、序列组合、集群对应,形成了整体论的思维方式和原则。如何基于中医的理论思维揭开方剂配伍的奥秘成为研究取得突破的关键。数据挖掘能以线性和非线性方式解析数据,且能进行高层次的知识整合,又善于处理模糊和非量化数据,具有解决这一问题的技术特征和条件。很多学者开始探索应用数据挖掘技术研究方剂配伍规律并取得了一定的成绩。姚美村等较早提出数据挖掘技术可以在研究中医证候与复方组方的关系、中医证候与现代医学临床表现之间关联的关系,以及中医药信息数据仓库的开发研究等方面得到广泛应用。在中医方剂配伍方面,他认为中药复方是按照"君臣佐使"的原则,在辨证论治的基础上,由2味或以上药物组成的有机共同体,用数据挖掘方法进行中医药复方配伍数据分析,实现对中医病症与复方配伍的规律认识,能为有效精简复方与合理配伍提供理论支持。其中决策树、关联规则和面向属性的归纳方法可以在不同配伍层次上分析药味配伍的模式或规则。用支持向量机和贝叶斯网络在对高层概念进行分类的基础上实现对复方共性规律的认识。粗糙集理论可以实现对复方的简化和特征的抽取研究等。目前,对于中药复方配伍规律的数据挖掘研究尚处于起步阶段。姚美村等应用关联规则对治疗消渴病的中药复方配伍进行分析研究。以文献中收录的治疗消渴病的中药复方为对象,进行消渴病复方、组成药味之间的关联模式研究,认为在中医用药的不同组合层次上,不同专家针对不同症状的治疗方法与对消渴病的认识和治疗原则基本一致,治疗消渴病的复方在配伍方面确有一定的科学规律存在,数据挖掘技术作为知识获取的有力工具,可以将隐含在数据中的配伍规律以可理解方式进行表述,为核心处方的提取提供技术支持。蒋永光等从《中医大辞典·方剂分册》中筛选出1 355首脾胃方,经数据处理后,选用聚类分析、对应分析和频繁集方法,进行多角度分析处理,并形成了有关技术规则和处理程序。就脾胃方的核心药物、方剂结构、药对药组和"方－药－证"的对应关联所进行的数据挖掘结果基本符合中医脾胃方组方用药的一般规律和特点,并发现了一些值得深入研究的特殊配伍现象和模式,认为数据挖掘与传统的数据处理能以线性和非线性方式进行数据解析,适宜对包含大量模糊和非量化数据的中医方剂配伍规律研究。

(三)数据挖掘技术在乳腺增生用药规律研究中的应用

1.乳腺增生用药规律研究现状　　目前在乳腺增生用药规律挖掘方面的研究比较少,刘晓雁通过检索1989—2004年治疗乳腺增生的文献,对其用药进行统计分析,发现用药以柴胡为多,其次为当归、甘草、白芍、香附、鹿角,药类以活血化瘀药最多,辨证分型中以肝郁气滞证最常见,并统计了中药服用方法、服用剂型及治疗有效率。其分析以频数统计为主,缺乏对药物四气五味,特别是药物之间相互关系如药对、药组等关联药物分析的研究,以后可以考虑在药物相互关系方面做出进一步探索。

2.数据挖掘技术在用药规律研究中的应用　　目前应用数据挖掘技术进行的中医药信息处理尚处于起步阶段,尤其缺乏数据挖掘技术用于乳腺增生中医诊治疾病规律和遣方用药规律研究的文献报道。采用数据挖掘技术进行基于中医药理论的乳腺增生方剂配伍规律研究,不仅能指导临床用药,也能为中医新药的临床和实验研究提供目标和思路,减少盲目性,缩短研究周期。充分利用数据挖掘技术对于发现乳腺增生中医诊治规律、形成诊治模式、反馈应用于临床、提高诊疗水平都有极大的作用。数据挖掘技术将成为促进中医药科研发展和中医药现代化的重要工具，具有广阔的发展前景。利用数据挖掘对中医药科学内涵进行证明和阐述，带动中医药学术水平的提高，拓展中医药的生存空间将会产生巨大的促进作用。

三、研究资料

（一）资料收集及筛选

1. 古代外科文献收集　收集南齐到清代的中医外科著作 29 部，如下：《刘涓子鬼遗方》《外科精义》《立斋外科发挥》《外科枢要》《外科集验方》《马培之医案》《集验背疽方》《外科大成》《疡科心得集》《外科正宗》《外科十三方考》《洞天奥旨》《外科心法要诀》《外科方外奇方》《外科全生集》《外科启玄》《外科理例》《外科传薪集》《外科精要》《外科选要》《外科医镜》《外科证治全书》《秘传外科方》《疡科纲要》《外科证治全书》《仙传外科集验方》《证治准绳·疡医》《外科十法》《万氏秘传外科心法》。

2. 现代资料收集　从 1994—2009 年中国学术期刊全文数据库中数字化期刊及维普中文科技期刊数据库中，运用计算机检索，检索词"乳腺增生""乳癖""中医药治疗""中药治疗""中医治疗"，通过模糊检索，得到相关文献 1 339 条。

3. 文献纳入标准　治疗乳腺增生的文献，包括病案；古代著作中乳癖、乳核的内治方剂；有详细完整药物名称的内治方剂；内外合治的文献只记录内治方剂；自拟方、成方及其加减方；汤剂、丸剂、散剂、胶囊、片剂、滴丸、口服液、颗粒剂均可。

4. 文献排除标准　综述、理论探讨文章；针灸、离子导入等物理治疗文献；中药外治、中西医结合治疗文献；重复发表的论文或相同组成的方剂，仅收录其中一条；个案报道；动物实验文献；男性、儿童乳腺增生文献。

5. 筛选结果

（1）按照文献纳入及排除标准进行筛选，古代外科著作中找到 17 个方剂（包括下列方及其加减方）：连翘饮子、神效栝蒌散、八珍汤、四物汤加减、四君子汤加减、归脾汤、逍遥散加减、栝蒌散、香贝养荣汤、小柴胡汤加减、蒌贝散、单方青皮汤、内托升麻汤、清肝解郁汤。

（2）期刊数据库中的符合文献有834篇，治疗方剂1 031个。

（二）研究方法

1. 保存原始资料　把符合要求的原始资料保存到计算机资料库中。

2. 整理原始资料　逐项记录文献的题目、作者、文献来源、中医证型、方剂名、中药名。

3. 数据预处理　即进行数据再加工，包括检查数据的完整性及数据的一致性、去噪声、填补丢失的域、删除无效数据等，使之规范、准确和有序，实现数据的正确表达和合理组织，这是数据挖掘的基本条件。原始文献对证型、方剂、药物名称的表述有差异，同样的药物可能有不同名称，因此要对数据进行预处理，此举对确保数据质量起着重要作用。数据预处理是数据挖掘的重要方面，数据挖掘过程的大部分时间用于数据预处理环节。本文主要是对药物名称进行预处理。参照《中华人民共和国药典》和全国统编教材《中药学》内容予以规范，具体包括以下几个方面。

（1）中药别名和俗称统一为中文正名：金银花有二花、金花、银花、双花、二宝花之别名，淫羊霍有仙灵脾之别名，山茱萸又称山萸肉、枣皮，茵陈又称茵陈蒿，天冬、麦冬又称天门冬、麦门冬，冬瓜子又称冬瓜仁，延胡索又称玄胡、玄胡索，大黄又称将军、川军，统一为中文正名。

（2）中药合写或出现方剂名者将其拆分：赤白芍包括赤芍、白芍，六一散包括滑石、甘草。

（3）中药加工或炮制后仍用原名：除生姜和炮姜外，把经过加工或炮制的中药名和原中药名统一为原中药名。如三七和三七粉统一为三七，法夏和半夏统一为半夏，锻牡蛎和牡蛎统一为牡蛎，鹿角霜与鹿角片统一为鹿茸。

（4）修改不规范的药名：如栀子写成枝子、牛膝写成牛七、山楂写成山查等。通过数据预处理，共得到药物272味。

（三）数据库的建立和数据输入

1. 创建数据库　通过数据库完成数据的增加、删除、修改，并对文献进行基础数据的统计归类。在本次研究中选择Excel数据软件，建立数据库关系模型。将目标文献中出现的所有药物设为二值变量,每个方剂中出现的药物赋值为1,未出现的则赋值为0,建立数据库基本结构。

2. 录入信息的质量控制 用上述方法将所有方药输入到 Excel 数据表中建立数据库,这是计算机处理的核心文件,在录入中要把握好质量,须专人录入并反复检查、核对。

四、确定挖掘目标

本课题主要运用频数分析、R 聚类分析和主成分分析的方法进行用药规律的数据挖掘。具体如下:首先进行药物频数分析,找出核心药物、常用药类,并分析其药理作用,之后运用 R 聚类分析和主成分分析得到相互关系密切的药物组成的聚类方,对药物组合进行研究,探讨药物的配伍和治疗方法。

五、分析方法

1. 频数分析 通过频数分析对药物及药类进行统计,从而认识核心药物及不同药物种类的应用情况,为寻找乳腺增生的用药规律提供佐证。

2. 聚类分析 通过对不同变量间相似程度的分析,使相似程度大的变量聚合成一类,相似程度小的变量聚合成另一类,如此反复,使相似程度大(亲近)的聚合成较小的一类,相似程度小(疏远)的聚合成较大的一类,直至把所有变量聚合完毕,这样就形成了一个由亲近至疏远、由小到大的分类系统,从而把变量间的亲疏关系表达出来。该方法适用于对事物类别的面貌不清楚,甚至连事物共有几类都不能确定的情况。本研究是以药物作为变量类聚,得到的结果是由配伍关系密切的药物组成的聚类方,它虽然不是现成的治疗乳腺增生的方剂,却是在治疗上有密切联系的药物组合体,对指导临床配伍用药有一定的参考价值。

3. 主成分分析 在实证问题研究中,为了全面、系统地分析问题,必须考虑众多影响因素,这些涉及的因素一般称为指标或变量。因为每个变量都在不同程度上反映了所研究问题的某些信息,并且指标之间彼此有一定的相关性,因而所得的统计数据反映的信息在一定程度上有重叠。在研究多变量问题时,变量太多会增加计算量并增加分析问题的复杂性,这就需要引进主成分分析。主成分分析就是设法将原来的变量较多的指标重新组合成一组新的互相无关的几个综合指标代替原指标,同时根据实际需要从中选取几个较少的综合指标尽可能多地反映原来指标的信息。这些综合指标不仅保留了原始变量的主要信息,且彼此间不相关,又比原始变量具有某些更优越的性质,使得我们在研究复杂问题时,容易抓住主要矛盾。在本研究中,治疗乳腺增生的药物就是需要分析的指标,其数量众多,分析难度巨大,通过主成分分析寻找代表药物表述原始数据的主要信息能使我们更加明确地了解药物的相互关系。

六、结果

（一）古代文献统计结果

1. 药物频数统计　古代著作中与乳腺增生有关的内治方剂有 17 个,共有药物 43 味,频次在 2 次以上的药物有 22 味,如表 5 - 1 所示。17 个处方共应用 43 味药物,使用总频次为 131 次,前 11 味药物分别为甘草、当归、人参、川芎、瓜蒌、白术、茯苓、白芍、青皮、柴胡、浙贝母。这 11 味药物占整个用药频次的 60.30%,是古代治疗乳腺增生的核心药物。

表 5 - 1　　　　　　古代文献常用药物频次及频率表

药物	频数（次）	频率（%）	累计频率（%）
甘草	12	9.16	9.16
当归	9	6.87	16.03
人参	9	6.87	22.90
川芎	7	5.34	28.24
瓜蒌	7	5.34	33.58
白术	7	5.34	38.93
茯苓	7	5.34	44.27
白芍	6	4.58	48.85
青皮	5	3.81	52.67
柴胡	5	3.81	56.48
浙贝母	5	3.81	60.30
连翘	4	3.05	63.35

（续表）

药物	频数（次）	频率（%）	累计频率（%）
熟地	4	3.05	66.41
升麻	4	3.05	69.46
桔梗	3	2.29	71.75
半夏	3	2.29	74.04
陈皮	3	2.29	76.33
远志	2	1.52	77.86
南星	2	1.52	79.38
香附	2	1.52	80.91
栀子	2	1.52	82.44
生姜	2	1.52	83.96

2. 药类频次统计　将 43 味药物按照功效进行归类，柴胡虽然属于解表药，但在乳腺增生的治疗中主要取其疏肝解郁的作用，故将其归到理气药中进行分析，得出 10 类药物：补益药、化痰药、理气药、活血化瘀药、清热药、解表药、利水渗湿药、安神药、温里药、化湿药。对药物所属类别及药类频次、常用药物加以说明，如表 5-2 所示。

表 5-2　　　　　　　　古代文献用药类别频次基本情况表

用药类别	药类频数（次）	常用药物
补益药	50	甘草(12)、当归(9)、人参(9)、白术(7)、白芍(6)
化痰药	19	浙贝母(5)、瓜蒌(7)、桔梗(3)、半夏(3)
理气药	15	柴胡(5)、陈皮(3)、青皮(5)
活血化瘀药	11	川芎(7)
清热药	10	连翘(4)
解表药	9	升麻(4)
利水渗湿药	8	茯苓(7)
安神药	3	远志(2)
温里药	1	炮姜(1)
化湿药	1	厚朴(1)

由上表可知,主要药类及其常用药物为补益药中的甘草、当归、人参、白术、白芍;化痰药中的浙贝母、瓜蒌、桔梗、半夏;理气药中的柴胡、陈皮、青皮;活血化瘀药中的川芎;清热药中的连翘;解表药中的升麻;利水渗湿药中的茯苓,这七类药占据用药的主导地位,特别是补益药地位突出,如图5-1所示。

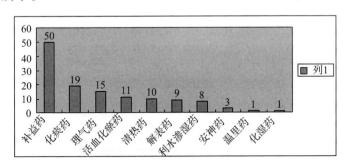

图5-1 古代文献药类分布图

为了更好地了解药物的具体应用,将补益药分为补气药、补血药、补阳药、补阴药4类,活血化瘀药分为活血止痛药、破血消癥药、活血调经药、活血疗伤药4类进行统计分析。

3.补益药分类统计 见表5-3、图5-2。

表5-3 古代补益药各类的用药频次及常用药物

药类	频次(次)	常用药物及频次(次)
补气药	30	甘草(12)、人参(9)、白术(7)
补血药	20	当归(9)、白芍(6)、熟地(4)

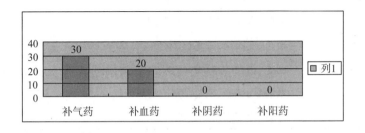

图5-2 补益药分类图

由上可知,补益药只使用了补气药与补血药,补阳药与补阴药没有应用。补气药中甘草主要起调和诸药的作用,补血药中当归有活血调经的作用,白芍能柔肝养肝,虽属补血药但并不仅取其补血的作用。补气药及补血药的应用说明古代认为乳腺增生以气血亏虚为发病之本,治疗注重补气血。

4. 活血化瘀药分类统计　见图 5-3。

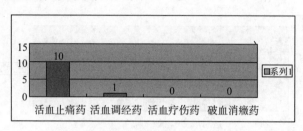

图 5-3　活血化瘀药分类图

由上可知,活血化瘀药只使用了活血止痛药与活血调经药,活血止痛药物的使用较多,以川芎为主,其他药物运用较少,说明古代侧重于活血止痛。

5. R 聚类分析　采用 SAS 软件对所有药物进行聚类分析,得到 8 个相互关系密切的药物组成的聚类方,见表 5-4。

表 5-4　　　　　　　　　古代文献聚类分析结果

编号	药物
C1	连翘、瓜蒌、南星、酒、青皮、升麻
C2	川芎、白芍、熟地
C3	皂刺、橘叶、桃仁、乳香、没药
C4	当归、人参、白术、茯苓、柴胡
C5	黄芪、龙眼肉、酸枣仁、木香
C6	远志、桔梗、浙贝母、陈皮、生地、香附、苏叶、栀子、木通、丹皮
C7	败酱草、细辛、炮姜、厚朴、防风
C8	半夏、生姜、黄芩、大枣

古代文献中治疗乳腺增生的方剂较少,共 17 个,通过聚类分析得到的聚类方均是其中方剂的组成药物。聚类方一是蒌贝散的部分组成,以

化痰清热、理气散结为主;聚类方二是四物汤的部分组成,以补血活血为治疗目的;聚类方三中皂刺、橘叶、桃仁为连翘饮子中的部分药物,是理气、化痰、活血化瘀药的配伍,配合乳香、没药活血行气止痛,本组药物侧重于活血化瘀止痛;聚类方四为四君子汤配合当归、柴胡,在补益气血的同时疏肝解郁;聚类方五为归脾汤的部分组成,以补脾益气安神为主要目的;聚类方六是清肝解郁汤的部分组成,有理气化痰清热之功;聚类方七是栝蒌散的部分组成,以开郁散瘀理气为主;聚类方八是小柴胡汤的部分组成,以清泄降逆化痰为主。

（二）现代文献统计结果

1.药物频数统计　对得到的现代文献中的药物进行频数统计,频次在 10 次以上的药物有 114 味,排在前 35 位的药物如下表 5 - 5 所示。

表 5 - 5　　　　　　　　　　现代常用药物频次及频率表

药品	频次(次)	频率(%)	累计频率(%)
柴胡	765	6.26	6.26
当归	648	5.30	11.57
白芍	475	3.89	15.46
香附	459	3.75	19.22
郁金	369	3.02	22.24
夏枯草	362	2.96	25.21
浙贝母	352	2.88	28.09
穿山甲	333	2.72	30.82
牡蛎	298	2.44	33.26
甘草	297	2.43	35.69
青皮	284	2.32	38.02
莪术	278	2.27	40.30
瓜蒌	270	2.21	42.51
海藻	262	2.14	44.65
茯苓	257	2.10	46.76

（续表）

药品	频次（次）	频率（%）	累计频率（%）
赤芍	245	2.00	48.77
淫羊藿	242	1.98	50.75
王不留行	236	1.93	52.68
丹参	231	1.89	54.57
延胡索	213	1.74	56.32
鹿茸	211	1.72	58.05
三棱	211	1.72	59.78
昆布	204	1.67	61.45
橘核	201	1.64	63.09
川芎	198	1.62	64.71
白术	187	1.53	66.25
陈皮	183	1.49	67.75
川楝子	143	1.17	68.92
半夏	134	1.09	70.01
山慈姑	121	0.99	71.01
枳壳	120	0.98	71.99
桃仁	115	0.94	72.93
仙茅	104	0.85	73.78
红花	92	0.75	74.54
菟丝子	91	0.70	75.99

834 篇文献中的 1 031 个处方共应用 272 味药物,使用总频次为 12 208次。前 10 味药物依次为柴胡、当归、白芍、香附、郁金、夏枯草、浙贝母、穿山甲、牡蛎、甘草。频数在 90 次以上药物有 35 味,其累积使用频率达 75.99%,占总药物频次的 3/4。

2.药类频次统计　对频次在 3 次以上的共 167 味药物按照功效进行

归类,其中柴胡虽然属于解表药,但在乳腺增生的治疗中主要取其疏肝解郁的作用,故将其归到理气药中进行分析,得出 18 类药物:补益药、活血化瘀药、理气药、化痰药、清热药、平肝息风药、利水渗湿药、祛风湿药、消食药、解表药、解毒杀虫燥湿止痒药、止血药、收涩药、温里药、泻下药、安神药、化湿药、开窍药。对频次在 3 次以上的 167 味药物所属类别及用药频次、常用药物加以说明,如表 5 - 6 所示。

表 5 - 6 现代用药频次基本情况表

用药类别	药类频数(次)	常用药物
补益药	2904	当归(648)、白芍(475)、甘草(297)、淫羊藿(242)
活血化瘀药	2657	郁金(369)、穿山甲(333)、莪术(278)、王不留行(236)
理气药	2393	柴胡(765)、香附(459)、青皮(284)、橘核(204)
化痰药	1554	浙贝母(352)、瓜蒌(270)、海藻(262)、昆布(201)
清热药	1248	夏枯草(362)、赤芍(245)、山慈菇(121)
平肝息风药	381	牡蛎(298)
利水渗湿药	317	茯苓(257)
祛风湿药	159	丝瓜络(82)路路通(64)
消食药	146	麦芽(66)山楂(57)
解表药	139	薄荷(54)
解毒杀虫燥湿止痒药	33	蜂房(21)
止血药	29	三七(16)
收涩药	26	山茱萸(26)
温里药	25	肉桂(14)
泻下药	21	大黄(11)
安神药	20	合欢皮(11)
化湿药	14	厚朴(11)
开窍药	5	麝香(5)

由上表可知,主要药类及其常用药物有:补益药中的当归、白芍、甘草、淫羊藿;活血化瘀药中的郁金、穿山甲、莪术、王不留行、延胡索;理气药中的柴胡、香附、青皮、橘核;化痰药中的浙贝母、瓜蒌、海藻、昆布;清热药中的夏枯草、赤芍、山慈菇、蒲公英,这五类药占据用药的主导地位,如图5-4所示。需要注意的是,药物分类只能大致体现用药侧重,并不能完全代表药物在治疗乳腺增生中的主要作用。如牡蛎属平肝息风药,但在乳腺增生的治疗中取其软坚散结的功效;丝瓜络与路路通疏通乳络;麦芽疏肝解郁,山楂行气散瘀;山茱萸补益肝肾等。

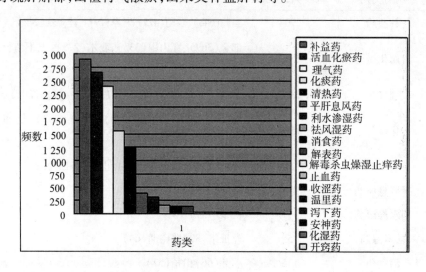

图5-4 现代药类分布频率图表

从药类所占比例来看(见图5-5),补益药、活血化瘀药、理气药、化痰药、清热药五类药物所占比例较大,为所有药物的89%,可见乳腺增生的治疗药物主要由上述五类药物相互配伍而成。其中,补益药、活血化瘀药、理气药三者比例均达20%,与化痰药、清热药之和(23%)大致相当,地位更为重要,须注意这三类药物的使用。

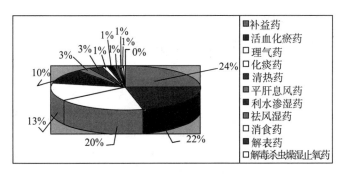

图5-5 现代药类分布比例图表

由上文可知,补益药与活血化瘀药是出现最多的两个药类,将补益药按补气药、补血药、补阳药、补阴药四类,活血化瘀药按活血止痛药、破血消癥药、活血调经药、活血疗伤药四类进行统计分析。

3. 补益药分类统计 见表5-7、图5-6。

表5-7 补益药各类的用药频次、频率及常用药物

药类	频次(次)	常用药物及频次(次)	频率(%)
补血药	1 230	当归(648)、白芍(475)、熟地黄(75)、何首乌(32)	42.35
补阳药	800	淫羊藿(242)、鹿茸(211)、仙茅(104)、菟丝子(91)、巴戟天(58)	27.54
补气药	634	甘草(297)、白术(187)、黄芪(67)、党参(34)、山药(33)	21.83
补阴药	240	女贞子(53)、鳖甲(51)、枸杞子(42)、天冬(40)、旱莲草(28)	8.26

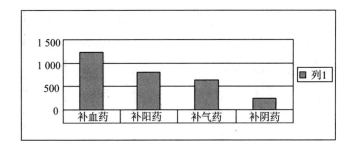

图5-6 补益药分类图表

从上可知,补益药中补血药应用最多,补阴药最少。当归、白芍是补益药中出现频次最多的药物,占补益药的38%、补血药的91%,注意其使用及功效。

4.活血化瘀药分类统计　见表5-8、图5-7。

表5-8　　　　　　　活血化瘀药各类的用药频次、频率及常用药物

药类	频次(次)	常用药物及频次(次)	频率(%)
活血止痛药	972	郁金(369)、延胡索(213)、川芎(198)、乳香(86)、没药(82)	36.58
破血消癥药	864	穿山甲(333)、莪术(278)、三棱(211)、水蛭(19)	31.84
活血调经药	812	王不留行(236)、丹参(231)、桃仁(115)、红花(92)	30.56
活血疗伤药	27	蛀虫(16)、血竭(7)	1.01

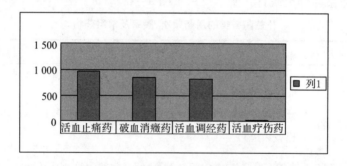

图5-7　活血化瘀药分类图表

从上可知,活血化瘀药中主要应用了活血止痛、破血消癥药、活血调经药,活血疗伤药很少使用,且药物使用比较集中,每类药均有其核心药物。活血止痛药的核心药物为郁金、延胡索、川芎,占80%;破血消癥药的核心药物为穿山甲、莪术、三棱,占97%;活血调经药的核心药物为王不留行、丹参、桃仁,占71%。

5.R聚类分析　采用SAS软件对频次在3次以上的167味药物进行聚类分析,得到10类相互关系密切的药物组成的聚类方,见表5-9。

表 5 – 9　　　　　　　　　　　现代文献聚类分析结果

编号	药　物
C1	半夏、枳壳、南星、乌药、八月札、露蜂房、川贝母、鸡血藤、五灵脂、蒲黄、仙鹤草、白矾、火硝、马钱子、干漆、香橼
C2	鹿茸、淫羊藿、仙茅、菟丝子、橘叶、巴戟天、熟地黄、黄柏、肉苁蓉、川楝子、知母、枳实、刺蒺藜、土贝母、荆芥、血竭、忍冬藤、锁阳
C3	当归、郁金、白芍、白术、甘草、茯苓、山楂、丹皮、大枣、薄荷、党参、生姜、麦芽、皂刺、猫爪草、鳖甲、黄药子、僵蚕、佛手、龙骨、蚤休、通草、桂枝、沙参、木鳖子、威灵仙、麝香、薤白、猪苓
C4	王不留行、薏苡仁、路路通、黄芩、大黄、泽泻、厚朴、神曲、杏仁、苍术、龙胆草、莱菔子
C5	白芥子、地龙、炮姜、麻黄、附子、肉桂
C6	柴胡、延胡索、香附、浙贝母、瓜蒌、橘核、䗪虫、青皮、益母草、何首乌、水蛭、橘络、荔枝核、山药、山茱萸、枸杞、女贞子、旱莲草、龟板、黄精、姜黄、补骨脂、全蝎、泽兰、杜仲、麦门冬、山栀根、续断
C7	车前草、栀子、生地、远志、木通、苏叶、海带、玫瑰花、独活
C8	川芎、夏枯草、天门冬、瓦楞子、火麻仁、丹参、山慈菇、白花蛇蛇草、土茯苓、牛膝、昆布、太子参、莪术、紫背天葵子、玄参、三棱、紫花地丁、海浮石、海藻、桔梗、穿山甲、鱼腥草、陈皮、海蛤壳、蒲公英、半枝莲、蜈蚣、壁虎、牡蛎
C9	黄芪、乳香、没药、鸡内金、娑罗子、蝉蜕、合欢皮
C10	红花、赤芍、桃仁、丝瓜络、漏芦、木香、天花粉、连翘、三七、白芷、金银花、酒、茜草

　　本研究以药物作为变量聚类,得到的结果是由配伍关系密切的药物组成的聚类方,它不是现成的方剂,而是在治疗上关系密切的药物组合体。

　　6. 主成分分析　　主成分分析的目的是将变量较多、面貌不清的指标进行降维处理,既保留了原始变量的主要信息,又容易抓住主要矛盾。在对现代药物进行聚类分析后,得到的聚类方中药物较多,无法发现主次药物及明晰的药物配伍关系,分析难度大,故运用主成分分析寻找代表药物来表述原始数据的主要信息能使我们更加确切地了解药物的相互关系,分析结果如下表 5 - 10 所示。

表 5 - 10 现代文献主成分分析结果

编号	药物
F1	仙鹤草、白矾、火硝、马钱子、干漆、蒲黄、五灵脂、八月札、乌药、川贝母、半夏、南星
F2	鹿茸、淫羊藿、仙茅、肉苁蓉、黄柏、知母、菟丝子、熟地黄、川楝子、橘叶、土贝母
F3	当归、白芍、白术、甘草、茯苓、薄荷、大枣、生姜、山楂、麦芽、僵蚕、丹皮、皂刺、猫爪草、桂枝
F4	大黄、厚朴、黄芩、龙胆草、薏苡仁、路路通、王不留行
F5	白芥子、炮姜、麻黄、附子、肉桂
F6	柴胡、香附、浙贝母、瓜蒌、橘核、荔枝核、蛰虫、益母草、山药、山茱萸、女贞子、旱莲草、龟板、黄精、麦门冬
F7	车前草、生地、苏叶、远志、木通、海带、独活、玫瑰花
F8	三棱、莪术、海藻、昆布、牡蛎、蒲公英、丹参、山慈菇、牛膝、桔梗、川芎、天冬、海蛤壳、蜈蚣、半枝莲
F9	黄芪、乳香、没药、鸡内金
F10	三七、木香、漏芦、天花粉、金银花、白芷、连翘、红花、桃仁、丝瓜络

七、讨论

（一）数据挖掘技术在本实验中的应用体会

中医的辨证治疗用药规律隐藏在大量的临床方剂中,研究用药规律可推断辨证与施治,探察临床遣方用药的思维模式,总结后又可以指导临床用药。文献研究的方法是用药规律研究方法中运用较多的一种,通过这种方法可以了解某一时期内医师遣方用药的一般规律,以及某些专家的诊疗特色。这对于继承传统中医药精华有着重要而深远的意义。进行文献研究与评价还可以指导临床和实验研究。近年来,随着中医药文献数据库的建立,对文献的再次分析和评价变得更加便利,利用数据挖掘技术对用药规律进行研究可以缩短研究周期,节省研究经费。数据挖掘是人工智能、计算机、统计学三者有机结合的产物,运用于中医药研究比较成功的主要是药物的配伍规律及中医专家系统的研究,它作为知识获取的有力工具,可以将隐含在数据中的配伍规律以可理解方式进行表述,为核心处方的提取提供技术支持。目前,数据挖掘的主要研究领域为数据总结、分类、聚类、关联规则等方面。本课题采用频数分析、聚类分析及主成分分析的方法寻找中医治疗乳腺增生的用药规律。通过频数分析可以得到治疗乳腺增生的常用药物及药类,突出核心药物。聚类分析可以得到相互关系密切的药物组成的聚类方,从中分析药物的配伍及治疗方法的不同。主成分分析可以将较多药物组成的聚类方进行降维处理,以有限的互不相关的代表性药物更好地揭示药物的配伍关系和治疗侧重点的不同。

(二)古代乳腺增生病用药规律探讨

1.补益药地位最为重要,注意补益外其他功效的使用　古代文献中补益药频次占所有药物的39%,是排行第二的化痰药的2倍之多,地位最为重要,如图6-9所示。补益药中只应用了补气药与补血药,提示古人认为乳腺增生存在气血不足的病机,治疗注重补益气血。甘草、当归、人参、川芎、瓜蒌、白术、茯苓、白芍、青皮、柴胡、浙贝母这11味药占所有药物频次的60%以上,是古代治疗乳腺增生的核心药物,分属补益药、活血化瘀药、化痰药、理气药、利水渗湿药5类,其中补益药有5味,占54%,远超其他。这些核心药物中包含着四君子汤、四物汤、逍遥散、八珍汤的组成框架,说明古代治疗侧重于补益脾胃气血。但也须注意的是,甘草主要取其调和诸药的作用,当归补血的同时也有活血调经之功,白芍能柔肝敛阴,并不仅仅只有补益之功,这些功效也在治疗中起重要作用。

2.化痰药、理气药、活血化瘀药等不可或缺　化痰药、理气药、活血化瘀药、清热药、解表药、利水渗湿药也是主要治疗药类,不可或缺。其中化痰药、理气药的应用说明古人已认识到本病存在气滞痰凝的病机。活血化瘀药主要使用了活血止痛药,特别是川芎,为"血中气药""下调经水,中开郁结""辛以散之,故气郁者宜之",行气活血以止痛,其他类活血化瘀药极少使用。清热药的使用提示本病常有热象存在。

3 治法以补益气血法为多,活血、理气、化痰法也有应用　聚类方可以反映的治法有化痰理气散结、补血活血、活血化瘀止痛、补益气血、补脾安神、理气化痰清热、开郁散瘀理气、清泄降逆化痰。综合来看,可归纳为补益气血、活血、理气、化痰等治法,结合药物使用频次可以发现补益气血法应用较多。但考虑到原始方剂量少,得到的聚类方仅是对部分原始方剂的反映,代表性不强。

(三)现代乳腺增生用药规律探讨

现代文献中,活血化瘀药、补益药、理气药、化痰药、清热药 5 类药物应用最多,与古代文献相比,解表药、利水渗湿药应用减少。

1. 活血化瘀药使用频次最多　活血化瘀药与古代相比,增加了破血消癥药、活血调经药的使用。活血止痛药、破血消癥药、活血调经药分别反映了乳腺增生的三大表现——疼痛、肿块、月经不调的病机及治疗方法,血留而不行是为瘀,瘀阻乳络故不通则痛,停于胞宫故月经不调;瘀血为有形之物,常可见肿块。本类药物的大量使用说明乳腺增生患者瘀血证的普遍存在,也与乳腺增生气滞血瘀的病机相吻合。这三类药各有核心药物,活血止痛药不再是川芎一枝独秀,郁金使用最多,还有延胡索;破血消癥药的核心药物是穿山甲、三棱、莪术;活血调经药的核心药物是丹参、王不留行、桃仁,核心药物的使用占各类药物的 70% 以上,其他药物应用较少。

2. 疏肝理气药是治疗乳腺增生的最基本药类　疏肝理气药占总药物比例的 20%,仅次于活血化瘀药(24%)、补益药(22%),但还需要考虑一些不属于理气药的分类但也有理气作用的药物,如活血止痛药类中川芎、延胡索、郁金等药在活血的同时还有很好的行气作用,解表药中的薄荷、消食药中的麦芽等均有疏肝解郁的作用,这些药物的出现频率也非常高,而且从各个聚类方来看,几乎每个方中都会应用理气药物,这也与"气为血之帅""气行则血行""气滞则痰湿、瘀血内生"的指导理论有关。综合上述可知疏肝理气药物在治疗本病中的重要地位,这也与乳腺增生的病机——肝郁气滞致痰湿、瘀血内生相吻合。

3.补阳药在乳腺增生治疗中占重要地位　与古代相比,补益药中除了补血药、补气药,补阳药、补阴药的应用增多外,结合具体药物进行分析可以发现,补血药中当归的频次占补血药总频次的一半以上,但具体到乳腺增生的应用中,主要取当归活血调经之用,补血并不是其主要应用目的。白芍有养肝阴、调肝气、缓急止痛的作用,针对调理乳腺增生肝气不舒的表现,常与柴胡同用防止其温燥伤阴。甘草的比例占补气药的近50%,但甘草主要以调和诸药为用,并不以补气为主。相比之下可以发现,补阳药物在现代乳腺增生的治疗中占据相当重要的地位,这与乳腺增生的现代病机认识认为肾气不足、冲任失调为发病之本,肝气郁结、痰瘀凝滞为发病之标相吻合。补阳药的应用增多说明乳腺增生存在肾阳虚、冲任不调的表现。补阴药的使用虽然较少,但提示我们也不能忽视本病有阴虚证的可能。

4.化痰清热药是乳腺增生的常用治疗药物　乳腺增生由于气滞的存在,常会导致痰湿、瘀血等病理产物的出现,日久会有化热的表现,针对这些表现,化痰药、清热药的应用非常普遍,对于缓解乳腺增生的肿块坚硬、发热、疼痛等症状也非常有效。

5.高频药物的集中使用反映了治疗重点　现代文献中,乳腺增生的治疗药物虽然很多但使用非常集中,核心药物有限。频率在1%以上的药物有29味,占所有药物的70.01%,是治疗乳腺增生的核心药物,前10位是柴胡、当归、白芍、香附、郁金、夏枯草、浙贝母、穿山甲、牡蛎、甘草,应用频次占核心药物的50%,其药物作用在一定程度上能反映乳腺增生的治疗原则。

(1)柴胡:在乳腺增生的治疗中占据重要地位,以疏肝解郁为主要应用目的,善条达肝气,常与香附、白芍同用,如柴胡疏肝散,针对乳腺增生肝气郁结的病机使用。柴胡具有镇静、安定、镇痛、解热、镇咳等广泛的中枢抑制作用,此外,柴胡及其有效成分柴胡皂苷有抗炎作用。

(2)当归:味甘而重,专能补血,其气轻而辛,故又能行血。补中有动,行中有补,诚血中之气药,亦血中之圣药也。治疗本病主要取其活血调经止痛的作用,针对乳腺增生肿块疼痛、日久难消及月经不调等症状。

(3)白芍:有柔肝养肝阴之效,常与柴胡配伍使用,柴胡性升散,古人有"柴胡劫肝阴"之说,而乳腺增生患者肝郁日久也易耗伤肝血肝阴,故用白芍酸敛肝阴、养血柔肝,并制柴胡之燥,共奏疏肝柔肝、养血敛阴之功。芍药对醋酸引起的扭体反应有明显的镇痛效果,其提取物对炎性水肿有明显抑制作用

(4)香附:本品入肝经气分,善散肝气之郁结,味苦疏泄以平肝气之横逆,为疏肝理气、行气调经止痛之要药,针对肝气郁滞所致的乳房胀痛、月经不调有良效。

(5)郁金:本品能活血又能行气,治疗乳腺增生气血郁滞所致的痛症效果最佳,香附与郁金,一入血分,一入气分,常配伍使用增强行气活血的作用。药理研究也证实郁金有一定的抗炎止痛作用。

(6)夏枯草:主入肝经,善泻肝火,可治乳腺增生肝郁日久化火之证,且能散结消肿,对乳腺增生肿块且有热象者最为适宜。

(7)浙贝母:《本草正》言其"最降痰气,善开郁结,止疼痛,消胀满,清肝火",可有效治疗乳腺增生肝郁气滞痰凝证患者,肿块质韧难消者常用之化痰散结。

(8)穿山甲:《医学衷中参西录》言"穿山甲,气腥而窜,其走窜之性,无微不至,故能宣通脏腑,贯彻经络,透达关窍,凡血凝血聚为病,皆能开之。"乳腺增生日久肿块坚硬难消者可用之。

(9)牡蛎:《本草备要》言其"咸以软坚化痰,消瘰疬结核,老血疝瘕。"

(10)甘草:《本草正》言其得中和之性,有调补之功,故毒药得之解其毒,刚药得之和其性,表药得之助其外,下药得之缓其速……随气药入气,随血药入血,无往不可,故称国老。活血化瘀之药有甘草和之,可以使活血而不伤血。

6.用药组合分析能体现不同治法思维　对药物进行聚类分析及主成

分分析后得到 10 个药物组合,分别体现了不同的用药组方思维。

(1)疏肝解郁,理气健脾:几乎所有的聚类方中都有疏肝解郁这一治法的体现,特别是方三,类似逍遥散的组方,补气健脾、舒肝柔肝的药物占主要地位,以调和肝脾为主要治疗目的,疏肝与健脾并重,兼有化痰、活血、清热之功,符合乳腺增生肝郁犯脾、郁久化火的病机。其中当归、白芍、白术、甘草、茯苓、薄荷、生姜是逍遥散的组成药物。

(2)破瘀软坚,散结止痛:聚类方一、八为本治法的体现,方一马钱子、干漆、五灵脂、火硝属活血化瘀药,八月札、乌药属理气药,川贝母、半夏、南星、白矾属化痰药,仙鹤草、蒲黄属止血药,但前者治疗乳腺增生多取其补虚、解毒消肿的作用,后者取其活血化瘀的作用。活血化瘀药、理气药、化痰药合用,配合补虚、消肿的药物起效。本方侧重于破瘀散结止痛,破瘀、活血药物应用较多,并配合补虚药防止药猛伤正。仙鹤草、白矾、火硝、马钱子、干漆、蒲黄、五灵脂是平消片的组成药物;蒲黄、五灵脂是失笑散的组成药物。方八三棱、莪术、牛膝、川芎为活血破血药物。海藻、昆布、海蛤壳、桔梗、牡蛎为化痰软坚之品。蒲公英、山慈菇、半枝莲为清热散结药物,天冬为补阴药,蜈蚣能攻毒散结、通络止痛。本组药物破血活血药与软坚散结药并重,配合清热解毒药与虫类药,以攻邪为主,适用于乳房肿块日久坚硬,病机为痰瘀互结、热毒内生者。川芎、牛膝、桔梗是血府逐瘀汤中的药物。

(3)补肾调摄冲任:聚类方二、六为补肾调冲任的药物组合,方二中鹿茸、淫羊藿、仙茅、肉苁蓉、菟丝子均为补阳药,黄柏、知母为清热药,熟地为补阴药,橘叶、川楝子为理气药,土贝母为化痰药。补阳药占主导地位,配伍黄柏、知母滋阴泻火,具有辛温与苦寒共用、壮阳与滋阴并举、温补与寒泻同施之特征,针对阴阳俱虚于下,而又有虚火上炎的证候。淫羊藿、仙茅、黄柏、知母是二仙汤的组成药物。方六中药物以补阴药为主,特别侧重于补肝肾阴,同时,疏肝理气之力亦强,配合活血、化痰药物起效。女贞子、旱莲草组成二至丸,有补益肝肾、滋阴止血之功。山药、山茱萸常合用以滋养肝、脾、肾之阴,如六味地黄丸、左归丸等。柴胡、香附配伍可治疗肝郁气滞所致的痛证,如柴胡疏肝散、香附归芎汤等。

(4)温阳散寒通滞:聚类方五药物组成类阳和汤,白芥子、炮姜、麻黄、附子、肉桂均为温热之药,能破阴通阳,温通血脉,通达表里,宣化寒凝而通经络,与乳腺增生肿块属阴证需温阳以散之的认识相符。

(5)清热燥湿、利水消肿:聚类方四中大黄为泻下药,厚朴为化湿药,黄芩、龙胆草为清热药,薏苡仁为利水渗湿药,路路通为祛风湿药,王不留行为活血化瘀药。大黄、厚朴配伍有行气导滞之功,如大承气汤、厚朴三物汤等。黄芩、龙胆草可清泻肝胆经之湿热。路路通、王不留行疏通乳络,常配伍治疗乳房胀痛等不适。本组药物集中体现了清热燥湿的治法,辅以利湿健脾、行气导滞的药物,以祛湿为主。聚类方七中车前草、木通、海带、独活均有祛除水湿的作用,以利水消肿除湿为主要治疗目的,配合清热祛湿、理气化痰的药物。

(6)益气活血:聚类方九体现了益气消导活血的治疗原则,黄芪益气以助乳香、没药活血化瘀之力。

(7)清热解毒、散结止痛:聚类方十中漏芦、天花粉、金银花、连翘均为清热散结之品,配合三七、红花、桃仁活血散结止痛,白芷消肿排脓、丝瓜络解毒化痰,本组药物侧重清热活血散结,配合理气、化痰等功效的药物,针对热象明显的乳房肿块进行治疗。

综合各方组成可以发现,疏肝理气、活血化瘀、化痰软坚是最常用的治疗方法,几乎每个聚类方中都有所体现,应用时据临床表现不同而各有侧重;清热法有清热燥湿、清热解毒之分;补肾调摄冲任、温阳散寒通滞二者属于基于特定病机认识下的治法体现,是乳腺增生治法的重要组成。

八、结论

乳腺增生古代治疗的主要药类有补益药、化痰药、理气药、活血化瘀药、清热药、解表药、利水渗湿药这7类药物,补益药的地位最为重要。乳腺增生现代治疗的主要药类有活血化瘀药、补益药、理气药、化痰药、清热药,活血化瘀药最多,解表药、利水渗湿药减少。

古代应用活血化瘀药主要使用活血止痛药,特别是川芎,现代增加了破血消癥药、活血调经药的使用,且药物应用比较集中。古代补益药中补气药、补血药应用较多,现代补阳药的使用占据相当重要的地位。疏肝理气药物是治疗乳腺增生的最基本药类;活血化瘀药、化痰药、清热药是常用治疗药物。

古代乳腺增生的治疗主要以补益脾胃气血为主,兼理气化痰活血,现代治疗从疏肝理气健脾、破瘀软坚散结、补肾调摄冲任、温阳散寒通滞、清热燥湿、利水消肿、益气活血、清热解毒散结等多方面着手。活血、化瘀、理气、化痰法是治疗乳腺增生应用最集中的法则,并贯彻治疗的始终;补气、补阳、补阴、清热、温散法是常用的联合治则。

通过频数分析、聚类分析、主成分分析等数据挖掘方法可以提炼归纳隐含在大量文献中的用药规律,为临床辨证论治提供指导。

第六节 乳腺增生肝郁血瘀证血流动力学的相关性临床研究

乳腺增生是育龄期妇女最常见的疾病,病程长,进展缓慢,易复发,并且重度乳腺增生、非典型乳腺增生易发生癌变,患乳腺癌的概率高出正常健康妇女 2 倍,强调Ⅱ级预防是乳腺癌治疗的重要环节,因此对重度乳腺增生、非典型乳腺增生等癌前病变临床检测指标的确立及治疗效果的判断等是现代临床医学的研究热点。中医认为乳癖的病机为肝郁脾虚,肾虚冲任失调,以致日久气滞痰凝,瘀血阻络、血脉不利、痰瘀互结。乳癖肝郁血瘀证主要表现为乳房固定性刺痛,腺体局限性或弥漫性增厚,甚至形成肿块,伴月经不调,月经色黯有血块,舌质紫黯有瘀斑,脉弦涩等。借助血流动力学、病理形态学、血液流变学等现代方法和手段,从微观角度认识乳癖肝郁血瘀证,运用现代医学的先进科学检测手段把对乳癖血瘀证的认识引向微观,有助于对乳癖血瘀本质进行探讨,是对乳癖血瘀辨证的补充和发展。本文重点运用 CDIF、高频钼钯 X 片、红外线扫描等手段重点探讨乳癖肝郁血瘀证的征象与微观血流量化指标之间的联系与差别。乳腺重度及不典型增生(乳癖血瘀证)由于病机演变能否在声像图及血流量化指标上体现中医辨证与治疗的客观化是我们本篇探索的新方向。旨在为肝郁血瘀证乳癖中医辨证与治疗提供客观化和可量化的微观指标和理论依据。现将有关资料整理报道如下。

一、临床资料

收集肝郁气滞证、肝郁血瘀证乳腺增生患者各 300 例,患者均为女性,收集时间为 2001 年 3 月—2003 年 3 月,全部病例来源于山东中医药大学附属医院乳腺科门诊部。见表 5 - 11。

表 5 - 11　　　　　　　　　一般资料对比分析表

		肝郁血瘀型(n = 300)		肝郁气滞型(n = 300)	
		例数	%	例数	%
年龄	30~40 岁	120	40.00	195	65%
	41~50 岁	180	60.00	105	35%
	平均年龄	43.14±2.71 岁		37.05±3.55 岁	
职业	工人	114	38.00%	99	33%
	干部	88	29.30%	84	28%
	个体	98	32.70%	117	38%
文化程度	高中以下	44	14.60%	54	18%
	高中/中专	140	46.70%	135	45%
	大学	116	38.70%	111	37%
婚况	已婚	252	84.00%	255	85%
	未婚/离婚	48	16.00%	45	15%
避孕方式	服药	106	35.30%	102	345%
	带环/避孕套	194	64.70%	198	66%
流产次数	无	76	25.30%	66	22%
	1~2 次	120	40.00%	123	41%
	2 次以上	104	34.70%	111	37%
生育状况	适龄初产	174	58.00%	168	56%
	高龄初产	96	32.00%	105	35%
	未育	30	10.00%	27	9%

（续表）

		肝郁血瘀型（$n=300$）		肝郁气滞型（$n=300$）	
		例数	%	例数	%
饮食习惯	喜荤	122	40.70%	126	42%
	喜素	178	59.30%	174	58%
性格特征	外向	108	36.00%	99	33%
	内向	192	64.00%	201	67%

由表 5-11 可知,肝郁气滞证、肝郁血瘀证患者一般资料比较差异均无统计学意义,（均 $P>0.05$）,两组资料具有可比性。

二、诊断标准

1. 乳腺增生诊断标准

（1）乳房肿块,病史较长,为片状、片块状扁平肿块或为团块样、瘤样变。可有结节感,边界欠清,与周围不粘连。

（2）疼痛,可随喜怒消长,经前加重,经后减轻或持续性疼痛,与月经无关。

（3）本病多见于 30~50 岁妇女。

（4）本组观察患者均行高频钼钯 X 线检查确诊,必要时行病理组织学检查等现代检测手段作为辅助诊断,并排除乳腺癌、乳腺纤维腺瘤等其他乳腺疾病。

2. 肝郁血瘀证诊断标准

（1）肝郁主证:精神抑郁、烦躁;胸胁胀痛或乳房、小腹胀痛;咽部有硬咽感,脉弦或小弦。

（2）血瘀主证:唇色紫绀或爪甲发青,舌黯或舌质紫有瘀斑;病理性肿块,包括内脏肿大、新生物、炎性或非炎性包块、组织增生;疼痛部位固定或痛如针刺;血管异常,人体各部位的静脉扩张、毛细血管扩张、血管痉挛;脉象涩。

（3）实验室依据:微循环障碍;血液流变学异常;血流动力学障碍;血小板凝聚性增高或释放功能亢进;病理切片示有瘀血表现等。凡具有主要依据 2 项以上或主要依据 1 项加实验室依据 2 项者可诊断为血瘀证。凡具有肝郁主证 2 项以上、血瘀主证 1 项以上者可诊断为肝郁血瘀证;具有肝郁主证 2 项以上者可诊断为肝郁气滞证。

三、病例选择标准

1. 纳入病例标准　符合上述诊断标准,并同时具备下列条件者为观察对象:①年龄为 30～50 岁的绝经前妇女。②疼痛多为胀、刺痛,位置固定,随月经变化不明显,乳房肿块,乳腺局限性或弥漫性增厚呈片块、团块样,质韧硬。③月经不调,提前或拖后,量少,色黯,舌黯有瘀斑,苔薄,脉弦涩。

2. 排除病例标准　①乳房红肿热痛伴发热等急性炎症病变。②乳房肿块,坚硬固定,增长快,与皮肤粘连等乳腺癌变化。③合并心血管、肝肾和造血系统等脏器严重疾患及精神病患者。④年龄＜30 岁或＞50 岁,以及妊娠、哺乳期妇女。⑤不符合纳入标准,资料不全等影响统计者。

3. 病理诊断标准　纤维组织增生是一个由轻到重不可逆转的渐进性增生过程,在一定程度上能反映增生的程度和病程的长短,以导管、腺泡上皮及间质纤维组织增生的程度作为乳腺增生病变连续进展的分类指标可将其分为四型。①单纯增生型,小叶内无纤维组织增生,末梢导管增多,轻度导管上皮增生导管上皮增生不超过 4 层,中度增生导管上皮超过 4 层常有管腔内形成上皮搭桥,重度增生导管增生呈实性,导管扩张,充满增生的上皮细胞。细胞形态、大小基本一致,分化良好,无异型性。②腺病型,在小叶增生的基础上增生的纤维组织插入小叶内不完全的分隔末梢导管形成纤维小灶。当纤维组织导管及其上皮细胞增生显著时构成腺瘤样腺病。③纤维硬化型,在纤维腺病型的基础上小叶内增生的纤维组织扩展成大片的纤维化区,末梢导管被挤压成条索状。④囊性增生型,导管上皮增生活跃,小叶导管及末梢导管扩张成囊肿。⑤非典型增生,轻度非典型增生,指上皮细胞增生在 4 层以上,可向管腔突出成乳头状或筛孔状连接成网,细胞极性存在,有轻度异型性。中重度非典型增生指管腔或腺腔扩大呈实性或簇集成乳头状,细胞排列致密,形态、大小呈明显异型性。

4.乳腺增生声像图标准

(1)Ⅰ型:回声增粗较强光点,呈颗粒状,腺体结构尚均匀,临床触诊为无明显界限的片状增厚的乳腺组织,颗粒结节感,质地略硬。

(2)Ⅱ型:是腺体导管、滤泡上皮及周围间质纤维结缔组织增生,从而腺体小叶失去正常结构,小叶增大至互相融合成块,腺体内多个边界不清相对低回声区大小<2 cm,腺体结构紊乱,回声不均,呈粗大光点,肿块呈实质性低回声团,边界清,规则或不规则,无包膜。

(3)Ⅲ型(囊性增生):导管上皮增生,管腔扩张成大小不等的囊肿,囊中内容物为淡黄色或透明浆液,触之有质地较硬的腺体小团块,表面欠光滑,边界清,可移动。超声见乳腺结构紊乱,见多个液性暗区,边界清。壁薄光整。

5.彩超多普勒血流信号密度分级标准

(1)0级:无血流。

(2)Ⅰ级:微量血流,为1～2个点状、细线状彩色像素。

(3)Ⅱ级:少量血流,为一条血管供应病灶或同时在病灶内探及3～4个不连续的血流。

(4)Ⅲ级:中量血流,2～3条连续血流信号进入病灶区。

(5)Ⅳ级:丰富血流,为4条以上供应血管,从病灶四周延伸于肿物内继续分支。

四、检测方法

运用彩色 B 超多普勒血流动力学的检测:使用仪器为 ATLopgeeCX200 型彩色多普勒超声诊断仪,探头频率为 8 MHz,患者取仰卧位,双臂上举。充分显示双侧乳房,直接接触探查。首先做二维超声(2D)检查,了解肿块位置和声像图特征,然后用彩色多普勒血流显像(CDFI)观察肿块周围及内部血流情况,如有血流行血流形态学、血流动力学指标检测,显示血流信号显示率、血流信号密度分级、收缩期最高流速(V_{max}),阻力指数(RI)等量化指标。随机抽取 180 例行病理检查,显示血流信号与病理类型分级之间的联系。

五、监测指标

两组患者主要症状、体征的变化差异,高频钼靶 X 片显像差异,红外线图像差异,超声声像图差异,血流动力学相关综合指标如血流信号显示率、血流信号密度分级、收缩期最高流速(V_{max})、阻力指数(IR)的差异,不同分型及与相应血流信号相关性,血液流变学差异。

六、统计方法

Raidtt 分析,卡方检验,t 检验。

七、检测结果

1. 肝郁气滞证、肝郁血瘀证主要症状对比表 见表 5 - 12、表 5 - 13。

表 5 - 12　　　　　　　　两组病程对比表($n=300$)

病程	肝郁血瘀型		肝郁气滞型	
	例数	构成(%)	例数	构成(%)
半年~1 年	17	5.70	45	15
1 年~2 年	43	14.30	90	30
2~3 年	83	27.70	114	38
>3	157	52.30	51	17
平均病程	41.56 个月		20.77 个月	

由表 5 - 12 可知,肝郁血瘀证与肝郁气滞证相比,病程较长,有显著性差异。

表 5 - 13　　　　　　　　　　主要症状分析表

	n	乳房疼痛			疼痛与月经的关系		疼痛性质			伴月经不调	
		轻	中	重	有关	无关	胀痛	刺痛	隐痛	量多色暗	不定期
肝郁气滞型	300	60	213	27	271	29	230	13	57	79	98
肝郁血瘀型	300	100	179	21	111	189	67	203	30	113	68

由表 5 - 13 可知,肝郁血瘀证与肝郁气滞证在乳房疼痛的性质和疼

痛与月经的关系方面有明显不同。

2.肝郁气滞证、肝郁血瘀证主要体征对比 见表5－14。

表5－14 主要体征分析表

		肝郁气滞证组（$n=300$）	肝郁血瘀证组（$n=300$）	P值
乳房肿块形态	结节型	202	44	<0.05
	片块型	94	181	
	肿块型	4	75	
质地	软	121	26	<0.01
	韧	170	134	
	韧硬	9	140	
范围	<2 cm²	200	90	<0.05
	<4 cm²	88	69	
	>4 cm²	12	141	
部位	左乳	165	172	>0.05
	右乳	135	128	
肿块位置	外上	156	163	>0.05
	外下	20	20	
	乳晕中央区	64	77	
	内上	32	22	
	内下	28	18	
乳头溢液量	大	13	28	>0.05
	中	18	30	
	小	25	20	
溢液性质	乳汁样	39	42	>0.05
	清水样	20	36	

由表5－14可知,肝郁血瘀证与肝郁气滞证在肿块的形态、质地、范围方面有明显不同。

3.肝郁气滞证、肝郁血瘀证舌、脉象对比 见表5－15。

表 5 - 15 两组舌、脉象分析表

	n	舌质			脉象			
		淡红	淡胖有齿痕	紫黯有淤斑	弦	弦细	涩	沉涩
肝郁气滞证组	300	180	108	12	125	101	15	39
肝郁血瘀证组	300	50	89	161	29	30	201	40

由表 5 - 15 可知,肝郁血瘀证舌质紫黯有瘀斑,脉象涩等血瘀表现与肝郁气滞证有显著性差异。

综上结果表明,肝郁血瘀证与肝郁气滞证在乳房疼痛与月经的关系、疼痛的性质、肿块的形态、质地、舌脉方面有显著差异($P < 0.05$)。肝郁气滞证疼痛与月经有关;以胀痛为主;肿块多为结节型,质地较软。肝郁血瘀证疼痛多与月经无关;以刺痛、隐痛为主;肿块多为片块为主,质地多为韧、韧硬。肝郁气滞证舌质多淡红,脉象弦,肝郁血瘀证多舌质紫黯有瘀斑,脉象涩。

4. 肝郁气滞证、肝郁血瘀证患者红外线扫描变化差异 见表 5 - 16。

表 5 - 16 两组红外线扫描分析表

	n	乳腺组织灰阶度标定				血管变化分裂	
		0 级	Ⅰ 级	Ⅱ 级	Ⅲ 级	A	B
肝郁气滞证组	300	80	73	35	12	45	155
肝郁血瘀证组	300	0	60	68	72	154	46

0 级为白色,透光良好;Ⅰ 级为浅灰色,部分透光;Ⅱ 级为灰色,少部分透光;Ⅲ 级为深灰色透光差。A 表示血管基本正常;B 表示血管纹理增粗,边缘模糊

由表 5 - 16 可知,肝郁气滞证组 CIMD 图像改变较轻,以 Ⅰ、Ⅱ 级为主;肝郁血瘀证组乳房透光性降低,Ⅱ、Ⅲ 级增多,有大片中深灰影,灰度尚均匀,形状规则,边界尚清,血管增多、增粗、紊乱,边缘模糊。

5. 肝郁气滞证、肝郁血瘀证患者乳腺钼靶 X 片不同分型构成分布的变化差异　见表 5 - 17。

表 5 - 17　　　　　　　　乳腺钼靶 X 片分析表

	n	I		II		III			IV		
		I_a	I_b	II_a	II_b	III_a	III_b	III_c	IV_a	IV_b	IV_c
肝郁气滞证组	300	50	10	24	6	55	15	0	117	23	0
肝郁血瘀证组	300	9	41	1	29	2	48	20	0	120	30

由表 5 - 17 可知,由于腺体及间质纤维组织增生程度的加重,腺体结构紊乱,密度增高,透光性降低,肝郁血瘀证组钼靶片分型 IIIc(导管型)、IVb(混合型)、IVc 增生重的类型明显增多,且引流静脉(宿主血管)有迂曲增粗现象,而 I(致密型)、IX 型(脂肪型)无显著差别($P > 0.05$)。

6. 肝郁气滞证、肝郁血瘀证患者声像图 B 超不同分型构成分布的变化差异　见表 5 - 18。

表 5 - 18　　　　　　　　乳腺 B 超声像图分型

	n	I 型	II 型	III 型
肝郁气滞证组	300	206	81	13
肝郁血瘀证组	300	70	152	78

表明肝郁血瘀证组较肝郁气滞证组增生程度加重,II 型、III 型、IV 型显著增多,以 II 型为主,占 50%,验证了肝郁气滞日久,血瘀痰凝的病机演变与增生程度的一致性。

7. 肝郁气滞证组、肝郁血瘀证组患者 CDFI 行肿块内及周围新生血管血流动力学检查　见表 5 - 19 ~ 表 5 - 22。

表 5 - 19　　　　　　　　肝郁气滞证组血流信号

声像图分型	例数	血流信号分级				血流信号显示率(%)
		0	I	II	III	
I 型	211	200	10	0	0	0.4
II 型	86	75	13	0	0	15.7
III 型	3	0	1	0	0	33.3
合计	300	276	24	0	0	8

表明随着 B 超声像图显示增生程度的加重,血流信号显示率显著升高。Ⅱ型、Ⅱ型(囊性增生)血流信号显示率明显高于Ⅰ型。

表 5 – 20 肝郁血瘀证组血流信号

声像图分型	例数	血流信号分级				血流信号显示率(%)
		0	Ⅰ	Ⅱ	Ⅲ	
Ⅰ 型	70	59	11	0	0	15.7
Ⅱ 型	177	139	35	3	0	20.2
Ⅲ 型	53	37	10	5	1	28.3
合计	300	235	56	8	1	21.6

表明Ⅰ型→Ⅱ型、Ⅲ型增生程度的加重,血流信号显示率逐渐增高,Ⅱ、Ⅲ型与Ⅰ型比较均有显著差异($P < 0.05$),囊性增生(Ⅲ型)血流信号显示率较高,但与Ⅱ型无显著差异($P > 0.05$)。

表 5 – 21 肿块 CDFI 血流信号分析表

	血流信号分级				血流信号显示率(%)
	0	Ⅰ	Ⅱ	Ⅲ	
肝郁气滞证组	276	24	0	0	8
肝郁血瘀证组	235	56	8	1	21.6

表明肝郁血瘀证与肝郁气滞证有显著差异($P < 0.05$),血流信号显示率明显提高。显示肝郁血瘀证新生血管显著增多,血流多为Ⅰ级。

表 5 – 22 肿块新生血管血流动力学监测表

	n	V_{max}(cm/s)	V_{min}(cm/s)	RI
肝郁气滞证组	300	8.71 ± 3.13	4.71 ± 3.12	0.42 ± 0.13
肝郁血瘀证组	300	10.3 ± 2.34	4.47 ± 3.53	0.51 ± 0.203

以上结果表明,肝郁血瘀证收缩期最大血流速度 V(max)加大,阻力指数(RI)升高,与肝郁气滞证有显著性差异。乳癖由于肝郁气滞、脾肾亏虚、冲任失调等导致日久气滞痰凝血瘀,痰瘀互结阻于乳络,因而临床中医辨证又分为肝郁气滞、肝郁血瘀等不同类型。反映了随着乳癖病机的发展演变过程,乳腺增生肿块新生血管的最大血流速度和阻力指数不

断增大,各辨证分型病变也代表着乳腺增生不同的程度和阶段,与西医乳腺增生的病理变化过程相一致,大致体现了乳腺增生的病理演变阶段。

8. 血流频谱直观征象改变　由于最大血流速度 V(max),阻力指数 RI 的增大,肝郁血瘀证乳腺增生肿块内部及周围新生血管血流频谱发生改变,波幅加大,由低阻力型向高阻力、高排型转化。

9. 两组肿块穿刺活检病理形态改变与血流信号显示率的关系　将 180 例患者肿块穿刺活检组织病理形态按上述标准进行分类统计,根据增生程度分为 4 型:单纯增生型、腺病型、纤维硬化型、囊性增生型,并与患者行 CDFI 的肿块血流信号显示率进行比较。肝郁气滞证组 42 例,肝郁血瘀证组 138 例。见表 5 – 23、表 5 – 24。

表 5 – 23　　　　　　　　两组病理分型分析表

	单纯性上皮增生			囊性增生	腺病性增生	纤维硬化性增生
	轻度	中度	重度			
肝郁气滞证组	23	2	0	3	9	7
肝郁血瘀证组	5	33	23	40	11	34

肝郁血瘀证组较肝郁气滞证组中、重度单纯导管上皮增生、囊性增生显著增多($P < 0.05$)。在单纯导管上皮增生病理类型中肝郁血瘀证组显示出上皮增生程度的加重,导管上皮增生超过 4 层,有搭桥、导管上皮实性增生现象。

表 5 – 24　　　　　　病理分型与血流信号关系分析表

	例数	血流信号显示率(%)	血流信号分级				Ⅰ级所占比例(%)
			0	Ⅰ	Ⅱ	Ⅲ	
轻度上皮增生	23	8	21	2	0	0	8
中度上皮增生	40	17.5	33	6	0	0	17.5
重度上皮增生	23	40	11	10	2	0	43
囊性增生	43	42	25	15	3	0	35
腺病型增生	20	15	12	3	0	0	20
纤维硬化型增生	41	9.9	34	2	2	0	5

轻度导管上皮增生—中度导管上皮增生—重度导管上皮增生,血管生成量进一步增多,且重度与轻度之间血流信号显示率有显著性差异($P < 0.05$)。囊性增生血流信号显示率在各组病理类型中最高(42%),与轻度增生之间有显著性差异($P < 0.05$),囊性增生、重度导管上皮增生与纤维硬化性增生比较,血流信号显示率有显著差异。纤维硬化性增生虽然血流信号显示率较其他增生减少,但血流信号分级增高。结果显示随着乳腺增生程度的加重,新生血管呈增多趋势。

10. 两组激素水平检测　见表 5 – 25。

表 5 – 25　　　　　　　　两组激素水平检测

	E_z(ng/L)	P（μg/L）	T（μg/L）	PRL（μg/L）	PSH（mIU/L）	LH（mIU/L）
肝郁气滞证组（$n = 178$）	130.70 ± 37.52	10.31 ± 4.54	49.87 ± 15.05	10.78 ± 3.49	10.72 ± 9.99	11.03 ± 13.07
肝郁血瘀证组（$n = 192$）	144.67 ± 47.07	9.24 ± 3.02	46.28 ± 14.30	18.99 ± 5.02	9.59 ± 5.32	12.16 ± 10.49
正常值	117.0 ± 39.50	13.59 ± 5.45	50.00 ± 10.00	11.05 ± 9.57	10.00 ± 4.00	12.00 ± 8.00

由表 5 – 25 可看出,与正常值比较,肝郁气滞证 E_2 显著升高,P 显著降低,肝郁血瘀证 E_2、PRL 显著升高,P、T 显著降低($P < 0.05$)。两组比较,肝郁血瘀证 E_2、PRL 显著升高,P、T 显著降低($P < 0.05$)。

11. 两组血液流变学检测　见表 5 – 26。

表 5 – 26　　　　　　　　两组血液流变学的变化（$\bar{x} \pm s$）

	肝郁气滞证组（$n = 120$）	肝郁血瘀证组（$n = 130$）
全血黏度:低切(CP)	8.19 ± 1.83	10.84 ± 1.13
全血黏度:中切(CP)	5.24 ± 0.72	6.40 ± 0.53
全血黏度:高切(CP)	3.79 ± 0.54	4.18 ± 0.61
血浆黏度(CP)	1.62 ± 0.17	1.80 ± 0.12
红细胞压积(%)	43.75 ± 4.95	44.75 ± 2.25

（续表）

	肝郁气滞证组($n=120$)	肝郁血瘀证组($n=130$)
全血还原黏度(低切)	16.66 ± 5.72	21.52 ± 2.78
全血还原黏度(中切)	9.65 ± 2.38	11.79 ± 1.13
全血还原黏度(高切)	6.22 ± 1.47	7.22 ± 1.21
血沉(mm/h)	23.38 ± 7.35	16.25 ± 7.25
血沉方程 K 值	86.66 ± 21.81	67.13 ± 32.18
红细胞聚集指数	2.17 ± 0.44	2.59 ± 0.36
红细胞刚性指数	3.07 ± 0.44	3.07 ± 0.77
红细胞变形指数	0.658 ± 0.052	0.625 ± 0.104
纤维蛋白元(G/L)	3.24 ± 1.15	3.91 ± 1.05

肝郁血瘀证组全血黏度低切、全血黏度高切、全血还原黏度中切、血浆黏度均高于对照组（$P < 0.05$）。肝郁血瘀证血液和血浆黏度增高，而红细胞聚集指数、纤维蛋白原无显著差别。

八、讨论

（一）现代医学对乳腺增生的认识

1. 现代医学对乳腺增生病因病理的认识　现代医学认为内分泌紊乱是造成 HMG 的主要原因。乳房是体内多种内分泌激素的靶器官，乳房的生长发育及其伴随月经周期各个阶段出现的周期性变化和乳汁分泌等一系列生理活动受大脑皮层、下丘脑和各种内分泌腺调控，在下丘脑－垂体－卵巢轴及其他内分泌激素的调节控制下进行。多数 HMG 患者存在黄体功能不全的特征。患者在黄体期黄体酮分泌不足，黄体期缩短，体内黄体酮水平低下，从而失去正常的保护乳腺的作用，它引起的继发改变为黄体期 E_2 相对过高，PRL 过度增高，高 E_2、高 PRL、低 P 即是本病发生的内分泌基础。HMG 与高脂肪饮食密切相关，动物实验证实给小鼠喂养高脂肪饲料可直接诱导小鼠的乳腺增生，说明高脂肪饮食可改变内分泌环境，增强雌激素对乳腺上皮细胞的刺激。不良的情志刺激可通过影响人体内分泌系统加重或诱发 HMG。研究证实，患有肝郁证的育龄期妇女中存在着血 PRL 升高、FSH 和 LH 异常及卵巢功能障碍、孕激素分泌不足，与 HMG 的内分泌紊乱完全一致。本次临床观察验证了此理论，肝郁气滞证患者 E_2 显著升高，P 显著降低，肝郁血瘀证患者 E_2、PRL 显著升高，P、T 显著降低（$P < 0.05$）。两组比较，肝郁血瘀证 E_2、PRL 显著升高，P、T 显著降低（$P < 0.05$）。另外，HMG 与肝脏灭活雌激素的功能下降有关。而高龄初产、不育、不哺乳、流产次数多等是发生 HMG 的高危因素。

2. 现代医学对肝郁血瘀证乳腺增生的认识　中医认为，凡离经之血不能及时排出和消散，停留于体内或血行不畅，壅遏于经脉之中，以及淤积于脏腑组织器官的，均称为血瘀证。运用现代西医的先进科学检测手段把对血瘀证的认识引向微观，有助于对乳癖血瘀证本质进行探讨，是对乳癖血瘀辨证的补充和发展。

肝郁血瘀证是机体整体水平宏观结构和乳房具体功能、形态的反映。血液流变学、微循环从机体整体水平角度认识乳癖血瘀证，血流动力学、病理形态学是对乳腺局部具体功能、形态的反映。乳癖血瘀证宏观征象主要表现为乳房周期性刺痛，腺体局限性和弥漫性增厚成片块，甚至成局部肿块，月经不调，月经色黯挟有血块，舌质紫黯有瘀斑，脉弦涩。乳癖血瘀证包括了现代医学的血液循环障碍（局部缺血、瘀血、水肿），特别与增生肿块自身的微循环有密切关系，同时还包括组织细胞增生、硬化、炎症、水肿等继发性改变。可借助血流动力学、血液流变学、微循环、病理形态学、分子生物学等现代方法和手段，从微观角度认识血瘀证。

血瘀证乳腺增生的主要诊断依据：①唇色紫绀或爪甲发青。②舌黯或舌质紫瘀斑。③病理性肿块，包括内脏肿大、新生物、炎性或非炎性包块、组织增生。④疼痛部位固定或痛如针刺。⑤血管异常，乳房部位引流静脉扩张。⑥脉象涩。

实验室依据：①血流动力学障碍。②微循环障碍。③血液流变学异常。④血小板凝聚性增高或释放功能亢进。⑤病理切片示有肝郁血瘀证瘀血表现等。

3. 肝郁血瘀证乳腺增生的病理组织类型的意义　近年来已经认识到乳腺增生与乳腺癌有相关关系，病理检查证实，有 20% ~ 30% 的乳腺癌并发囊性增生,如果对乳腺癌的标本进行全乳腺大切片病理检查,其并发乳腺增生的比例高达61.9%,可见两者关系密切。进一步研究表明,中重度导管上皮增生呈实性,导管上皮增生活跃有轻度增加浸润性乳腺癌的危险,可发生恶变,囊性增生在导管上皮增生活跃的基础上可发生恶变,有轻度增加发生浸润性乳腺癌的危险性,不典型增生可显著增加发生浸润性乳腺癌的危险性,属于真正意义上的癌前病变。腺病、纤维硬化性增生与上皮细胞大汗腺化等病变与癌变无明显关系,故本课题探讨肝郁血瘀证乳腺增生高频声像图及血流动力学与病理组织类型的相关性是非常有意义的。

4. 乳腺增生的发展过程对血管生成的依赖关系 从正常乳腺、单纯上皮增生、轻度非典型增生、中重度非典型增生到乳腺癌,各组血管数目逐渐增多以满足增生活跃的腺上皮细胞的生长代谢。乳腺非典型增生过程中已有血管生成并随非典型增生程度的增加而增多,直到乳腺癌的发生,血管生成量进一步增多,证实了乳腺增生-非典型增生-乳腺癌的发生发展过程对血管生成的依赖关系。文献报道乳腺增生组织移植到兔眼虹膜诱导的血管生成情况明显高于正常乳腺,并认为血管生成能力可预测良性增生组织的恶性倾向。Zihce等认为血管生成在肿瘤形成之前即可识别,并认为正常细胞在获得血管生成能力后恶变危险性明显增加。Giunebertiere等复习乳腺癌患者癌前活检的乳腺增生组织切片,用F-RA抗体组化染色并分析其血管生成,发现乳腺增生癌变的危险性随微血管密度的增加而上升。

5. 肝郁血瘀证乳腺增生血流动力学检查的意义 现代临床上广泛联合应用二维超声+彩色多普勒显像,运用彩色多普勒血流显像对肿块内部及周围新生血管的血流动力学进行检测,把二维病灶特征与血流信号、血流动力学等综合指标结合起来,探索诊断早期乳癌的综合量化指标,大大提高了小乳癌正确诊断率。公认有丰富血流,检出高速动脉血流,作为恶性肿瘤的阳性诊断指标,提出小乳癌诊断标准是其中2项指标阳性。并认为这种小乳癌彩色多普勒超声检查综合分析法准确性达90.4%。

国外文献报道乳腺增生肿块彩色多普勒血流显示率相对乳癌及纤维

腺瘤较低,只有 15% ~ 27.5%,大部分散在,位于周边,而恶性及纤维腺瘤的肿块血流显示率更高,而且恶性肿块的血流更容易分支穿入肿块的中间,小部分稍丰富,流速及阻力指数均不高。

重度乳腺增生病理类型分为重度乳腺导管上皮增生、囊性增生及不典型增生(Ⅰ、Ⅱ、Ⅲ度),中医宏观辨证为肝郁血瘀证,日久有癌变倾向,在重度增生阶段彩色多普勒血流检查与其增生有相关性的血流动力学改变,对由于病机不断演变在声像图及血流量化指标上体现中医辨证与治疗的客观化,并为肝郁血瘀证乳癖中医辨证与治疗提供客观化和量化的微观指标和依据做了基础探究。并有助于提高对非典型增生癌前病变的早期发现和诊断,体现对乳腺癌早期发现及预防的重要意义。

(二)中医对肝郁血瘀证乳腺增生的认识

1. 古代医家对乳癖的论述　乳腺增生以乳房疼痛、肿块为主症,与中医古代文献中"乳癖"的描述相符合。古代医家对乳癖的较为系统和清晰的认识是从明代开始的。龚居中在《外科活人定本》中首次提出"此症生于正乳之上,乃厥阴、阳明经之所属……何谓之癖,硬而不痛,如顽核之类,过久则成毒",不仅描述了乳癖的症状、所属经络,也指出乳癖日久可致恶变。正如《外科真诊》所说:"宜节饮食、息恼怒、庶免乳岩之变。"陈实功在《外科正宗》中指出,"乳癖乃乳中结核,形如丸卵,或重坠作痛,或不痛,皮色不变,其核随喜怒而消长",并认为本病"多由思虑伤脾,恼怒伤肝,郁结而成也。"进一步描述了乳癖的临床表现,并指出本病的发生主要是肝脾损伤,与情志改变有关。祁坤在《外科大成》中将乳癖描述为"乳中结核,如梅如李,虽患日浅,亦乳岩之渐也",且提出辨证论治应从肝脾着手,重视理气解郁、活血化瘀,"由肝脾虚者,四君子汤加芍、归、升麻、柴胡;由郁结伤脾者,用归脾汤"。余听鸿在《外证医案汇编》中提出"乳中癖核,乃肝脾二经气凝血滞而成",又因"少阳行经之地,气血皆少。加以情怀失畅,气血痹郁,有形而痛……非痈脓之候,恐年齿日加,必成岩症。"治疗时亦从调和肝脾、疏通乳络入手。《医宗金鉴·外科心法要诀》中亦称乳癖的成因为"木郁不达,乳房结癖""结核如梅李,症由肝脾郁结而成"。

综上所述,古代医家对乳癖的认识为:乳癖以乳中结核和乳痛为主要临床表现,且与情绪改变有关;由于乳癖的发生责于肝脾郁结,治疗应以调理肝脾、理气解郁、活血化瘀为主;乳癖若迁延失治,日久气血痹郁,恐会逐渐发展成乳岩。

2.乳房与脏腑、经络、气血的关系　中医学认为正常乳房的生长、发育和分泌功能与脏腑、经络、气血的功能密切相关,它秉承先天之精气,受五脏六腑十二经气血津液之所养,在女子随精气的盛衰而出现不同时期的盈亏变化,其生理功能又与月经、胎孕、产育之间相互联系,因此乳房虽属局部器官,但通过与十二经脉及奇经八脉的纵横联系,和机体内部脏腑形成一个有机整体,并通过精气血津液的作用完成其功能活动。这种整体观念和现代医学的认识是相符的,现代医学认为乳房是体内多种内分泌激素的靶器官,乳房伴随月经周期各个阶段出现的周期性变化和乳汁分泌等一系列生理活动是在下丘脑—垂体—卵巢轴及其他内分泌激素的调节控制下进行的。

3.乳腺增生的病因病机

(1)肝郁脾虚、肾虚冲任失调是乳腺增生的基本病机:中医学认为,乳房通过与十二经脉及奇经八脉的纵横联系,和机体内部脏腑形成一个有机整体,其生长、发育和分泌功能与脏腑、经络、气血的功能密切相关,当脏腑、经络、气血出现功能失调时必然会影响到乳房而产生疾病。因此,乳腺增生虽然是局部病变,但其发生根源多为全身脏腑功能失调。

从妇女的生理、心理特点而言,女子属阴,以血为本,在生理上有经、孕、产、乳的特点,机体处于"有余于气,不足于血"的欠平衡状态,肝体阴而用阳,体阴主藏血,用阳主疏泄。肝病的特点即是体用失调、气血失和。肝失疏泄则气机不畅、肝气郁结,易出现乳胀、乳痛、胸闷等症。肝气的疏泄又与情志有关,肝的疏泄功能正常则气机调畅,血运畅通,情志舒畅,若肝失疏泄、肝气郁结则心情抑郁,多愁善感或烦躁易怒,这也是乳腺增生患者的常见症状。在心理上,历来就有"十女九郁"之说,女性的心理过程和气质相对来说属于弱而不灵活型,我们的临床研究也发现患者多属内向型性格,这种偏抑郁的性格是造成其容易出现肝郁气滞的原因之一。

所以叶天士在《临证指南医案》中提出"女子以肝为先天"之说，强调了肝郁在妇女疾病中特殊、重要的地位。肝气郁滞，最易克乘脾土，引起脾的功能失调，因为肝脾同居中焦，共司气化，"肝脾者，相助为理之脏也"，肝气一动，即乘脾土。肝郁脾虚，则气血郁滞，痰湿留聚。《血证论》云："木之性主乎疏泄，食气入胃，全赖肝木之气以疏泄之，而水谷乃化，设肝不能疏泄水谷，渗湿中满之证，在所难免。木郁克土，脾虚困惫，运化失职，痰湿内停，浸淫泛滥。"肾为先天之本，内寓元阴元阳，为肾－天癸－冲任性轴核心，肾中精气盛衰决定着乳房生长、发育及分泌功能。若肾气不充，天癸迟至，冲脉失养，任脉不通则不能濡养乳房或阳虚不能驱散阴寒痰湿之邪而发病。同时，肾藏精为人体之先天，肝藏血为子女之先天，精血同源，肝肾同源，二者在生理上互相联系。肝之疏泄及藏血功能有赖肾气的温煦资助，肾中精气充盛，有赖血液滋养填充；在病理上互相影响，肝郁化火可以下及肾阴，肾气不充则肝失所养、疏泄失职。故认为肝郁气滞是乳腺增生的根本病机，在此基础上导致脾虚、肾虚、冲任失调。

从经络循行上说，《黄帝内经》云："足厥阴肝脉，上贯膈，布胁肋。脾之大络，名曰大包，出渊腋下三寸，布胸胁。胃之大络，名虚里，贯膈络肺，出于左乳下，其动应衣。脾胃之大络，皆布于胸中。足太阴脾脉，络胃，上膈。"因此乳房的经络总属肝经所主，乳房的部位总属脾胃所主。若肝失疏泄、脾失运化，脏腑功能失调必然影响经络气血郁滞，经络失去通调、灌养乳房的作用，使乳房正常的生理功能不能维持则易出现乳房疼痛、肿块等病理改变。脾主湿，肝失疏泄，影响脾的运化水湿功能，造成水湿不化，津液不布，停聚为痰，故曰"诸湿肿满，皆属于脾"，湿蕴于内，无处不到，停聚体内则形成有形之痰，与瘀血互阻于乳房，则易形成结块。肝血充足，肝气畅达，冲任二脉气血充盛，才能使月经按时来潮，乳房的腺体才会随正常的月经周期发生生理性的增生与复归。经血为脾胃所化生，脾胃功能正常，气血化生充足，才能助养冲任二脉，使其发挥上濡乳房、下养胞宫的生理功能。因此肝、脾、肾功能正常是维持正常月经和乳腺周期性变化的基本条件。若肝失疏泄，肝血不足，通畅调达之性受阻，脾失健运，气血生化乏源，冲任二脉濡润温养之功受滞，则会影响到胞宫和乳腺的生理,发生月经紊乱、量少,乳房打破增生与复旧的平衡状态,发生过度增生与复旧不全。现代医学证实乳腺增生皆伴有黄体功能不全,说明乳房的生理与胞宫的生理变化是一致的,二者同时受肝脾二脏的调节。肝失疏泄、脾失运化、冲任失调是发生乳腺增生的主要病机所在。

(2)日久肝郁血瘀,痰瘀互结乳络是乳腺增生病最终病机:唐容川云:"瘀血在经络脏腑之间,则结为癥瘕是指妇人癖。"王清任云:"气无形不能结块,结块者,必有形之血也。"因此乳房出现肿块,必为瘀血所为。肝郁气结,气不行血,日久必致血运不畅,瘀血内停,与痰湿相搏结,凝滞乳络,发为乳房包块。瘀血又可进一步阻滞气机,加重津液的输布障碍,使痰浊内停加重,痰浊重浊腻滞难化,又可能影响气血畅行,使瘀血加重。《血证论》云:"病血者未尝不病水,病水者未尝不病血""湿气不行,凝血蕴里而不散津液涩渗,著而不去而积成。"湿瘀互阻,缠绵难化,进一步影响至肝的疏泄、脾的运化功能,使疾病反复发作,造成乳腺增生迁延难愈。肾为先天之本,内寓元阴元阳,为肾-天癸-冲任性轴核心,肾中精气盛衰决定着乳房生长、发育及分泌功能。若肾气不充,天癸迟至,冲脉失养,任脉不通则不能濡养乳房,同时肾藏精为人体之先天,肝藏血为女子之先天,精血同源,肝肾同源,肝之疏泄及藏血功能有赖肾气的温煦资助,肾中精气充盛,有赖血液滋养填充;在病理上两者互相影响,肾气不充则肝失所养、疏泄失职,肝郁化火可以下灼肾阴,肾气不充,冲脉失养,不能灌养乳络,瘀血阻滞,经络凝滞,结于乳房。故出现双乳固定性疼痛、肿块、月经色黯,舌有瘀斑,脉涩等血瘀证表现。

瘀血、痰湿是乳腺增生病机的主要特征,肝气郁滞是形成痰浊、瘀血的主要机制,是由于肝失疏泄、脾失健运、冲任失调所引起的一系列功能失调的表现和病理产物的积聚。肝气郁滞,瘀血内生;脾失健运,痰湿不化;瘀血、痰湿互阻乳络,故形成乳房肿块;不通则痛,瘀血有形实邪内生,故乳房固定性刺痛;水湿浸渍,湿邪重浊黏滞,故双乳沉重、水肿;水湿溢于乳窍,则乳头溢液;肝郁情志不畅,故性情急躁或抑郁;脾虚血无以化生,肝郁失于调摄冲任,血脉不利,故月经色黑挟有血块或先后不定期。舌黯或舌质紫瘀斑,脉象涩为肝郁脾虚所致的瘀血征象。

综上所述,中医的宏观辨证认为乳癖病机为肝郁脾虚,肾虚冲任失调,以致日久气滞痰凝,瘀血阻络、血脉不利,痰瘀互结于乳络。乳癖日久则血瘀证表现明显,肿块、固定性疼痛、月经色黯,舌有瘀斑,脉涩。呈重度乳腺增生、非典型增生改变,重度乳腺增生、非典型增生日久痰瘀互结,化毒为乳腺癌。

(三)乳腺增生肝郁血瘀证宏观征象和血流动力学等微观指标的相关性

1.乳腺增生肝郁血瘀证的主要征象　乳癖辨证由肝郁气滞证到肝郁血瘀证反映了乳癖病机程度也有不同的变化演变过程,各辨证分型病变代表着增生的不同程度和阶段,肝郁血瘀证乳癖对应着中、重度乳腺增生阶段,甚至包含非典型增生到癌前病变阶段,随着肝郁日久血瘀痰凝的病机演变,肝郁血瘀证与肝郁气滞证在症状、体征、舌脉等中医宏观征象上均有显著差异,肝郁气滞证病程为(20.77±1.63)个月,肝郁血瘀证病程为(41.56±2.44)个月($P<0.05$),肝郁气滞证乳房疼痛呈周期性,与月经关系明显,经前加重,经后缓解(占90%),由于为气滞所致,疼痛为胀痛(占767%);肝郁血瘀证乳房疼痛与月经关系不明显,呈持续性(占63%),经前加重,经后缓解(占37%),由于为气滞血瘀证,疼痛为刺痛(占65.8%)($P<0.05$)。肝郁气滞证肿块性质多为结节型(占66%),质地偏韧占57%;肝郁血瘀证肿块性质多为片块型(占60%),质地多韧硬(占47%)。肝郁气滞证舌质多淡红占60%,脉弦者占40.3%,肝郁血瘀证舌质紫黯有瘀斑者占53.3%。

综上所述,从中医宏观辨证角度看,随着乳癖病机的变化演变,日久血瘀证表现明显;病程延长;乳房疼痛加剧,周期性不明显,多为固定性刺痛或呈持续性;肿块范围增大,质地韧硬,多为片块型;舌质紫黯有瘀斑,脉象涩。

2.肝郁血瘀证乳腺增生血流动力学改变及相关改变　临床上应用联合二维超声加彩色多普勒显像,运用彩色多普勒血流显像对乳腺增生肿块内部及周围新生血管的血管形态学和血流动力学等方面进行检测,观察肝郁血瘀证乳腺增生二维病灶特征与血流信号、血流动力学等综合指标的联系。高频声像显示乳腺增生多为某象限正常腺体层后方片状回升增强区,有粗大乳腺增生的光斑及光点或低回声液性暗区,强弱不均的结节图像。乳腺增生声像图分为Ⅰ型、Ⅱ型、Ⅲ型。

声像图示肝郁血瘀证较肝郁气滞证增生程度加重Ⅱ型、Ⅲ型显著增多,以Ⅱ型为主,占50%;随着B超声像图显示增生程度的加重,肝郁血瘀证血流信号显示率显著升高。Ⅱ型、Ⅲ型(囊性增生)血流信号显示率明显高于Ⅰ型。肝郁血瘀证血流信号显示率为21.6%,肝郁气滞证为8%,有显著差异,血流信号显示率明显提高。显示肝郁血瘀证新生血管显著增多,且血流多为Ⅰ级(92%)。肝郁血瘀证收缩期最大血流速度(Vmax),阻力指数(RI)与肝郁气滞证有显著性差异($P < 0.05$)。由于最大血流速度 V_{max})、阻力指数(RI)的增大,肝郁血瘀证乳腺增生肿块内部及周围新生血管血流频谱发生改变,波幅加大,由低阻力型向高阻力高排型转化。

乳癖辨证由肝郁气滞证到肝郁血瘀证反映了乳癖病机程度也有不同的变化演变过程,各辨证分型病变也代表着不同的程度和阶段,肝郁血瘀证乳癖对应着中、重度乳腺增生阶段,甚至包含非典型增生这一癌前病变阶段,随着肝郁日久血瘀痰凝的病机演变,乳腺肿块增生程度加重,新生血管增多,流速及阻力增大。与西医乳腺增生的病理变化一致,大致体现了乳腺增生的病理发展阶段。

3. 肝郁血瘀证乳腺增生病理改变与血流动力学指标的相关性　肝郁血瘀证组较肝郁气滞证组中、重度单纯导管上皮增生、囊性增生显著增多($P < 0.05$)。在单纯导管上皮增生病理类型中肝郁血瘀证组显示出上皮增生程度的加重,导管上皮增生超过4层,有搭桥、导管上皮实性增生现象。

轻度导管上皮增生-中度导管上皮增生-重度导管上皮增生,血管生成量进一步增多,且重度与轻度之间有显著性差异($P < 0.05$)。囊性增生血流信号显示率在各组病理类型中最高(42%),与轻度导管上皮增生之间有显著性差异($P < 0.05$),囊性增生、重度导管上皮增生与腺病型、纤维硬化性增生比较,血流信号显示率有显著性差异($P < 0.05$)。纤维硬化性增生虽然血流信号显示率较其他增生减少,但血流信号分级、

V_{max}、RI 有所增高。结果显示随着乳腺增生程度的加重,新生血管呈增多趋势。

肝郁血瘀证乳腺增生红外线扫描及钼靶 X 片不同分型构成的变化差异　肝郁气滞证 CIMD 图像改变较轻,Ⅰ、Ⅱ级为主,肝郁血瘀证乳房透光性降低,Ⅱ、Ⅲ级增多,有大片中深灰影,灰度尚均匀,形状规则,边界尚清,血管增多、增粗、紊乱,边缘模糊。

肝郁血瘀证患者乳腺腺体及间质纤维组织增生程度加重,腺体结构紊乱,密度增高,透光性降低,肝郁血瘀证组钼靶片分型Ⅲc(导管型)、Ⅳb(混合型)、Ⅳc 增生重的类型明显增多,且引流静脉(宿主血管)有迂曲增粗现象($P < 0.05$)。

红外线扫描及钼靶 X 片提示肝郁血瘀证乳腺增生腺体及间质纤维组织增生程度加重,引流静脉迂曲增粗,也从影像学角度验证了血瘀证乳癖的结构变化。

4. 肝郁血瘀证乳腺增生血瘀证血液流变学表现　现代医学将肝郁气滞血瘀的机制阐释为情志异常,令人体高级神经活动紊乱,机体调控功能失常,体内环境稳态失衡。一方面交感肾上腺系统调控异常,继而神经体液异常(儿茶酚胺升高),引起血液系统高黏凝倾向和血小板功能与形态异常(血小板聚集增加与超微结构改变);另一方面,外周各交感特异性通路调节功能紊乱引起心血管功能改变,尤其是外周阻力血管运动功能紊乱引起的微循环障碍,导致血液流变学异常、微循环障碍、血管活性物质失衡,最后造成血液有形成分的黏凝聚状态。与肝郁气滞组比较,肝郁血瘀证组全血黏度低切、全血黏度高切、全血还原黏度中切、血浆黏度均高于肝郁气滞组($P < 0.05$),而红细胞聚集指数、纤维蛋白原无显著差别。

九、结语

中医认为乳癖由于肝郁气滞、脾肾亏虚、冲任失调等日久导致气滞痰凝血瘀,痰瘀互结阻于乳络而成肿块,反映了乳癖病机程度也有不同的变化演变过程,各辨证分型病变也代表着不同的程度和阶段,肝郁血瘀证乳癖对应中、重度乳腺增生阶段,甚至包含非典型增生这一癌前病变阶段,运用血流动力学等微观指标从微观血流的角度探讨肝郁血瘀证乳癖宏观征象与微观血流量化指标之间的联系与差别,乳腺重度及不典型增生(乳癖血瘀证)随着肝郁、肾虚日久血瘀痰凝的病机演变,乳腺肿块增生程度加重,新生血管增多,流速及阻力增大,与西医乳腺增生的病理变化一致,大致体现了乳腺增生的各个病理阶段。由于病机不断演变在声像图及血流量化指标上体现中医辨证与治疗的客观化,并为肝郁血瘀证乳癖中医辨证与治疗提供客观化和量化的微观指标和依据进行基础探究。

现代对乳腺癌的治疗强调以Ⅱ级预防为主,因此对乳腺增生特别是增生程度较重、进展到重度乳腺增生、非典型乳腺增生等癌前变阶段时,对其增生程度的临床检测、治疗包括对较重程度的增生病情的控制和逆转尤为重视。乳癖由于肝郁气滞日久导致气滞痰凝血瘀,痰瘀互结阻于乳络日久化毒可致恶变为癌,而且结合血流动力学的量化指标有助于提高对非典型增生癌前病变的早期发现和诊断,体现对乳腺癌早期发现及预防的重要意义。

第六章　养生保健二三则

第一节　关于母乳喂养

一、母乳喂养的好处

1. 对宝宝的好处　妈妈身体产生的乳汁是任何配方奶粉都不能媲美的,乳汁含有宝宝身体所需的维生素、矿物质及其他营养素。母乳的量与质会随着婴儿的生长和需要呈现相应的变化。对于新生儿来说,妈妈的身体会根据宝宝出生的时间进行自动识别,并给予宝宝合适的保护和营养。母乳中含许多抗病物质(免疫球蛋白、活性白细胞、溶菌酶、双歧因子、生长因素、乳铁蛋白)能保护婴儿抵御疾病。母乳被认为是"易进易出"的食物,因为它含有酶,所以易消化,且易于排便。母乳具有抗感染的作用,可减少婴儿消化道、呼吸道和皮肤感染概率,减少坏死性结肠炎及婴儿猝死综合征的发生率,降低婴儿糖尿病和儿童淋巴腺瘤的发病率。另外,母乳喂养有利于增进母子感情,促进婴儿健康发育。

2. 对妈妈的好处　产后哺乳可增加子宫收缩,使胎盘易于排出,减少产后出血,有利于子宫复旧及抑制排卵,推迟月经复潮,有助于改善贫血。母乳可以使妈妈在心理上得到满足,增进母婴感情,促进乳汁分泌。哺乳的同时还可以让妈妈避免罹患子宫癌、宫颈癌、乳腺癌。并且母乳喂养经济、方便、省钱。

3. 对医院、家庭和社区亦有益处　施行母乳喂养,医院可以节约消毒、配制人工喂养品所需的奶瓶、奶粉及人力。从家庭和社区的角度来看,用于母亲营养的消费比用于婴儿营养的消费要便宜,由于婴儿较少得病,因此,可以减少医疗咨询、药物、化验和住院消费;采用哺乳期闭经方法可以推迟采用其他节育措施。

二、哺乳的正确姿势

母乳喂养方式应在早期建立,一旦形成坏习惯是很难纠正的。因此,要确保一开始就有好习惯。下面介绍几种正确的喂奶姿势。

1. 坐位喂奶 坐在合适的椅子上或床边,在膝上和背后放枕头,也可在足下添加脚凳使膝关节稍高于髋关节,以消除腰背痛。然后,抱起婴儿放在合适的角度,使其感到被托住且安全。一只手前臂的肘关节处托住婴儿头部,手掌托住其臀部,另外一只手"C"形托住乳房。婴儿的头与乳房成水平状,婴儿的面部对着母亲,胸贴胸、腹贴腹,下巴紧贴乳房。

2. 环抱式 适合剖宫产术后伤口痛或双胎同时喂奶者。这种姿势也是坐在合适的椅子上,把婴儿环抱在母亲的侧边,将婴儿的臀部用枕头垫稳,用一只手的掌根部托住婴儿颈背部,用拇指和另外四指分开托住婴儿的头,另一只手以"C"形托住乳房。

3. 侧卧式 母亲侧睡在床上,一手怀抱婴儿侧卧在母亲的身边,让婴儿的面、胸对着母亲的乳头和胸部,另外一只手仍然以"C"形托住乳房。

4. 仰卧位 母亲仰卧在床上,婴儿的胸、腹紧贴母亲的胸腹,母亲的手一定要托住婴儿的前额,让婴儿鼻子呼吸正常。

三、哺乳期乳房的日常性护理

1. 孕8个月起轻柔按摩乳房、乳头,增强乳房血液循环,以便分泌更多的催乳素、催产素,帮助产后催乳。

2. 孕7~8个月起每天用小毛巾蘸温开水轻擦乳头,防吸吮导致乳头皲裂,切忌用肥皂或酒精之类物品,以免引起局部皮肤干燥、皲裂。

3. 对于凹陷或平扁乳头,设法慢慢拉出。检测乳头是否平坦或凹陷的方法为将拇指和示指放在乳晕处轻柔压迫,正常乳头坚硬向外凸出,平坦或凹陷的乳头无上述反应。

4. 哺乳中应注意婴儿是否将大部分乳晕吸吮住,如婴儿吸吮姿势不正确或母亲感到乳头疼痛,应重新吸吮,予以纠正。

5. 哺乳结束时,不要强行用力拉出乳头,因在口腔负压情况下拉出乳头可能引起局部疼痛或皮损。应让婴儿自己张口,使乳头自然地从口中脱出。

6. 每次哺乳应两侧乳房交替进行,并挤空剩余乳汁。这样可促使乳汁分泌增多,并可预防乳管阻塞及两侧乳房大小不等。

7. 学习手工挤奶和恰当使用奶泵,避免因手法与吸力不当引起乳房疼痛和损伤。

8. 哺乳期间乳母应戴合适的棉制胸罩,起支托乳房和改善乳房血液循环的作用。

四、母乳喂养的常见问题及处理措施

生产后 2 ~ 3 天,乳房通常会暂时肿胀,这是由于流入乳房的血液流量增加及产奶开始所造成的。有些妇女乳房仅仅感到稍微充盈,但部分妇女感到乳房肿胀、血管搏动或有硬块,有时这种肿胀扩散到腋窝。肿胀引起奶头偏大,喂奶更加困难,这个问题在 24 ~ 48 小时内可得到缓解。但是如果喂奶时间太短或者喂奶次数太少,肿胀会更加严重。尽管许多卫生工作者建议使用热毛巾直接热敷,但是这将加剧奶胀。

处理措施:戴支持性胸罩,晚间也要带,保证胸罩不要太紧。经常喂奶,每 1 ~ 3 小时 1 次,每次喂奶要喂双侧,如婴儿睡觉也要按时喂奶。当乳晕部分非常坚硬时不要喂奶,为了减少损伤乳头的可能性,可以挤奶或者用奶泵,直到乳晕发软。还可以在洗热水澡时用手挤奶,热水本身可以让奶漏出来达到软化乳晕的目的。鼓励婴儿吃奶 10 ~ 20 分钟(每侧乳房)。一边喂奶一边轻柔地按摩乳房,可促使奶流出,有助于减轻奶胀。为了减轻疼痛、肿胀,在每次喂奶后应冷敷乳房。必要时可服用镇痛药。避免用奶泵,除非需要软化乳晕或者婴儿拒绝吃第二侧奶,因为过多地或习惯性泵奶会导致产奶过多。

五、产后乳少的调理

产后乳少指产后乳汁少或全无,不能满足哺乳的需要,又称产后缺乳。多发生在产后数天至半个月内,也可发生于整个哺乳期。产后缺乳的发病率为20% ~ 30%,且有逐渐上升趋势。产后催乳也成了一种普遍现象,但盲目催乳往往会带来意想不到的危害,产后催乳应该通过正规、

安全的方法进行,比如向医生寻求帮助。哺乳期乳房比较脆弱,所以一定要避免用力按摩催奶,防止伤害乳房,危害妈妈及宝宝的健康。

缺乳的常见病因病机有两种,一是患者素体气血虚弱,又因产时失血耗气或脾胃虚弱,气血生化不足,乳汁化生乏源,导致乳汁甚少或全无。这种类型的缺乳很容易理解,所以老百姓有给产妇补气血的经验,给产妇喝汤、让产妇吃高蛋白的食品,都是为了达到补益的目的。还有一种类型的缺乳是大家了解较少的,很容易被忽视,即肝郁气滞型缺乳。患者因产后抑郁,肝失条达,气机不畅,导致乳脉不通,乳汁运行不畅,因而缺乳。这种情况不是化源不足,而是有乳汁但是排出不通畅。现在临床上这样的病例并不少见,且发生率呈不断上升的趋势。现在生活条件好,因虚而致乳少的情况较少,很多患者舌苔厚腻很明显,脉也没有明显虚象。常见患者自诉:"昨天穿山甲、今天王不留,早上猪蹄汤、晚上鲫鱼汤。乳房胀痛特别明显,但乳汁就是下不来。"这种情况下再盲目补益反而适得其反,越补患者乳房胀痛感越甚,但是乳汁就是出不来,这种类型属于实证。

乳汁为血所化生,赖气以运行及控制,乳汁的有无、多少及排出情况均与气血密切相关。故缺乳有虚有实,若气血虚弱,乳汁分泌障碍,内无乳汁可下,为真性缺乳,属虚;若乳汁来源本非缺乏,而由气机壅遏郁滞,管道不通,乳汁不能排出,为假性缺乳,属实。

另外,缺乳类型中还有一种是大家较少意识到的,那就是衣物纤维堵塞乳络导致乳脉不通,引起缺乳。主要原因在于怀孕期间或哺乳期间不注意乳罩及衣物的质地及乳头卫生等,衣服的细小纤维脱落,堵塞乳脉,致使乳汁排出不畅而缺乳。

预防调护方法为缺乳产妇宜保持乐观舒畅的心情,生活规律,睡眠充足。合理安排食谱,既要加强营养,又不宜过分油腻。为了避免衣服纤维堵塞乳管,妇女在怀孕期间要注意以下几点:怀孕期间不要穿过紧的乳罩,最好选用棉织品乳罩;不要贴身穿化纤衣物或者在乳罩外直接穿着毛类衣服;切勿将乳罩与其他衣服放进洗衣机内混合洗涤,每次换用乳罩前要将其内侧的灰尘、纤维拂净。孕期坚持擦洗、按摩乳房,注意乳头卫生。养成良好的哺乳习惯,及早开乳,按需哺乳。

第二节　乳腺癌术后锻炼

乳腺癌是女性常见的恶性肿瘤之一,发病率仅次于子宫癌,已成为威胁女性健康的主要病因。近年来发病逐渐年轻化。针对乳腺癌的治疗手段很多,如手术、放疗、化疗、内分泌治疗等,对于乳腺癌的治疗,很多人更注重医疗手段,忽略了更重要的术后康复治疗。患者应从康复锻炼、饮食、心理健康等多方面进行调整恢复。

1.目的　增强血液循环,防止患侧出现腋窝积液或上肢水肿。松解软化瘢痕组织,预防瘢痕挛缩引起的患肢功能障碍。

2.时机　过早会影响患侧胸部皮肤与胸壁的贴附。过晚易引起患侧腋窝积液、上肢水肿。因此,应根据患者的年龄、接受能力及本人身体状况,因人而异地制订功能恢复锻炼计划。

3.原则　循序渐进,不要过急;量力而行,避免过劳。防止活动过度造成损伤。掌握病情,以活动后不引起疲劳、疼痛为宜。注意观察效果,有无不良反应。

4.分级　我们将复健运动进行了初阶运动、中阶运动、高阶运动的分期。事实上,从手术后第一天就可以开始执行初步复健运动。每天循序渐进,持之以恒的练习,就会收到成效。

(1)初阶运动:防止手术后关节活动受限和姿势不良。①活动手指及腕部,可做伸指、握拳、屈腕等锻炼。②活动颈部,前后左右4个方向缓慢转动,每次持续10秒,转5圈,增强颈部肌力和灵活度。③活动肩部,左右肩交替耸立,每边持续5秒,肩部上提、放下要缓和。④肩关节绕圈运动,右肩往右耳方向上提做绕圈动作,左肩往左耳方向上提做绕圈动作。交替重复上述动作,建议每天10次。

(2)中阶运动:术后拆线,伤口愈合良好后,可以尝试中阶运动。①手碰肩运动:放松站立,叉腰,用双手尽量触碰双肩,然后由肩向头顶慢慢触碰,有困难则不要勉强,然后自头顶将手慢慢放下,恢复到叉腰姿势,建议每天10次。②爬墙运动:面对墙壁站立,双手贴墙面,用双手或患手沿墙壁徐缓地向上爬动,使上肢尽量高举,然后缓慢向下回到原处,反复进行。

(3)高阶运动:术后恢复一段时间,上肢基本正常抬举。①捏球运动:放松站立,患侧手握小皮球,轻轻举起,用力捏小皮球,再放松,恢复自然状态。②双臂绕圈运动:放松站立,双手平肩,双手同时往后绕圈 5 次,再同时往前绕圈 5 次。注意不要拉伤伤口,绕圈的幅度逐渐增大。

5.注意事项　患者不要在患侧肢体测血压、抽血、静脉注射、提重物等,患肢负重不能超过 5 千克,以免影响患肢功能锻炼,避免皮肤破损及感染、避免蚊虫叮咬和戴腕饰。

以上锻炼要求每天 1 ~ 3 次,每次 15 ~ 20 分钟。按时、准确进行功能锻炼是患者上肢功能恢复的重要保证。锻炼中既要防止动作过大、过猛影响伤口愈合,又要注意动作不能过小,以免影响训练效果。

6.预防上肢淋巴水肿措施　嘱患者不穿袖口有松紧带的衣服。患肢不可热敷,避免烫伤。避免上肢经常处于静止或下垂状态。睡眠或休息时,把患肢垫高,以防水肿。避免晒伤和蚊虫叮咬。天冷时经常使用润手霜等,防止皮肤干裂。一旦手臂出现红、肿、热、痛及时到医院就诊。

第三节　乳腺癌术后中医药治疗

乳腺癌患者无论接受手术、放疗、化疗还是内分泌治疗,都会出现一定的不良反应,中医药治疗的长处在于提高机体免疫功能,减少放化疗不良反应,提高放化疗敏感性,对乳腺癌及乳腺癌术后患者的治疗有着广阔的应用前景和独特的优势。针对不同患者、不同症状,采用不同的中药经方化裁加减,使每一位患者得到真正的个体化、精准化治疗。

1.疼痛　乳腺癌患者可能出现疼痛现象,多由放化疗或者精神因素引起,西医通常给予止痛药,但是会造成许多不良反应。中医将疼痛分为气滞血瘀、痰浊、癌毒、寒凝等不同种类,主要采用的药物包括以下几种。

(1)活血化瘀类:三棱、莪术、乳香、没药、丹参、桃仁等。

(2)解毒抗癌类:蚤休、半枝莲、山慈姑、白花蛇舌草等。

（3）虫蚁搜刮类：土鳖虫、全虫、蜈蚣、地龙、僵蚕等。

中药止痛作用持久，无成瘾性，可提高患者疼痛阈值。同时，还可以采用药物外敷、针灸、穴位注射等中医疗法，双管齐下。

2. 疲乏　大多数乳腺癌患者都会出现乏力、虚弱的现象，这是虚证的表现，这里介绍几种常用的补益中药。

（1）黄芪：为补气诸药之最，能增强免疫力，使人精力倍增。

（2）人参：大补元气、补脾益肺、安神增智，适用于大病体虚患者，但不适于体质较好或实热患者，应在医生指导下服用，不能长期服用。

（3）熟地黄：补阴益精，是六味地黄丸的主要组成部分，补益的同时可增强免疫功能，对阴虚兼有热象的患者还有清热功能，是中医常用的补益药之一。

3. 恶心呕吐　恶心呕吐是化疗常见的不良反应之一，极大降低了患者的生存质量，影响患者正常的治疗进程。中医认为其主要原因为脾胃损伤失和，气机失调。治疗上选用健脾、和胃、行气的药物，如党参、白术、茯苓、陈皮、半夏、生姜等；同时采用针灸配合饮食多方面调理，减轻不良反应。

4. 失眠　许多患者术后心理压力大，容易出现抑郁、焦虑、失眠等症状，充足的睡眠才能保证气血的正常运行，因此调心安神中药在治疗中具有很大作用。炒枣仁能养心安神敛汗，用于治疗神经衰弱、失眠多梦，镇静效果佳；远志安神益智，祛痰消肿，还有抗突变、抗癌的作用；珍珠粉可改善睡眠、补钙、延衰、增强免疫力；夜交藤具有安神养血、祛风通络的作用。

第四节　乳腺癌术后饮食调理

很多患者在术后特别注重饮食的调节，很多人会听信不同的偏方和抗癌食物，其实对于乳腺癌患者或者其他种类癌症患者来说，饮食最重要的就是营养均衡。低脂肪、高纤维、高优质蛋白才是适合癌症患者的饮食方案。

不能听信民间传言,比如不吃四只脚的肉类、不能吃高脂肪的食物、滴油不沾或者只吃菜花或香菇、大量进食海参或鲍鱼等大补之品。这些都是不利于术后康复的。

选择食物一定要全方位考虑,烹调方面也要注意细节,食物要保持新鲜,避免生冷、油炸、腐坏食物,每餐不宜过饱,七分即可。

由于乳腺癌患者受手术、放疗、化疗等治疗的影响,不同阶段产生的不良反应不同,根据不同的不良反应可酌情对饮食进行调理。

1. 食欲不振、体重减轻　可采取少食多餐方式;食用少许开胃食物,如山楂、话梅等;烹饪时改变菜色,避免过食刺激性食物;用餐前保持心情愉悦。

2. 恶心、呕吐　少食多餐;补充水和电解质;避免摄取过于滋腻、生冷的食物;接受放化疗前 3 小时尽量避免进食。

3. 出现口腔溃烂、口干、吞咽困难　多饮用淡茶水、柠檬水等;食用软质或流质食物,避免过热;避免刺激性太强的食物;需要时可到医院就诊,对症服药。

4. 便秘　多补充水分,如温开水、柠檬水、鲜榨果汁等;增加高纤维食物的摄取,如蔬菜、水果、谷物类;适度运动,增强胃肠道蠕动;放松心情,少食油炸、肥肉等食物。

第七章　团队部分研究成果

一、宋爱莉

（一）参编著作

1.《中医外科学—案例版》.中国科学院教材建设专家委员会规划教材,全国高等中医药院校教材.科学出版社.2007.7.副主编.

2.《中医外科学》.普通高等教育"十五"国家级规划教材,新世纪全国高等中医药院校七年制规划教材.中国中医药出版社.2005.10.副主编.

3.《中医外科学》.全国高等中医药院校规划教材"十二五"江苏省高等学校重点规划教材.案例版.科学出版社.2013.1.副主编.

4.《中西医结合外科学》.全国中医药行业高等教育"十二五"规划教材.中国中医药出版社.2011.9.副主编.

5.《中医外科学》.全国中医药行业高等教育"十二五"规划教材.中国中医药出版社.2011.9.副主编.

6.《中西医结合外科学》.高职院校中西医临床医学系列教材.济南出版社.2004.7.主编.

7.《中医外科学》.新版高等中医药类规划教材教与学参考丛书.中国中医药出版社.2000.7.编委.

8.《中医外科学》.高等中医院校临床系列教材.1996.9.济南出版社.副主编.

9.《中医外科学》.中医外科学专业试用教材.山东中医学院.1995.编者.

10.《外科诊治要诀》.山西科学技术出版社.2001.5.主编.

11.《乳腺病中医特色诊疗》. 人民军医出版社. 2009. 8. 主编.

12.《常用中药识别与应用手册》. 青岛出版社. 2004. 10. 主编.

13.《新编临床医嘱手册》. 青岛出版社. 2003. 4. 主编.

14.《现代中医乳房病学》. 人民卫生出版社. 2003. 5. 参编.

15.《外科常见病实用方》. 人民卫生出版社. 1999. 7. 主编.

16.《名老中医教您调好精气神》. 青岛出版社. 2017. 7. 主编.

17.《每天乐活不生病》. 青岛出版社. 2013. 5. 主审.

18.《给人民警察的健康枕边书》. 青岛出版社. 2011. 主编.

19.《每天乐活不生病》. 青岛出版社. 2013. 5. 主审.

20.《办公室轻松保健一本通》. 青岛出版社. 2012. 7. 主审.

21.《健康一定有方法》. 青岛出版社. 2010. 主审.

22.《求医更要求己》. 青岛出版社. 2009. 主审.

23.《细节决定健康——高血压病人生活保健》. 青岛出版社. 2008. 9. 主审.

24.《细节决定健康——孕产妇生活保健》. 青岛出版社. 2008. 9. 主审.

25.《细节决定健康——日常养生保健保健》. 青岛出版社. 2008. 9. 主审.

26.《细节决定健康——日常饮食营养》. 青岛出版社. 2008. 9. 主审.

27.《细节决定健康——做健康好男人》. 青岛出版社. 2008. 9. 主审.

28.《细节决定健康——送给女性朋友的健康枕边书》. 青岛出版社. 2008. 9. 主审.

29.《细节决定健康——细节 369 健康久久久》. 青岛出版社. 2008. 9. 主审.

30.《不生病的健康智慧》. 青岛出版社. 2008. 5. 主审.

31.《谁动了你的健康》青岛出版社. 2008. 主审

32.《爱上慢生活》. 青岛出版社. 2008. 1. 主编.

33.《平衡决定健康》. 青岛出版社. 2008. 主审.

34.《给辛勤领导者的健康枕边书》. 青岛出版社. 2007. 1. 主编.

35.《给忘我工作者的健康枕边书》.青岛出版社.2007.1.主编.

36.《给老妈的健康枕边书》.青岛出版社.2007.1.主审.

37.《给中年男性的健康枕边书》.青岛出版社.2007.1.主审.

38.《女人一生的健康美丽护照》.青岛出版社.2013.主编.

(二)主持课题

1.乳宁霜外用治疗乳腺增生病的临床与实验研究,山东省中医技术发展计划第 15 号,1996,1/6.

2.乳腺增生病血流动力学变化与应用及中药证治机理的研究,山东省自然科学基金,Y98C02031,1998－2003,1/8.

3.肝郁脾虚型乳腺增生病病证结合造模实验及中医治疗机理研究,山东省科技发展计划,1998,1/5.

4.理气散结治疗甲状腺良性结节的临床与实验研究,山东省教育厅科技计划,9723624,1997－2000,1/8.

5.乳腺癌癌前病变演变与中医辨证的相关性研究,山东省中医管理局科学技术发展计划,2003－048,2004－2006,1/6.

6.莪术油对乳腺癌癌前病变血管生成及细胞凋亡相关调控因子表达的干预作用研究,国家自然科学基金,30472219,2005－2008,1/12.

7.莪术油对乳腺癌癌前病变血管生成及细胞凋亡相关调控因子表达的干预作用研究,教育部博士基金,20040441025,2005－2007,1/6.

8.乳宁霜透皮对乳腺增生病大鼠作用机制的研究,山东省自然科学基金,2006,1/8.

9.乳腺增生病辨证论治临床优化方案的研究,十一五国家科技支撑计划,2007BAI20B043,2007－2010,1/24.

10.乳腺增生病结合影像学量化指标构建中医辨证规范数据库的研究,山东省科技发展计划,2008GG30002064,2009.01－2011.12,1/8.

11.中医体质及影像学在乳腺增生病痰瘀证诊治与疗效评价的研究,山东省科技发展计划,2012GGB14080,2014.12,1/9.

(三)发表论文

1.刘杨,宋爱莉.从病案探讨宋爱莉教授治疗亚急性甲状腺炎学术经验.内蒙古中医药,2018,37(2):33-34.

2.谢瑞,李静蔚,宋爱莉,等.宋爱莉教授调理乳腺癌内分泌治疗不良反应经验总结.中国民族民间医药,2017,26(15):91-92.

3.刘杨,宋爱莉.乳腺增生病痰瘀互结证中医体质学与流行病学相关性研究.内蒙古中医药,2016,35(4):91.

4.孙子渊,宋爱莉.超声引导射频消融术在甲状腺结节中的应用.腹腔镜外科杂志,2015,20(4):314-317.

5.李静蔚,刘晓菲,梁栋,等.阳和化岩汤对大鼠乳腺癌癌前病变细胞超微结构的影响.中医药学报,2014,42(1):42-46.

6.孙庆颖,宋爱莉.宋爱莉从中医体质论治乳腺增生病.山东中医杂志,2014,33(2):145-146.

7.钟景琦,屈平保,宋爱莉.桃核承气汤联合塞来昔布治疗ⅢB型前列腺炎疗效观察.山东医药,2013,53(44):70-72.

8.丁立祥,殷玉琨,宋爱莉,等.榄香烯乳注射液对血管内皮细胞株HECV功能影响的体外研究.中华中医药学刊,2013,31(8):1581-1584.

9.杨毅,宋爱莉,孙贻安,等.中西医结合治疗浆细胞性乳腺炎101例.山东中医杂志,2013,32(8):570-572.

10.殷玉琨,宋爱莉,孙子渊.榄香烯乳注射液对乳腺癌细胞株MDA-MB-231及MCF-7功能的影响.山东中医杂志,2013,32(5):342-344.

11.殷玉琨,宋爱莉,孙子渊.榄香烯乳对乳腺癌细胞株MDA-MB-231及MCF-7凋亡的影响.山东医药,2013,53(16):7-9+13+103.

12.徐晓萌,宋爱莉.从调摄冲任浅析乳腺增生病的治疗.辽宁中医药大学学报,2013,15(2):135-136.

13.徐守莉,宋爱莉.宋爱莉教授治疗乳腺增生病经验拾要.云南中医中药杂志,2012,33(12):9-10.

14.关兴,宋爱莉,李静蔚.活血化痰为核心综合调理脏腑对乳腺增生病肿块的疗效研究.辽宁中医杂志,2012,39(9):1707-1710.

15.宋爱莉,李静蔚,关兴,等.活血化痰为核心综合调理脏腑治疗乳腺增生病临床疗效的研究. 中华中医药学刊,2012,30(9):1927-1929.

16. 宋爱莉,李静蔚,时光喜,等. 以化痰散瘀为核心论治乳腺增生病的生活质量评价. 中华中医药学刊,2012,30(7):1454-1456.

17. 殷玉琨,宋爱莉,李静蔚,等. 莪术油对大鼠乳腺癌癌前病变组织中 C-erbB-2、P53 表达的影响. 中华中医药学刊,2012,30(6):1219-1221.

18. 宋爱莉,关兴. 活血化痰为核心综合调理脏腑对乳腺增生病疼痛的作用疗效研究. 中华中医药学刊,2012,30(5):941-944.

19. 许振国,宋爱莉,殷玉琨,等. 莪术油对大鼠乳腺癌癌前病变组织 VEGF mRNA 表达的影响. 中华肿瘤防治杂志,2012,19(8):570-574.

20. 宋爱莉,许振国. 莪术油对大鼠乳腺癌癌前病变组织中 VEGF mRNA 表达的影响. 中华中医药学刊,2012,30(4):679-681.

21. 宋爱莉,朱建敏,时光喜. 活血化痰法治疗乳腺增生病的超声影像学疗效评价. 山东中医杂志,2011,30(11):773-775.

22. 刘晓菲,宋爱莉. 影像学在建立乳腺增生病辨证量化指标中的应用. 中国中医药信息杂志,2011,18(9):16-18.

23. 刘晓菲,宋爱莉,李静蔚,等. 莪术油对大鼠乳腺癌癌前病变 MVD 及相关调控因子 VEGF/FLK 表达的干预作用研究. 中医药学报,2011,39(4):19-21.

24. 王勇,宋爱莉. 从肝肾论治男性乳房发育. 中医研究,2011,24(8):47-48.

25. 邹淑丽,宋爱莉,焦健,等. 不同中医辨证分型乳腺增生病患者的彩色多普勒超声表现及分析. 山东医药,2011,51(19):89-90.

26. 李静蔚,刘晓菲,宋爱莉. 建立乳腺增生病中医临床疗效评价体系的思路. 中医药学报,2011,39(2):8-9.

27. 王英男,刘晓菲,王希,等. 肉芽肿性乳腺炎并垂体微腺瘤 1 例. 中国中西医结合影像学杂志,2011,9(1):93.

28. 孙贻安,李静蔚,孙子渊,等. 补阳还五汤加味对乳腺癌术后 IL-1β、IL-6、TNF-α 的影响. 医学信息(中旬刊),2011,24(1):328-329.

29. 朱建敏,宋爱莉,王英男. 乳腺导管内窥镜检查在乳头溢液中的应用价值. 中华中医药学刊,2010,28(12):2677-2679.

30. 宋爱莉,刘晓菲. 乳腺增生病治疗思路及优化治疗方案的思考. 环球中医药,2010,3(4):246-248.

31. 杨小红,杜静,王玉强,等. 缺乳的中医药治疗现状. 中国中医药现代远程教育,2010,8(6):169-170.

32. 宫少波,李湘奇,宋爱莉,等. 愈溃膏对大鼠体表溃疡肉芽肿组织中 VEGF、bFGF 表达的影响. 世界中西医结合杂志,2010,5(1):25-28.

33. 宫少波,李湘奇,宋爱莉,等. 愈溃膏对大鼠体表溃疡肉芽肿组织中 bcl-2、bax 表达的影响. 实用中西医结合临床,2010,10(1):83-84.

34. 宋爱莉,梁栋,殷玉琨,等. 大鼠乳腺癌癌前病变肝郁证造模的研究. 中华中医药学刊,2010,28(1):5-7.

35. 孙子渊,宋爱莉,李静蔚,等. 莪术油对大鼠乳腺癌癌前病变组织中 Ki67 表达的影响. 中华中医药学刊,2010,28(1):48-51.

36. 孙子渊,宋爱莉,孙贻安,等. 超声引导下 Mammotome 旋切术治疗乳腺纤维腺瘤 40 例. 中国中西医结合外科杂志,2009,15(6):581-583.

37. 宋爱莉,殷玉琨,李静蔚,等. 莪术油干预治疗 DMBA 诱导大鼠乳腺癌癌前病变的组织病理学研究. 中华中医药学刊,2009,27(12):2496-2499.

38. 宋爱莉. 外科痰瘀病证血流动力学和形态学检测的理论探讨. 中华中医药学刊,2009,27(11):2252-2254.

39. 孙子渊,宋爱莉,孙贻安,等. 超声引导下 Mammotome 旋切系统在乳腺占位性病变诊治中的应用. 山东医药,2009,49(34):53-54.

40. 王勇,种丽君,宫少波,等. 愈溃膏的药效作用研究. 实用中西医结合临床,2009,9(2):86-87.

41. 李静蔚,宋爱莉,刘晓菲. DMBA 诱导大鼠乳腺癌癌前病变动物模型研究概况. 中华肿瘤防治杂志,2009,16(3):234-237.

42. 宫少波,王勇,刘翔,等. 愈溃膏治疗体表溃疡的临床观察. 实用中西医结合临床,2008(5):28-29.

43. 宫少波,宋爱莉. 加味仙方活命饮治疗乳腺增生病临床观察. 辽宁中医药大学学报,2008(10):83 - 84.

44. 宋爱莉,殷玉琨. 乳腺癌术前中医辨证与肿瘤增殖因子相关性研究. 中华中医药学刊,2008(5):907 - 909.

45. 宋爱莉,殷玉琨. 莪术油干预治疗肿瘤的研究及应用概况. 山东中医药大学学报,2008(2):172 - 174.

46. 宋爱莉,张敬涛,李静蔚,等. 莪术油对乳腺癌癌前病变造模大鼠血液流变学及乳房微循环的影响. 中华中医药学刊,2008(3):458 - 460.

47. 宫少波,李湘奇,宋爱莉. 中药经皮给药对乳腺增生病动物模型作用的研究思路. 中华中医药学刊,2008(3):609 - 611.

48. 李静蔚,宋爱莉,张敬涛,等. DMBA 诱导大鼠乳腺癌癌前病变的组织病理学研究. 中华中医药学刊,2008(3):505 - 508.

49. 张云杰,宋爱莉. 小肠缺血再灌注损伤与免疫细胞凋亡关系的研究进展. 山东医药,2007(33):119 - 120.

50. 宋爱莉. 中医外科学教学模式转变. 中华中医药学刊,2007(11):2222 - 2223.

51. 周永坤,张云杰,朱勇,等. 腹膜炎所致全身炎症反应综合征的中医药研究进展. 山东中医药大学学报,2007(2):169 - 171.

52. 宋爱莉,任旋磊,李湘奇,等. 乳宁霜对乳腺增生病大鼠血清性激素影响的实验研究. 中医药学刊,2006(12):2179 - 2181.

53. 宋爱莉,李湘奇,杨毅,等. 乳宁霜的抗炎、镇痛及改善微循环作用研究. 中国药房,2006(22):1692 - 1694.

54. 孙贻安,李静蔚,宋爱莉. 乳腺癌癌前病变的中西医治疗. 现代中西医结合杂志,2006(21):2945 - 2946.

55. 宋爱莉,任旋磊,梁栋,等. 肉芽肿性乳腺炎的诊治分析. 中医药学刊,2006(10):1793 - 1794.

56. 宋爱莉,李湘奇,孙贻安,等. 乳宁霜对乳腺增生病大鼠血液流变学及乳房微循环的影响. 中国中医药信息杂志,2006(8):20 - 22.

57. 宋爱莉,张岩,梁栋,等. 肉芽肿性乳腺炎 21 例临床回顾分析. 山东中医药大学学报,2006(4):299-300.

58. 刘晓菲,宋爱莉,李静蔚.乳腺癌癌前病变与血管生成的相关性探讨.中医药学刊,2006(6):1023-1024.

59. 宋爱莉,李湘奇.中药经皮给药治疗乳腺增生病的研究述略.中医药学刊,2006(4):594-596.

60. 宋爱莉,刘晓菲,李静蔚,等.乳腺癌癌前病变诊疗进展.中国中西医结合杂志,2006(2):188-190.

61. 李静蔚,宋爱莉,张维东,等.乳腺非典型增生病与血管生成关系的实验研究.肿瘤防治杂志,2005(13):18-22.

62. 宋爱莉,孙贻安,杨毅,等.乳腺增生病中医证型与血管生成关系的临床观察.中国中西医结合杂志,2005(5):454-456.

63. 周伟杰,宋爱莉,朱建敏.乳头溢液的病因及诊断.医学理论与实践,2005(5):497-499.

64. 宋爱莉,李静蔚,刘晓菲,等.乳腺增生病与血管生成因子表达关系的临床研究.中国普通外科杂志,2005(4):277-280.

65. 宋爱莉,刘晓菲,李静蔚.乳腺癌癌前病变辨证与辨病规律研究述要.中医药学刊,2005(1):16-19.

66. 朱建敏,宋爱莉,杨扬.计算机数字化立体定位穿刺活检术在乳腺微小病变中的应用.中国中西医结合影像学杂志,2004(3):186-188.

67. 宋爱莉,刘晓菲.乳腺增生病中医辨证与血流动力学的相关性研究.中医药学刊,2004(08):1369-1371.

68. 宋爱莉,叶林,李静蔚,等.乳复汤对乳腺非典型增生病证结合造模大鼠微循环的影响.山东中医杂志,2003(10):622-625.

69. 宋爱莉,叶林,孙贻安,等.抗增汤对肝郁脾虚型乳腺增生大鼠乳腺组织 BcL-2、PCNA、VEGF、MVD 表达的影响.山东中医药大学学报,2003(5):377-379.

70. 宋爱莉,刘晓菲,王君,等.彩色多普勒超声诊断早期乳腺癌的应用现状.中国中西医结合影像学杂志,2003(1):58-60.

71. 李静蔚,刘晓菲,宋爱莉.乳头溢液与乳腺疾病的发生关系.肿瘤防治杂志,2002(4):481－484.

72.宋爱莉,孙鲁,闫珂.复方丹参注射液防治乳腺癌术后并发症的实验研究.山东中医药大学学报,2002(4):308－311.

73.李琳,宋爱莉.乳癌根治术后对侧乳房肿块的中西医结合诊治.山东中医药大学学报,2002(3):177－178.

74.宋爱莉.从肝郁脾虚论治乳腺增生病.山东中医杂志,2001(7):393－395.

75.杨毅,宋爱莉.亚急性甲状腺炎的中西医结合治疗.中国中西医结合外科杂志,2001(3):67－69.

76.宋爱莉,叶林,孙贻安,等.抗增汤治疗肝郁脾虚型乳腺增生病的临床研究.山东中医药大学学报,2001(3):181－184.

77.杨毅,宋爱莉.乳腺增生病电脑近红外光扫描诊断与中医分型的关系.山东中医药大学学报,2000(6):432－433.

78.宋爱莉.中医药治疗乳房病的研究进展.山东中医杂志,2000(5):312－314.

79.宋爱莉,梁栋.针吸细胞学检查诊断乳腺肿瘤的临床应用.山东医药,2000(6):52.

80.郭长强,孔祥山,宋爱莉.乳宁霜生产工艺探讨.山东医药工业,2000(1):37.

81.李琳,宋爱莉.肝郁脾虚证与乳腺增生病的相关性探讨.山东中医杂志,2000(1):6－8.

82.孙贻安,宋爱莉.姜兆俊治疗哺乳期乳痈经验.山东中医药大学学报,1999(4):49－50.

83.郭长强,宋爱莉,刘和善,等.GC法测定乳宁霜中丁香酚的含量.中草药,1998(11):747.

84.李琳,宋爱莉.中医外治法在乳腺增生病中的应用.山东中医杂志,1998(8):46－47.

85.王军,李华东,殷镜海,等.推拿治疗乳腺小叶增生及血流图观察.山东中医药大学学报,1998(4):50－51.

86. 宋爱莉,杨毅,孙贻安. 乳宁霜治疗乳腺增生病临床研究. 山东中医杂志,1997(12):9 – 11.

87. 宋爱莉. 乳宁霜外用治疗乳腺增生病的研究. 山东中医药大学学报,1997(6):29 – 30.

88. 王民和,宋爱莉. 中药火熨法治疗骨质增生 778 例. 山东中医杂志,1994(10):446.

89. 宋爱莉. 穿刺抽脓加中药治疗急性乳房脓肿 53 例. 山东中医学院学报,1993(6):29 – 30.

90. 宋爱莉,杨毅,姜兆俊. 乳宁流膏治疗乳腺增生病 300 例. 山东中医学院学报,1992(6):16 – 17.

(四)科研获奖

1. 乳宁霜外用治疗乳腺增生病的临床与实验研究,山东省科技进步二等奖,1998.06,1/6.

2. 乳腺增生病血流动力学变化与应用及中药证治机理的研究,山东省科技进步三等奖,2005.11,1/8.

3. 理气散结治疗甲状腺良性结节的临床与实验研究,山东省教委科学技术三等奖,2000.11,1/8.

4. 乳腺癌癌前病变中医辨证与血流动力学、血管生成及细胞凋亡的相关性研究,山东省科技进步二等奖,2009.01,1/7.

二、李静蔚

(一)参编著作

1.《乳腺病中医特色诊副疗》. 人民军医出版社. 2009.8. 主编.

2.《健康体检手册——体检检查结果释疑》. 人民军医出版社. 2010. 1. 副主编.

3.《姜兆俊医学文集》. 华夏出版社. 2016.3. 编委.

(二)主持课题

1. 从 caspase 途径探讨阳和化岩汤对乳腺癌癌前病变细胞凋亡的干预机制,国家自然科学基金青年科学基金项目,30901912,2010 – 2013,1/7.

2. 基于 ER/PI3K – AKT – mTOR 交互信号通路研究阳和化岩汤抑制乳腺癌内分泌耐药的机制,国家自然科学基金面上项目,81573989,2015 – 2019,1/10.

3. 阳和化岩汤对乳腺癌癌前病变 JAK – STAT/Ras – PI(3)K 通路的影响研究,山东省自然科学基金青年项目,ZR2011HL065,2011 – 2015,1/10.

4. 乳腺癌内分泌治疗期中医辨证规律及阳和化岩汤减轻不良反应的作用研究,山东省重点研发计划,2016GSF202030,2016 – 2018,1/9.

（三）发表文章

1. 李静蔚,杨丽爽,陈翰翰,等. 117 例桥本氏甲状腺炎中医证候分布规律. 中华中医药杂志,2017,36(6):2758 – 2762.

2. 谢瑞,李静蔚,宋爱莉,等. 宋爱莉教授调理乳腺癌内分泌治疗不良反应经验总结. 中国民族民间医药,2017,26(15):91 – 92.

3. 赵娜,时光喜,杜晓红,等. 中医药在乳腺癌内分泌治疗中的应用概况. 中国医药导报,2017,14(32):23 – 26.

4. 李静蔚,陈翰翰,时光喜,等. 阳和化岩汤对乳腺癌模型大鼠 Fas、FasL 和 Bcl – 2 表达的影响. 山东中医杂志,2016,35(9):819 – 823.

5. 李静蔚,刘晓菲,梁栋,等. 阳和化岩汤对大鼠乳腺癌癌前病变细胞超微结构的影响. 中医药学报,2014,42(1):42 – 46.

6. 李静蔚,刘晓菲,陈宏志,等. 阳和化岩汤对大鼠乳腺癌癌前病变的抑制及 ki67 表达的影响. 中国中西医结合杂志,2014,34(8):970 – 975.

7. 李静蔚,刘晓菲,陈宏志. 温阳散结法干预乳腺癌癌前病变 MCF – 10AT 细胞的生长抑制及诱导凋亡研究. 中医药学报,2013,41(4):41 – 45.

8. 李静蔚,刘晓菲,宋爱莉. 建立乳腺增生病中医临床疗效评价体系的思路. 中医药学报,2011,39(2):8 – 9.

（四）科研获奖

1. 阳和化岩汤对乳腺癌癌前病变细胞凋亡 caspase 通路的影响,山东省中医药科学技术奖二等奖,2016.8,1/7.

2.山东省地方医学院校成人高等教育质量监控体系研究,山东省成人高等教育研究会一等奖,2017.4,3/8.

三、刘晓菲

(一)参编著作

1.《姜兆俊医学文集》.华夏出版社.2016.3.编委.

2.《普通外科疾病诊疗学》.吉林科学技术出版社.2012.2.主编.

3.《外科学实训教程》.全国"十三五"应用型人才创新教育数字化教材.西安交通大学出版社,2017.1.副主编.

4.《中医外科学·案例版》.全国高等中医药院校规划教材,科学出版社,2014.7.编委.

(二)主持课题

1.从 COX2/VEGF、PI3K/Akt 交互通路探讨温阳化痰中药干预乳腺癌脉管生成、侵袭机制研究,国家自然基金面上项目,2015—2017.1/8.

2.基于 ER/PI3K – AKT – mTOR 交互信号通路研究阳和化岩汤抑制乳腺癌内分泌耐药的机制,国家自然基金面上项目,81573989,2015 – 2019,2/10.

3.疏肝健脾饮对乳腺癌癌前病变裸鼠淋巴管生成 PI3K/AKT 途径的作用,山东省高等学校科技计划项目,J11F53,2011 – 2013,1/10.

4.从 caspase 途径探讨阳和化岩汤对乳腺癌癌前病变 MCF – 10AT 细胞株细胞凋亡的干预机制研究,教育部博士点基金新教师类,20093731120002,2010 – 2013,1/6.

(三)发表文章

1.刘晓菲,殷玉琨,李静蔚,等.病变的抑制作用研究.中华中医药学刊,2014(2):284 – 287.

2.李静蔚,刘晓菲,陈宏志.温阳散结法干预乳腺癌癌前病变 MCF – 10AT 细胞的生长抑制及诱导凋亡研究.中医药学报,2013,41(4):41 – 44.

3.李静蔚,刘晓菲,梁栋,等.阳和化岩汤对大鼠乳腺癌癌前病变细胞超微结构的影响.中医药学报,2014,42(1):42 – 46.

4. 李静蔚,刘晓菲,陈宏志. 阳和化岩汤对大鼠乳腺癌癌前病变的抑制及 ki67 表达的影响. 中国中西医结合杂志,2014,41(8):970-975.

5. 刘晓菲,殷玉琨,王蕾,等. 阳和化岩汤对大鼠乳腺癌癌前病变的抑制作用研究. 中华中医药学刊,2014(2):284-287.

6. 李静蔚,刘晓菲,梁栋,等. 阳和化岩汤对大鼠乳腺癌癌前病变细胞超微结构的影响. 中医药学报,2014,42(1):42-46.

7. 李静蔚,刘晓菲,陈翰翰,等. 阳和化岩汤对乳腺癌模型大鼠 Fas、FasL 和 Bcl-2 表达的影响. 山东中医杂志,2016,35(347):819-824.

8. 刘晓菲,李静蔚,李湘奇,等. 阳和化岩汤对 HER-2 高表达型裸鼠荷瘤模型肿瘤血管生成的影响及机制的研究. 中药材 2018,41(6):1468-1471.

9. 刘晓菲,李静蔚,时光喜,等. 温阳散结中药干预乳腺癌细胞 SK-BR-3 的生长抑制及诱导凋亡研究. 中国医药导报,2018,15(02):13-18.

10. 张洋,刘晓菲,王楠,等. 阳和化岩汤联合曲妥珠对 HER-2 高表达型乳腺癌细胞 PTEN-PI3K/Akt 通路及 VEGFC 的影响研究. 江苏中医药,2018,50(06):79-82.

（四）科研获奖

1. 阳和化岩汤对乳腺癌癌前病变细胞凋亡 caspase 通路的影响,山东省中医药科学技术奖二等奖,2016.8,2/7.

2. 乳腺癌癌前病变中医辨证与血流动力学、血管生成及细胞凋亡的相关性研究,山东省科技进步二等奖,2008.8,5/8.

3. 浅谈校园文化建设的德育功能,山东省医学会医学教育分会,优秀论文一等奖,2011.

四、孙子渊

（一）参编著作

《姜兆俊医学文集》. 华夏出版社. 2016.3. 编委.

（二）主持课题

1. 超声引导下射频消融治疗甲状腺结节的临床优化方案研究,山东省重点研发计划项目,2015 - 2017,1/7.

2. 超声引导下 FNAB 联合 BRAF 基因检测诊断甲状腺微小癌的临床优化方案研究,山东省医药卫生科技发展计划项目,2015 - 2018,1/8.

3. 乳腺癌不同证型患者红外热图征象研究,山东省中医药科技发展计划项目,2014 - 2016,1/7.

（三）发表文章

1. 孙子渊,宋爱莉. 超声引导射频消融术在甲状腺结节中的应用. 腹腔镜外科杂志,2015,20(4):314 - 317.

2. 孙子渊,宋爱莉,李静蔚,等. 莪术油对大鼠乳腺癌癌前病变组织中 Ki67 表达的影响. 中华中医药学刊,2010,28(1):48 - 51.

3. 孙子渊,宋爱莉,孙贻安,等. 超声引导下 Mammotome 旋切系统在乳腺占位性病变诊治中的应用. 山东医药,2009,49(34):53 - 54.

4. 孙子渊,宋爱莉,孙贻安,等. 超声引导下 Mammotome 旋切术治疗乳腺纤维腺瘤 40 例. 中国中西医结合外科杂志,2009,15(6):581 - 583.

5. 孙贻安,李静蔚,孙子渊,等. 补阳还五汤加味对乳腺癌术后 IL - 1β、IL - 6、TNF - α 的影响. 医学信息(中旬刊),2011,24(1):328 - 329.

6. 孙贻安,孙子渊,梁栋,等. 活血化瘀药在减少乳腺癌术后并发症中的应用. 中华中医药学刊,2011,29(11):2456 - 2457.

五、李湘奇

（一）参编著作

1.《乳腺癌诊疗与进展》. 齐鲁音像出版社. 2004.3. 主编.

2.《运动损伤康复学》. 人民军医出版社. 2008.7. 主编.

3.《乳腺病中医特色诊疗》. 人民军医出版社. 2009.8. 主编.

4.《女性医学宝典》. 青岛出版社. 2008.10. 译者.

5.《创伤外科理论与实践》. 天津科学技术出版社,2010.2. 副主编.

6.《中医学》. 江苏凤凰科学技术出版社. 2018.1. 编委.

7.《乳腺病中医特色诊副疗》. 人民军医出版社. 2009.8. 主编.

（二）主持课题

1. 基于 Hippo 信号通路探讨乳康饮抑制乳腺癌转移的作用机制,国家自然基金,2014 - 2018,1/6.

2. 五行音乐干预对乳腺癌化疗病人免疫功能和生活质量的作用,泰安市科技局,2015 - 2018,1/7.

3. 乳康饮通过 $\gamma\delta T$ 细胞对乳腺癌病人生活质量的影响,山东省保健科技协会,2016 - 2018,1/6.

4. 乳结泰胶囊治疗乳腺增生病(肝郁气滞、痰凝血瘀证)安全性及有效性的开放、多中心、Ⅳ期临床试验,广西昌弘制药有限公司(横向联合),2017 - 2018,1/5.

5. 基于 PI3K/AKT 信号通路探讨乳康饮抑制乳腺癌淋巴管生成的作用,山东省自然基金,2013 - 2017,1/6.乳腺癌自发性转移模型淋巴管生成及中药干预作用的研究,山东省自然基金,2009 - 2015,1/6.

(三)发表论文

1. 李国栋,王洋洋,刘玉河,等. EPHA2 通过增强 Akt/mTOR 信号通路促进 SGC - 7901 细胞的增殖.中国癌症杂志,2016,26(2):128 - 133.

2. 李凯,孙丽艳,许兴超,等.乳康饮及拆方对乳腺癌 MDA - MB - 231 细胞增殖及凋亡的影响.医学研究杂志,2017,45(12):32 - 35.

3. 冉张申,郭洪霞,李湘奇.桥本甲状腺炎实时超声弹性成像评分与自身免疫的相关性探讨.中国免疫学杂志,2016,32(4):1204 - 1211.

4. 苗鑫,党相国,殷雷,等.161 例乳腺癌患者术后化疗依从性及影响因素分析.中国肿瘤临床与康复,2017,24(4):385 - 388.

5. Inhibitory effect of LY294002 on CD3mAb - activated T cells and Mtb - Ag - activated $\gamma\delta T$ cells via TCR signal transduction pathway. Int J Clin Exp Pathol,2017,10(5):5538 - 5544.

6. MicroRNA - 3941 targets IGF - 1 to regulate cell proliferation and migration of breast cancer cells. Int J Clin Exp Pathol, 2017, 10 (7):7650 - 7660.

7. Inhibitory effect of the mitogen activated protein kinase specifc inhibitor PD98059 on Mtb - Ag - activated $\gamma\delta T$ cells. Int J Clin Exp Pathol ,2017,10(9):9644 - 9648.

8. The role of Hippo signal pathway in breast cancer metastasis. OncoTargets and Therapy,2018,11:2185 – 2193.

9. Expression of VEGF, COX – 2 and MMP – 9 in breast cancer and their relationship with ultrasound findings. Int J Clin Exp Pathol 2018,11（9）：4264 –4269.

10. A method for detecting intracellular IL – 2 in $\gamma\delta$T cells. Biomedical Research, 2018,29（15）：3144 –3148.

（四）科研获奖

1. 普外科临床研究性教学模式的构建与应用,山东省软科学优秀成果奖三等奖,2014.8,1/3.

2. 乳腺癌淋巴转移过程中淋巴管生成及中药干预机制研究,山东省保健科技协会科学技术奖二等奖,2015.8,5/7.

3. 疏肝健脾方干预 Fas/FasL 信号通路调控大鼠乳腺增生细胞增殖/凋亡的研究,山东省保健科技协会科学技术二等奖,2015.8,1/7.

4. 乳腺癌自发转移模型淋巴管生成及中药干预作用的研究,山东省中医药科学技术二等奖,2016.9,1/7.

5. Akt 磷酸化与乳腺癌超声征象、淋巴管生成的相关性及中药干预研究,泰安市科学技术进步二等奖,2017.11,1/7

6. Akt 磷酸化在乳腺癌淋巴管生成的作用及中药干预机制研究,山东省高等学校科学技术三等奖,2017.12,1/7.

六、周永坤

（一）参编著作

1.《临床穿刺与引流》.山东科学技术出版社.2003.9.主编.

2.《全科医师手册》.人民军医出版社.2009.6.副主编.

3.《中医外科常见病诊疗指南》.中国中医药出版社.2012.7.编委.

4.《肠梗阻诊断治疗》.人民军医出版社.2014.8.主编.

5.《胆石症诊断治疗》.人民军医出版社.2015.9.主编.

6.《外科学》.中国中医药出版社.2016.8.编委.

（二）主持课题

1. 循环肿瘤细胞在胃癌监测和四虫片疗效评估中的应用和机制研究,山东省重点研发计划,2017GSF19104,2018－2020,1/6.

2. STAT 调控 DC 功能在 DVT 形成中的作用及消栓通脉汤靶向干预应用,山东省重点研发计划,2017GSF19118,2017－2019,2/7.

3. 清肠合剂术前灌肠对胃肠癌术后患者胆碱能抗炎通路及炎症介质的影响,山东中医药科技发展计划,2017－2020,2/6.

4. 四虫片对胃癌细胞抑制作用的机制研究,山东中医药科技发展计划,2017－2020,2/6.

5. 清肠合剂对肠粘连大鼠肠道菌群及 NLRP3 炎症小体－IL－1β 信号通路的影响,山东省自然科学基金联合专项,ZR2015HL110,2015－2017,1/6.

6. 中医外科临床诊疗指南－肠结病,国家中医药管理局中医标准化项目,SATCM—2015—BZ〔140〕,2015－2017,1/7.

7. 中医治未病标准－无症状胆囊结石,国家中医药管理局中医标准化项目,SATCM—2015—BZ〔361〕,20151－2017,1/6.

8. 清肠合剂灌肠对粘连性肠梗阻血浆胃动素及 IL－6 的影响,山东省中医药科技发展计划,2011－2013,1/6.

9. Y2008c120,EZH2 在结直肠癌中的表达及其相关性,山东省自然科学基金,2008－2011,结题,4/6.

10. 清肠合剂灌肠对急性化脓性腹膜炎 TNF－α、IL－6 调控作用的研究,山东中医药科技发展计划,2006－2008,1/6.

（三）发表论文

1. 王猛,丁建,荣宝海,等. 清肠合剂灌肠对粘连性肠梗阻血浆胃动素及白细胞介素 6 的影响. 中国中西医结合外科杂志,2018,24(1):7－10.

2. 解广东,白克运,王本军,等. 洞天奥旨疮疡治疗思想概述. 江苏中医药,2018,50(3):69－70.

3. 韩正阳,周永坤. 中医治疗肠梗阻文献述评. 中国医药导报,2018,50(6):39－41.

4. 王鹏飞,欧阳兆云,周永坤.腹部切口骨化1例报告.中国中西医结合外科杂志,2018,24(2):239-240.

5. 卜范峰,朱晓艳,彭德志,等.PCR-RFLP技术与结合SYBR Green Ⅰ荧光染料的实时荧光PCR技术对HBV拉米夫定耐药基因检测效果分析.中医药学报,2018,58(8):60-62.

6. 周永坤,宋景贵,魏洁,等.胃空肠"0"点吻合预防胃部手术近期并发症20例体会.山东医药,2000(22):76.

7. 周永坤.马黄酊治疗外科疾患2634例.河北中医,2000(05):354.

8. 周永坤,张洪斌,齐向华,阎兆君.中医体征在外科临床中的应用.山东中医药大学学报,2002(05):367-368.

（四）科研获奖

创新文化研究-中医的界定、思维和语言,山东软科学优秀成果一等奖,2008.9.

七、陈洪延

（一）参编著作

《前列腺炎中西医实用手册》.中国科技出版社.2017.3.副主编.

（二）主持课题

1. 精索静脉曲张睾丸损害与蓄血证相关性及抵挡汤干预机制的研究,山东省中医药管理局,2012-2015,5/5.

2. 清肠合剂灌肠对急性化脓性腹膜炎TNF-α、IL-6调控作用的研究,山东省中医药管理局,2009-2012,3/5.

（三）发表论文

1. 陈洪延,仲崇副.祛瘀化痰汤治疗前列腺增生症60例.山东中医杂志,2015,34(2):97-99.

2. 陈洪延.祛瘀化痰汤治疗良性前列腺增生症100例临床观察.中国中西医结合学会泌尿外科专业委员会第十四次全国学术会议暨2016年广东省中西医结合学会泌尿外科专业委员会学术年会论文集.2016,26(15):191-192.

3. 刘庆申,孙洪福,陈洪延,等.功能性阳痿通阳治疗的规律性研究.

四川中医,2015,33(9):31－33.

　　4.蒲斌,陈洪延.多段支气管成形呼吸道重建术在肺癌治疗中的应用.中国临床医学,2003,10(3):301－303.

　　5.陈洪延,范砚超.补气升提法治疗前列腺增生120例.山东中医杂志,2001,30(2):406－407.

　　6.张云杰,陈洪延,高兆旺.中西医结合治疗残胃排空性功能障碍.中国中西医结合外科杂志,2001,30(7):313－314.